“十二五”国家重点图书

软组织肿瘤标准化手术

主 编 牛晓辉 郝 林

编 者（按姓氏笔画排序）

马 珂 王 涛 牛晓辉 邓志平
刘文生 刘巍峰 李 远 杨发军
张 清 鱼 锋 单华超 赵海涛
郝 林 徐立辉 徐海荣

北京大学医学出版社

RUANZUZHI ZHONGLIU BIAOZHUNHUA SHOUSHU

图书在版编目（CIP）数据

软组织肿瘤标准化手术／牛晓辉，郝林　主编. —北京：北京大学医学出版社，2017.3
ISBN 978-7-5659-1553-6

Ⅰ. ①软…　Ⅱ. ①牛…　②郝…　Ⅲ. ①软组织肿瘤-外科手术　Ⅳ. ①R730.56

中国版本图书馆CIP数据核字 (2017) 第020845号

软组织肿瘤标准化手术

主　　编：牛晓辉　郝　林
出版发行：北京大学医学出版社
地　　址：（100191）北京市海淀区学院路 38 号 北京大学医学部院内
电　　话：发行部 010-82802230；图书邮购 010-82802495
网　　址：http://www.pumpress.com.cn
E – mail：booksale@bjmu.edu.cn
印　　刷：北京强华印刷厂
经　　销：新华书店
责任编辑：冯智勇　　责任校对：金彤文　　责任印制：李　啸
开　　本：889 mm ×1194 mm　1/16　印张：10.5　字数：317 千字
版　　次：2017 年 3 月第 1 版　　2017 年 3 月第 1 次印刷
书　　号：ISBN 978-7-5659-1553-6
定　　价：118.00 元

手术视频资源获取说明

一、手机扫描二维码

第一步 打开微信，利用“发现”中的“扫一扫”，扫描“北京大学医学出版社有限公司”微信公众号二维码，关注北京大学出版社微信公众号。

第二步 使用“北京大学医学出版社有限公司”微信公众号中右下角的“扫一扫”功能，扫描以下二维码

三角肌肿瘤切除术

股内侧肌肿瘤切除术

臀大肌肿瘤切除术

二、直接访问以下网址：

http://pumpress. bjmu. edu. cn/eduservice/5203.html

本书由
北京大学医学科学出版基金
资助出版

前　言

三年前，我们将常见的原发骨肿瘤手术治疗的资料，以图谱、录像的方式详细阐述手术过程和方法，包括临床工作中的一些经验体会，汇集成册，出版了《骨肿瘤标准化手术》一书，受到广大相关医务工作者的好评。今天，为满足大家的要求，同时也为了使内容更加完善，我们以同样的方式，将软组织肿瘤手术的相关资料汇集，编辑出版了《软组织肿瘤标准化手术》。

本书所涉及的软组织肿瘤，包括人体躯干、四肢部位肿瘤，不包含胸、腹、盆腔脏器肿瘤。

软组织肿瘤与骨肿瘤在组织来源、诊断治疗上比较接近，但又有明显的差别 。在临床工作中，病史和体检提供的依据非常有限。在影像诊断上，软组织肿瘤较骨肿瘤具有更少的影像检查方式和影像学特点。因此，单纯依靠临床影像想得到足够的诊断依据往往是有欠缺的。所以活检病理诊断的应用就显得比骨肿瘤更为重要。在日常的门诊工作中，我们经常可以看到，发现一个软组织肿物，不去考虑诊断，不去做计划，先切下来再说的情况。事后如果病理诊断有差异，则给患者造成的贻害无穷。

在治疗上，大部分的软组织肿瘤对放化疗都不敏感，因此手术成为软组织肿瘤治疗的主要手段。尤其是恶性肿瘤，能否做到广泛切除，是降低复发率，从而降低转移率的关键。而肿瘤广泛切除后，尤其是在靠近关节的部位，势必会造成或多或少软组织甚至是骨的缺损，从而遗留下功能问题和软组织覆盖的问题。因此，功能重建和软组织覆盖技术成为软组织肿瘤切除后的重要修复手段。在这里，我们需要强调的是：**不要为了术后功能重建或软组织覆盖容易实现而人为缩小肿瘤切除的手术边界**。

北京积水潭医院骨肿瘤科历经近四十年的历史，几代人的努力，发展成为国内规模最大、历史最悠久的骨及软组织肿瘤诊疗中心。在中心的病例资料库中，保存着几十年万余例患者的详细资料。我们选取不同种类、不同部位的20余种手术，详细阐述手术过程和方法，包括临床工作中的一些经验体会，供大家参考。这些手术基本覆盖了常见的软组织肿瘤手术类型。我们希望阅读者能够理解吸收规律性的东西以应用于今后的临床工作中，而不要生搬硬套，后者就违背了我们的初衷。

本书附三个手术视频，供读者观摩、借鉴。

感谢积水潭医院骨肿瘤科的全体医生在繁忙的临床工作中挤出时间，精心选择病例、整理材料，最终成文。感谢我科徐海荣医生、廖锋医生在文字和影像整理过程中所做的工作。

牛晓辉　郝　林
北京积水潭医院

目　　录

第一部分　总论

1　肢体软组织肉瘤的治疗……3

2　应用切除标本进行外科边界评价的方法……7

第二部分　良性软组织肿瘤切除术

3　肢体非典型性脂肪源性肿瘤切除……13

4　躯干脂肪瘤切除术……17

5　大腿后侧血管瘤切除术……20

6　腘窝神经鞘瘤切除术……25

7　踝关节色素绒毛结节性滑膜炎切除术（内外侧入路）……29

8　膝关节色素绒毛结节性滑膜炎切除术（前后入路）……34

第三部分　恶性软组织肿瘤切除术

9　肢体筋膜浅层肿瘤切除术……43

10　大腿股前群软组织肉瘤切除术……47

11　上臂深层软组织肉瘤切除术……54

12　骨盆后侧深层软组织肉瘤切除术……60

13　腘窝部软组织肉瘤切除术……66

14　下肢内收肌群软组织肉瘤切除术……71

第四部分　软组织肉瘤非计划切除后扩大切除术

15　下肢浅层扩大切除术……79

16　下肢深层扩大切除术……83

第五部分　软组织肉瘤切除＋重建术

17　背部软组织肉瘤切除＋背阔肌肌皮瓣转移术……91

18　上臂软组织肉瘤切除＋背阔肌肌皮瓣转移术……96

19 前臂软组织肉瘤切除 + 游离背阔肌肌皮瓣移植术 …… 102
20 足底前部皮肤肿物切除 + 足底内侧带血管蒂逆行岛状皮瓣转移术 …… 107
21 腹股沟软组织肉瘤切除 + 局部转移皮瓣转移术 …… 112
22 腹股沟区硬纤维瘤切除 + 腹壁修补术 …… 117
23 膝关节周围肿瘤切除 + 转移皮瓣术 …… 121
24 足踝部软组织肉瘤广泛切除 + 带蒂筋膜皮瓣转移术 …… 126
25 腘窝部软组织肉瘤切除 + 大隐静脉重建股血管术 …… 131
26 内收肌群及股动静脉切除 + 人工血管重建术 …… 137

第六部分 腹股沟前哨淋巴结活检及淋巴结清扫术

27 足跟皮肤恶性黑色素瘤切除 + 腹股沟前哨淋巴结活检术 …… 145
28 腹股沟淋巴结清扫术 …… 150
附录 WHO 2013 版软组织肿瘤分类 …… 154

第一部分

总　　论

第一部分 总论

1 肢体软组织肉瘤的治疗

在临床工作中，治疗肢体软组织肉瘤的医生有骨肿瘤科医生、普通骨科医生、普通外科医生、放疗科医生及肿瘤内科医生。肉瘤的诊治往往可以激励医生的工作热情，因为其具有极高的挑战性；同时又可致治疗者沮丧，因为系列手术后的系列复发以及最终的远处转移，使患者不能达到最终治愈的结果。

极具挑战性是因为治疗肢体软组织肉瘤要具备深厚的肿瘤学知识，了解肉瘤的生物学行为（自然病程），应用影像学检查详细明了肿瘤的解剖位置及与周围重要结构的关系，进行计划的活检术，正确的病理组织学分析，设计并实施在安全外科边界范围切除肿瘤并对骨及软组织缺损进行有效的重建、术后评估肿瘤切除外科边界，在术前和（或）术后应用辅助放疗和（或）化疗等辅助手段，并对治疗后的患者有足够长期的随访[1]。这种挑战不是某一个医生可以单独应对的，它需要一个团队的密切、默契协作以及在规范的治疗指南指导下才能完成。因此，软组织肉瘤的治疗不仅是对医生知识及技术的挑战，更是对医生团队协作精神的挑战。

肢体软组织肉瘤的治疗同时又是最易使医生犯错误的。常见情况如下.

1. 临床遇到很多患者是在肿瘤复发后才第一次得到组织学诊断，因为第一次手术时肿瘤常被认为是良性，标本被随意丢掉，根本没有进行病理检查。

2. 病理组织学的多样性又可使不同中心的不同病理科医生给出不同的病理诊断，甚至肿瘤的良恶性都不一致，使临床医生莫衷一是。

3. 第一次术前没有认真进行肿瘤分期，甚至没有基本的影像学检查，手术治疗根本无计划，肿瘤复发是必然结果，同时给再次的手术带来分期上的困难。

4. 对辅助治疗的过分强调或对辅助治疗的过分依赖，而忽视了外科治疗的作用，术中遗留肉眼可见的肿瘤组织是很难应用放疗来消除的。

5. 过分相信自己的外科技术是外科医生最常犯的错误之一，循证医学已经证明综合治疗是提高患者无病生存最有效的治疗方法。

肢体软组织肉瘤包罗了五十余种组织学形态不同的来源于间质组织（包括肌肉、皮肤、神经、血管、脂肪及结缔组织）的原发恶性肿瘤。本书附录列出了 WHO 2013 软组织肿瘤分类，其中包含软组织肉瘤。这些恶性肿瘤通常被当做一类疾病进行讨论，同时标定不同组织学特征的软组织肉瘤生物学特性、侵袭性、转移方式、复发特点及发病部位是不尽相同的。绝大多数软组织肉瘤的标准治疗方式都为广泛边界的（切缘阴性）外科切除，放疗有助于降低局部复发的风险。但是由于发病年龄、组织学结构、发病部位等因素的影响，软组织肉瘤的表现形式并不一致，这些为肿瘤的诊断及局部控制增添了极大的困难。不同肉瘤对细胞毒性药物敏感性的不确定性，亦给全身化疗实施的时机及应用增添了复杂性。肿瘤特性的多样性严重地困扰着治疗及预后。遗憾的是，我们对这类疾病的认识受到低发病率的限制，有限的治疗手段尚不能很好地改善患者的预后。

外科医生或许在某种情况下，有能力彻底切除肿瘤，达到肿瘤局部控制的目的。肉瘤患者的治疗不仅仅是成功地局部控制肿瘤，因为极端的外科治疗方法——截肢——可以有效地控制肿瘤在肢体局部的生长；更重要的是提高患者的生存率，肉瘤的生物学特性提示肿瘤在大多数情况下可能是一种全身性疾病，因为绝大部分死亡患者的死亡原因都是内脏转移，主要是肺的转移[2]。因此，在有良好的肿瘤局部控制前提下，预防和（或）消除转移病灶一定是肉瘤治疗的核心及精髓。故此，外科医生了解全身化疗及肿瘤内科医生在治疗软组织肉瘤中的作用非常重要。

软组织肉瘤的临床症状并不显著，这是造成此病容易延误诊断的原因之一。软组织肉瘤可以发生在肢体的浅表或深部。浅表肿瘤虽然容易被早期发现，但是由于绝大部分浅表肿瘤都是良性肿瘤，发生于肢体浅表的软组织肉瘤常被误认为良性病变而得不到患者及首诊的重视，延误治疗或不当治疗就此发生。深部肿瘤以恶性软组织肉瘤居多，但由于其质地与正常的软组织相似，很少会造成疼痛或功能受限的症状，往往要等到肿瘤生长到一定程度（>5cm）才会被发现。在我的临床工作中，经常可以见到巨大的软组织肉瘤患者，这应该是对此病认识太不足的结果[3]。

在临床检查中，软组织肿块是最常见的体征。软组织肉瘤的质地一般较肌肉稍硬，边界清楚，局部皮温稍高于正常部位。压痛并不是主要的体征。很少会出现功能受限的情况。可以简单理解软组织肉瘤的主要体征是软组织肿块，而对应的炎症反应较弱，这点对区别感染非常有用。局部的肌肉收缩后肿瘤是否活动，可以区别肿瘤是位于肢体的浅表还是深层。当肿瘤位于肢体近端，压迫血管和（或）淋巴管时，可以造成肢体远端的肿胀。很少出现因肿瘤压迫神经而造成的肢体疼痛，肢体远端主动活动受限的原因往往是肿瘤发生于神经上。

影像学检查的主要目的是提示诊断及详细表明肿瘤的具体解剖部位。在现代影像学检查中，X线平片的作用在逐渐下降，但对全面了解肿瘤所处的部位及相邻骨的反应仍然是必要的。CT可以了解肿瘤的基质构成（CT值）、相邻骨的受侵情况及与重要血管的解剖关系[4]。骨扫描仅对相邻骨是否受侵有提示作用。局部B超对于早期发现软组织肉瘤局部复发的作用要大于对原发软组织肉瘤的检查。血管造影可以提示肿瘤与血管关系及其本身的血运状况。不同加权像的MRI基本上可以替代上述的所有影像要求，而且更清晰，表现更全面。PET-CT是现在检查全身肿瘤播散状况最敏感的、定位最准确的检查手段，其局限性为对微小的肺转移灶显像不佳及反应性区域淋巴结的增大同样表现为热结节。薄层胸部CT是了解肺转移灶状况的最有效检查手段。

组织学检查是软组织肉瘤诊断必不可少的步骤之一。仍然推荐活检部位、方式选择及实施应由最终进行外科治疗的医生进行，因为上述因素不仅影响活检的准确性，而且影响肿瘤外科治疗的效果。临床医生必须了解软组织肉瘤的诊断对病理科医生是相对复杂的事情，组织学诊断包括是否是肉瘤、恶性级别及亚型名称。治疗肢体软组织肉瘤的医生非常有机会遇到不同病理科医生对同一病理切片得出不同的组织学诊断，甚至有些病理科医生会在不同时期对同一病理切片得出不同的组织学诊断意见。病理学家们正在应用免疫组织化学染色及分子生物学（基因谱）的方法提高诊断的准确性[5,6]。

肿瘤的分期基于病程、体征、全面的影像学检查及病理学结果。肿瘤分期提示了肿瘤的潜在危险性，是肿瘤全身治疗及外科治疗计划设定的基石，综合治疗的评价要在同一分期级别内的肿瘤中进行。

目前临床上使用最为广泛的分期系统是Enneking的外科分期系统。Enneking分期系统与肿瘤预后有很好的相关性，被美国骨骼肌肉系统肿瘤协会（Musculoskeletal Tumor Society，MSTS）及国际保肢协会采纳，又称为MSTS外科分期。此系统根据肿瘤的组织学级别（G，低度恶性：Ⅰ期；高度恶性：Ⅱ期）和局部累及范围（T，A：间室内；B：间室外）对局限性恶性骨肿瘤进行分期，出现远隔转移（M）的患者为Ⅲ期（表1-1）。

表1-1　Enneking外科分期系统

Ⅰ期	低度恶性无转移	A间室内	B间室外
Ⅱ期	高度恶性无转移	A间室内	B间室外
Ⅲ期	低度恶性或高度恶性有转移	A间室内	B间室外

然而，临床上肿瘤内科医生更为熟悉的分期为2010年美国癌症联合委员会（American Joint Committee on Cancer，AJCC）提出的AJCC软组织肉瘤分期系统（表1-2、表1-3），此分期系统按照肿瘤大小（T）、累及区域（N）和/或远处转移（M）进行分类。

表 1-2 AJCC 软组织肉瘤分期系统（2010 第 7 版）

原发肿瘤（T）	
TX	原发肿瘤无法评价
T0	无原发肿瘤证据
T1	肿瘤最大径≤ 5cm
	T1a 表浅肿瘤
	T1b 深部肿瘤
T2	肿瘤最大径> 5cm
	T2a 表浅肿瘤
	T2b 深部肿瘤
区域淋巴结（N）	
NX	局部淋巴结无法评价
N0	无局部淋巴结转移
N1	局部淋巴结转移
远处转移（M）	
M0	无远处转移
M1	有远处转移
病理分级	
GX	病理分级无法评价
G1	1 级
G2	2 级
G3	3 级

表 1-3 AJCC 软组织肉瘤分期系统（2010 第 7 版）

ⅠA 期	T1a	N0	M0	G1,GX
	T1b	N0	M0	G1,GX
ⅠB 期	T2a	N0	M0	G1,GX
	T2b	N0	M0	G1,GX
ⅡA	T1a	N0	M0	G2,G3
	T1b	N0	M0	G2,G3
ⅡB	T2a	N0	M0	G2
	T2b	N0	M0	G2
Ⅲ期	T2a，T2b	N0	M0	G3
	任何 T	N1	M0	任何 G
Ⅳ期	任何 T	任何 N	M1	任何 G

软组织肉瘤治疗原则：通常采用以手术为主的综合治疗模式，治疗强调多学科协作。由多学科医生共同制订治疗计划，手术治疗是最主要的治疗手段，应根据适应证，个体化选择放疗、化疗和靶向药物治疗，区域和远处转移也应积极治疗。

外科手术切除是软组织肉瘤最重要的治疗方法。手术方式可分为截肢手术和保肢手术。保肢手术需满足如下两个条件：(1) 保肢手术可获得一个满意的外科边界，使局部复发率在 10% 以下；(2) 保肢术后肢体的功能要优于义肢。一般在上肢，切除一根主要神经后，肢体的功能要优于义肢；在下肢，坐骨神经切除后，患者佩戴一个足部支具，可获得较好的功能。当重要的血管受累时，切除血管而行血管移植或人工血管时，会带来很多的并发症，此时截肢要好于保肢。保肢手术要遵循如下的原则：(1) 外科边界要达到广泛切缘，即在切除整个肿瘤的同时切除 3 ~ 5cm 的正常组织；(2) 要切除由于活检所造成的、可能有肿瘤污染的区域；(3) 在肿瘤切除过程中，一定要在正常组织内进行，不能见到反应区，更不能见到肿瘤实体，如果切除不彻底，即使术后加用放疗，也会有较高的局部复发率；(4) 对有淋巴结转移的患者要行淋巴结清扫术；(5) 在切除肿瘤后，应对切除范围用银夹进行标记，这对术后放疗方案的制订有重要的意义。

在评价软组织肉瘤外科切除边界时，除了 MSTS 和 AJCC 提出的根治性切除、广泛切除、边缘切除、囊内切除分类外，国际抗癌联盟（Union for International Cancer Control，UICC）将软组织肿瘤分为三种手术切缘，即：R0 切除，显微镜下无肿瘤残留；R1 切除，显微镜下肿瘤残留；R2 切除，肉眼肿瘤残留。对于成人的局部软组织肉瘤，手术是标准的治疗方法，需要 R0 切除，因此切除肿瘤时在周围必须要有正常组织袖。一些研究要求至少有 1cm 正常组织，但是在有解剖学屏障时可能距离更小，比如周围有肌膜、骨膜和神经束膜时。如果肿瘤压迫血管神经束，只要神经血管束未受侵犯，可以仅切除血管外膜或神经束膜而保留神经血管。

局部肢体软组织肉瘤的最有效治疗方式毫无疑问是外科治疗，其前提是肿瘤的彻底切除，评判标准是长期随访局部无肿瘤复发。局部肢体软组织肉瘤的外科治疗一定是有详细计划的外科手术，肿瘤的任何一个象限都要达到广泛的外科边界。因此，局部肢体软组织肉瘤的切除中往往要切除相邻的组织以保证达到所需的广泛外科边界。骨、肌肉、神经、血管、皮肤切除后可能需要重建，多科协作、多种重建方法同时应用在局部肢体软组织肉瘤切除后的重建中常能见到。

为了提高肿瘤的局部控制率，许多中心在术前对肿瘤区域进行辅助放疗，其优点为剂量低、放疗野小，缺点为术后伤口并发症多。已有循证医学证明术前放疗确实可以降低肿瘤的局部复发率。术后辅助放疗作用有争议，但是大多数文献还是证实术后放疗是有作用的，但有一点可以明确，术后放疗是不能治愈术野残留有肉眼可见肿瘤组织的。对不可切除的肿瘤，放疗是可供选择的治疗方法之一，但对无远隔转移患者，截肢更有效。

对可切除肿瘤的化疗作用一致存有争议。大多数人认为术前化疗是没有必要的（除非肿瘤是化疗高度敏感）；在肿瘤不可切除情况下，可尝试新辅助化疗，以达到肿瘤可切除的目的。术后辅助化疗不能降低局部复发率，是否可减少术前无远隔转移患者的术后远隔转移率，不同作者有不同的答案，我们认为辅助化疗的指征应该是同时符合如下条件：高度恶性、位于深部、肿瘤最大径 >5cm。

化疗对肿瘤肺转移的患者是有效的，要想达到最终治愈的目的，应该在化疗有效的基础上切除肺内转移灶。肿瘤广泛播散的患者可以从全身化疗中获益，部分患者可以延长无疾病进展生存期，少部分患者可以有限延长生存时间。近年来，多个全球多中心临床试验证明不同的靶向药物可以提高肿瘤广泛播散的患者无疾病进展生存期及总体存活时间，虽然仅仅是提高了几个月。

总之，每一位治疗肢体软组织肉瘤的医生都应该明了，准确了解肿瘤的局部侵袭及区域、远隔的转移情况与了解肿瘤的组织学上的恶性程度一样重要。软组织肉瘤治疗难点：局部复发率高，全身化疗效果差，姑息治疗患者难获益。规范的诊断路径及有效的综合治疗既可以避免各种类型的不当治疗，又可以真正有效地提高局部及全身疾病的长期治愈率。科学及符合伦理要求的多中心临床试验在现阶段是有效提高肢体软组织肉瘤治疗水平的方法之一。

（牛晓辉）

参考文献

[1] Gronchi A, Lo Vullo S, Colombo C, et al. Extremity soft tissue sarcoma in a series of patients treated at a single institution: local control directly impacts survival. Ann Surg, 2010, 251(3): 506-511.

[2] Mahendra A, Gortzak Y, Ferguson PC, et al. Management of vascular involvement in extremity soft tissue sarcoma. Recent Results Cancer Res, 2009, 179(2) :85-99.

[3] 牛晓辉，李远，刘文生．臀部巨大软组织肉瘤的外科治疗．中国骨肿瘤骨病，2005, 4(04):217-219.

[4] Ferguson PC, Griffin AM, O'Sullivan B, et al. Bone invasion in extremity soft-tissue sarcoma: impact on disease outcomes. Cancer, 2006, 106(12): 2692-2700.

[5] Adigun IA, Rahman GA. A review of soft tissue sarcoma. Niger J Med, 2007, 16(2): 94-101.

[6] Beck AH, West RB, van de Rijn M. Gene expression profiling for the investigation of soft tissue sarcoma pathogenesis and the identification of diagnostic, prognostic, and predictive biomarkers. Virchows Arch, 2010, 456(2): 141-151.

2 应用切除标本进行外科边界评价的方法

软组织肿瘤学所涵盖的内容应包括肿瘤学及重建外科学。因此，在对疾病的认识及诊断上就应该从这两方面进行，即肿瘤的生长方式、肿瘤的侵袭性及肿瘤的累及范围、对运动系统功能的影响程度等。同样，在对恶性软组织肿瘤的治疗上也要注意两方面的要求，即完整地彻底切除肿瘤（细胞学意义上去除肿瘤）及重建因切除肿瘤所造成的运动系统功能病损（骨及软组织的重建）。普通骨科医生最常犯的错误是过分地重视肢体功能的保留及重建，而忽略了肿瘤的治疗，即以牺牲肿瘤治疗的外科边界为代价，保留维持良好功能所需的组织解剖结构。对于恶性软组织肿瘤，特别是位于肢体的病变，肿瘤的生物学行为是影响肢体及生命是否得以存留的主要因素；而运动系统功能的优劣则影响患者的生存质量。恶性骨肿瘤局部复发的后果不仅仅是影响患者的肢体功能、增加再截肢的风险，以及加重患者的痛苦和医疗费用负担，它还使得复发患者的肺转移率远远高于无复发患者，而绝大部分生命终结于恶性骨肿瘤的患者都是因为出现了肺转移。只有能够生存，才谈得上质量的好坏。如果生命已不存在，再完美的功能也只是空谈。

从肿瘤学角度了解恶性软组织肿瘤，首先要了解软组织肿瘤的分期系统。分期是为了评估患者的预后而对肿瘤（尤其是恶性肿瘤）局部和远隔转移的危险程度进行分类的过程。它根据肿瘤的分化程度及肿瘤的部位、是否有远隔转移等进行分类。对肿瘤影像学和组织学的评估可指导医生制订合理的治疗方案——手术、药物治疗或放疗。分期对于决定不同患者的治疗方案非常重要。对于分期的掌握是灵活的，但在临床工作的应用上则应该是严格的。这就要求充分了解肿瘤的生物学特性及发生部位的解剖特点；进行完整的影像学检查；对肿瘤治疗有足够的经验并制订严格的术前计划；术后进行认真的标本评估以验证是否达到了治疗所需的外科边界。

在软组织肉瘤的治疗方法中，一系列关于保肢治疗的处置方法最为人们所接受，并且在术前设计时首先被考虑。因为在几乎所有的临床记录中，对外科边界的描述多是不确定和模棱两可的。造成这种情况的原因之一是缺乏已被证实有效的外科边界评价标准，另一原因就是手术实施者未对外科边界从组织学角度进行评价。

Enneking 最早提出这个问题，并提出了外科边界评价的概念。然而，这个标准不够细化，在临床外科边界的研究中可操作性差。因此有必要制订一套适用于骨与软组织肉瘤的外科边界评价方法，从而使其在临床应用中发挥重要作用，通过切除标本确定局部治愈所需的最小外科边界。

软组织肿瘤的术前计划和术后评估主要包含两方面的内容。

首先是术前计划。需要根据影像学的检查结果，判断肿瘤的具体位置、大小及其与重要解剖结构的关系（图 2-1A、B），从而设计肿瘤切除所需要的外科边界，即所要切除的正常软组织和肿瘤组织（图 2-2 A、B）。

然后是术后评估。按照术前的设计实施手术后，要对切下的标本进行外科边界的评价，以确定手术实际所达到的外科边界。我们应用如下的方法既可对新鲜的、也可对福尔马林浸泡过的标

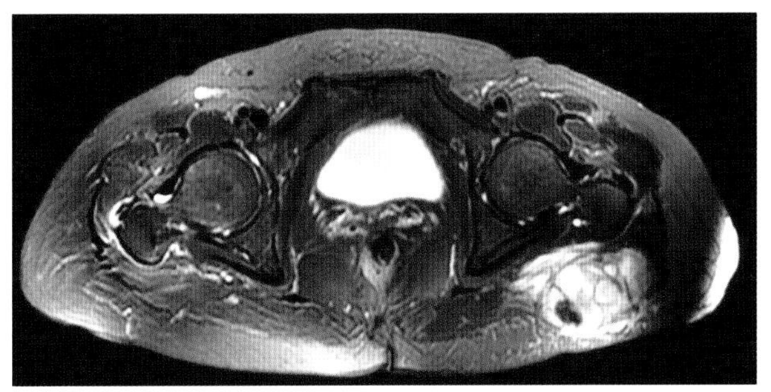

图 2-1A 76 岁女性，左臀部软组织未分化多形性肉瘤术后复发，MRI 横断面提示肿瘤大部分位于臀大肌内，邻近皮下组织可见肿瘤

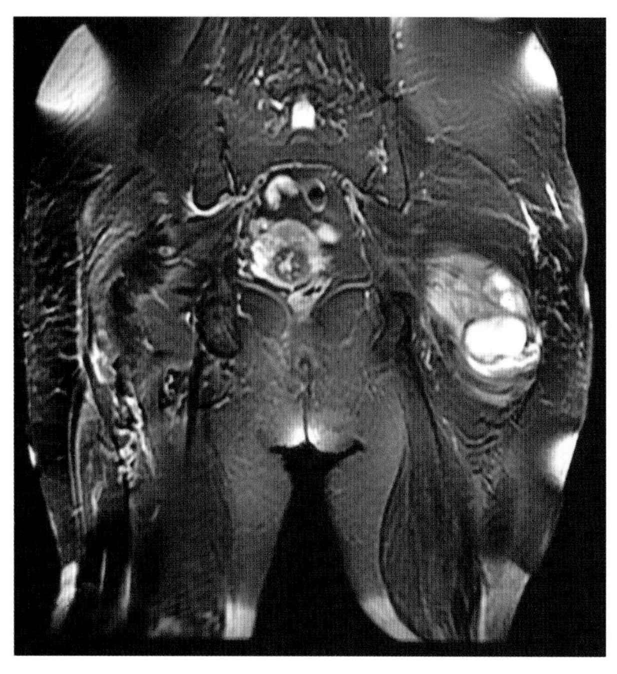

图 2-1B　MRI 冠状面显示肿瘤在纵向上的范围

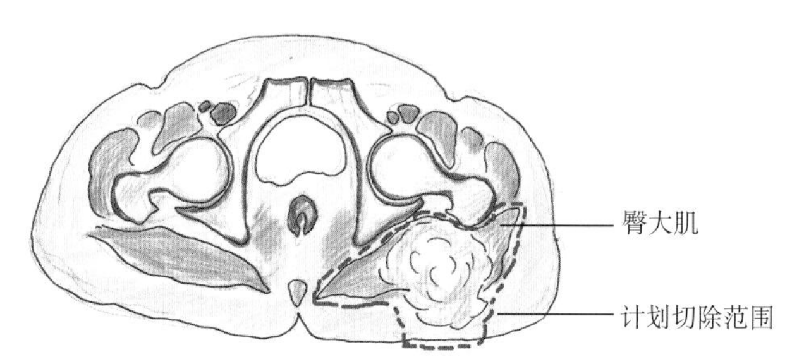

图 2-2A　术前外科治疗计划（横断面）

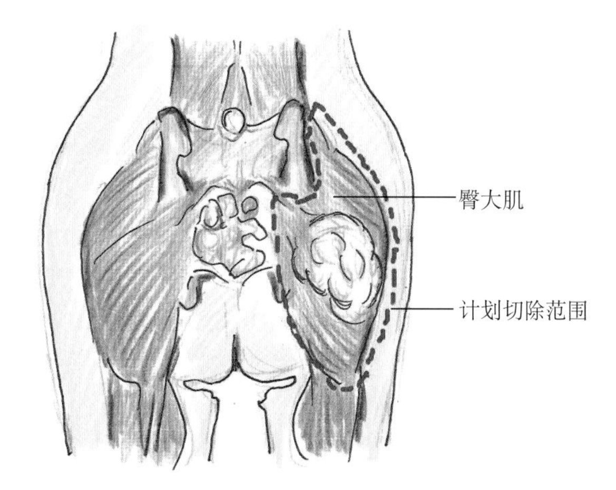

图 2-2B　术前外科治疗计划（冠状面）

本进行评定。在标本纵向和横向切面上摄取边界最小处的照片，并且仔细地绘图。应注意减少福尔马林固定所引起的标本变形。

（1）术后立即对新鲜标本进行拍照，拍照角度为前面、后面、内侧面、外侧面及远端、近端（图 2-3）。

（2）术后第一天，即福尔马林固定一天后，纵向或横向（取决于术者的要求）切开标本。切开的标本浸泡在福尔马林中过夜（图 2-4）。

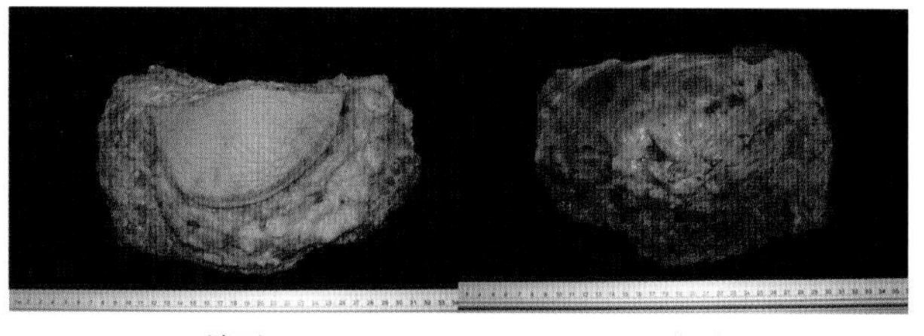

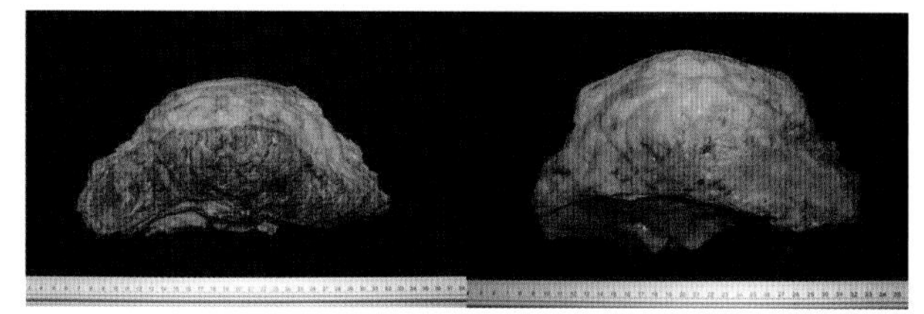

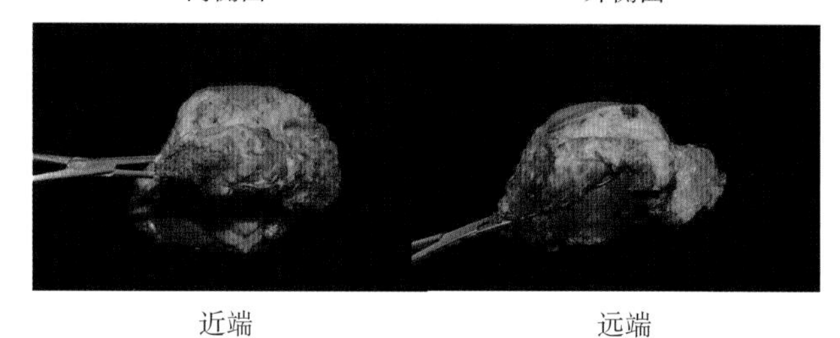

图 2-3　拍摄标本像——新鲜标本

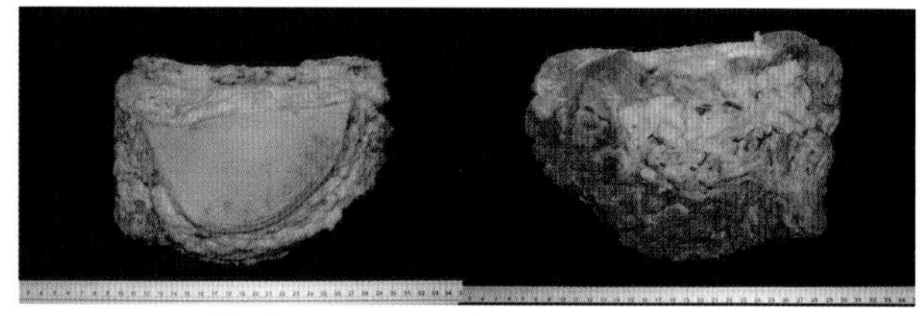

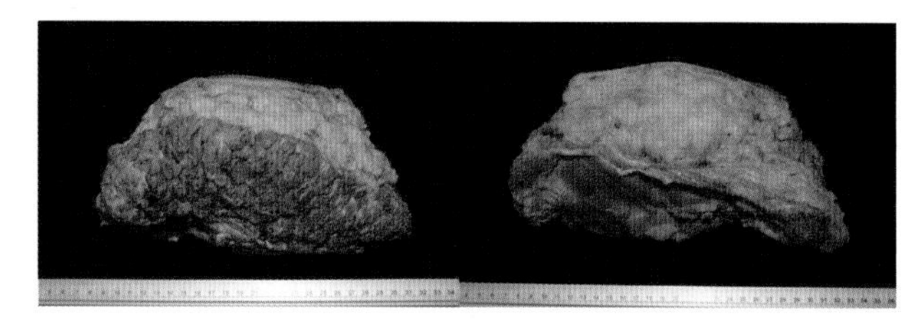

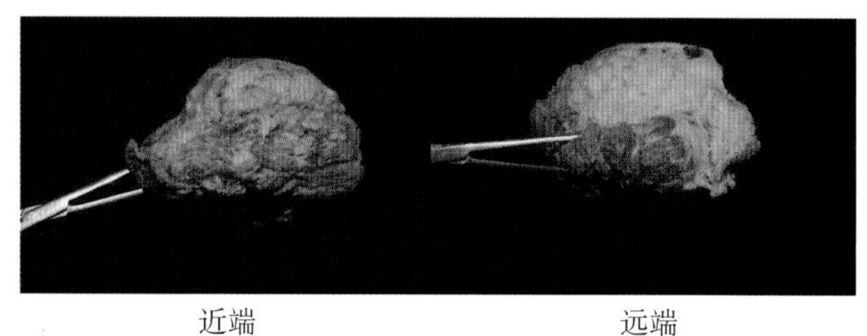

图 2-4　拍摄标本像——福尔马林处理过的标本

（3）术后第二天，从与第一天剖面相反的方向再次切开标本，再把整个标本按纵向和横向剖面放在一起来进行综合评价（图 2-5A、B）。如果在某一点怀疑有不充分边界存在，则按相反方向切一刀来决定此怀疑是否正确。各个剖面的表现必须用图正确地描绘出来，并且每个剖面通过拍照留下资料，供后续研究之用。对危险部位取材，进行组织学检查。

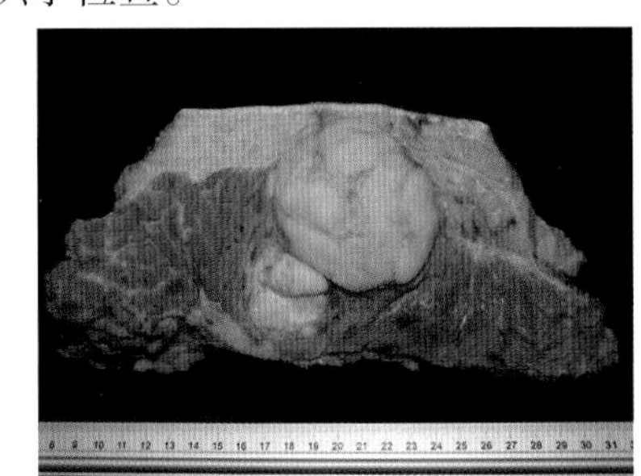

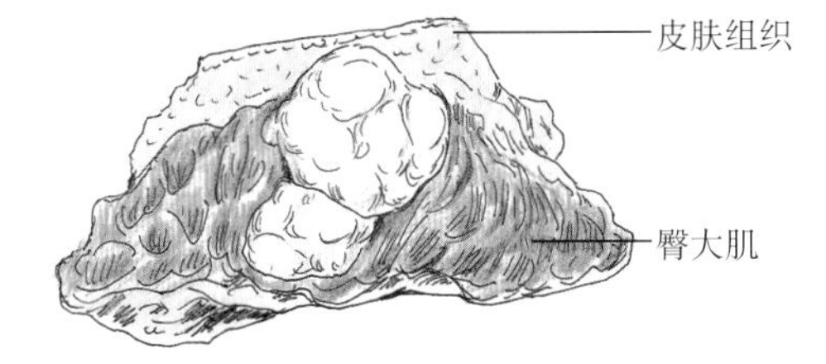

图 2-5A　术后评估所得到的外科边界（纵向）

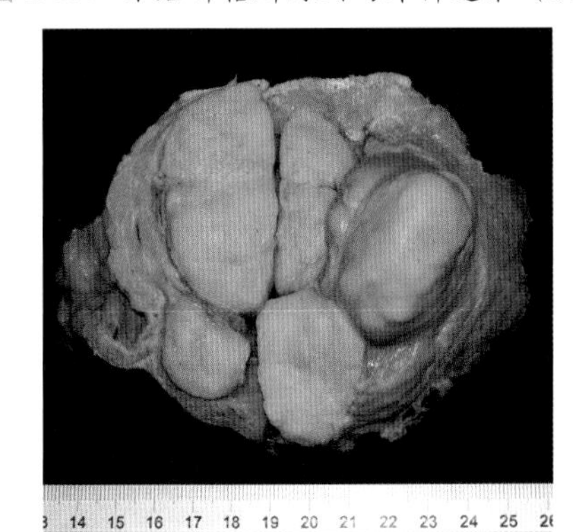

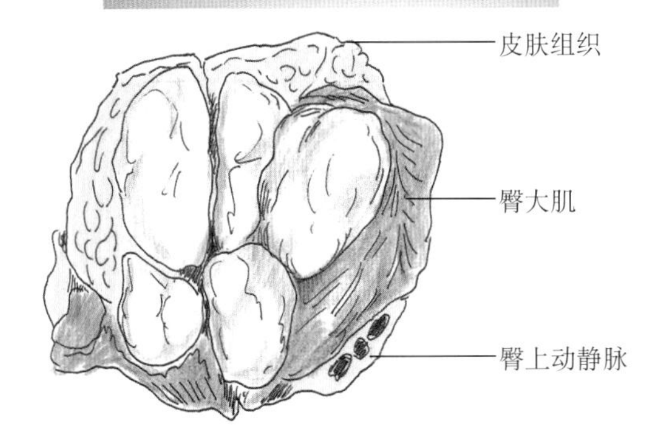

图 2-5B　术后评估所得到的外科边界（横向）

在这个评价方法中，外科边界分成四类：治愈性边界、广泛性边界、边缘性边界和囊内边界。

（1）治愈性边界：

此种外科边界距离肿瘤反应区超过 5cm（此值扣除了福尔马林所引起的组织收缩）。这样的切除，除了残余的跳跃灶或淋巴结转移引起的复发，局部复发率很低（约为 6%）。

（2）广泛性边界：

此种外科边界与治愈性边界相比是不充分的，但它仍然位于肿瘤反应区外，而且广泛性边界进一步还可分为充分和不充分广泛性边界两种类型。充分的广泛边界是在肿瘤反应区外 2cm 以上的外科边界。当达到广泛性边界时，复发率低，但不能与治愈性外科边界相比。实际上，充分的广泛性边界结果与治愈性边界一样好，这可能是由于得到了有效的放疗或化疗支持。

（3）边缘性边界：

此种外科边界通过肿瘤反应区。具有厚包膜的肉瘤很容易被从周围组织中剥离出来，此种外科边界被认作边缘性边界。而在与肿瘤紧密粘连的包膜样组织内进行剥离时，则外科边界为囊内边界。除了一些例外，肉瘤边缘性切除的局部复发率很高。如果没有辅助治疗，此种手术的局部复发率达 80%。如果结合放疗，预计 80% 可得到局部控制。

（4）囊内边界：

此边界经过肿瘤实质，局部复发几乎不可避免。如果联合放疗，局部复发率约为 60%。

需要注意的是：在利用切除标本进行外科边界的评价时，应掌握如下原则：

（1）在横切面上评价外科边界时，间隔被换算成相应的组织厚度，从而建立一个特定的、肿瘤与外科边界之间的距离。

（2）薄的筋膜相当于 2cm 厚的正常组织；厚的筋膜相当于 3cm 厚的正常组织；关节软骨相当于 5cm 厚的正常组织。对于滑膜、胸膜和腹膜，只有在通过它们看不到位于其下的病灶时才被认为相当于 5cm 厚的正常组织。当外科边界通过筋膜外侧，而肿瘤与筋膜间有正常组织时，不论筋膜的实际厚度是多少，此筋膜均被计算为 5cm 厚的正常组织。

（3）反应区到切缘的组织厚度，如小于 1cm 按 1cm 计算，如大于 1cm 小于 2cm 按 2cm 计算，依此类推。

（4）从外科手术的治愈率来看，应以标本所有切缘中最小的距离判定外科边界。因为最小的切除缘影响了整个手术的局部治愈率。不论进一步采取保肢还是截肢手术，这些手术操作分别被称为治愈性切除、广泛性切除、边缘性切除、囊内切除。

当存在跳跃转移、淋巴转移或静脉瘤栓时，切缘不仅距主要肿物而且距跳跃转移、淋巴转移、静脉瘤栓病灶均在 5cm 以上时，为根治性边界。这些评价方法基本上与复发肿瘤的评价方法相同。然而含有淋巴结转移灶或瘤栓的脂肪组织必须和主体肿瘤一并在筋膜外切除。

川口智义所描述、并已发表的这种评估方法，早已被日本骨科学会采纳，即使在世界范围内也不乏支持者。Enneking 当年将肿瘤学分期方法引入骨肿瘤治疗领域，开创了一个崭新的治疗时代，而川口智义提出的这一外科边界评估方法，使得由 Enneking 提出的外科理念得以量化。我们近年来做了大量相关的研究工作。在研究中，我们充分地了解到这种方法的合理内核，以及它对临床工作的指导作用。同时，我们也发现了其中的问题，例如针对同一肿瘤在不同解剖部位的危险因素，就没有进行细化，而这在临床工作中是很有意义的。因此，我们也据此开展了深入的研究工作。

我们知道，手术后外科边界检测的目的，其一为确认是否达到了术前设计的外科治疗边界；其二为通过大宗的病例总结，来明确何种外科边界是某种肿瘤的最佳治疗边界，即在完整地去除肿瘤的同时，最大限度地保留功能解剖结构。这就要求医生在进行术后评估时要足够客观，对复发危险因素有足够的认知，检查方法规范、科学。但现实是，在评价过程中，由于受到个人或单位治疗经验的限制，仍存在对危险因素认识不明确、操作不规范、应用不广泛等现象。

恶性软组织肿瘤外科治疗的发展就是需要有志于骨与软组织肿瘤事业的同行们在行业规范的指导下，进行规范化诊断与治疗，对切除标本的外科边界评价方法，也应深入研究并将其推广，然后进行多中心合作，最终使所有患者都能得到恰当治疗。

（牛晓辉）

第二部分

良性软组织肿瘤切除术

肢体非典型性脂肪源性肿瘤切除

【手术适应证】

1. 肿瘤位于四肢深筋膜浅层（皮下组织），直径大于 5cm；

2. 肿瘤位于四肢深筋膜深层；

3. 肿瘤近期增大明显，怀疑有恶变可能；

4. 肿瘤压迫临近血管神经，造成相应症状。

【应用解剖】

大多数四肢非典型性脂肪源性肿瘤位于深筋膜深层，且常位于肌间隙，因此当其较大时，可推挤甚至包裹重要的血管、神经。在大腿，坐骨神经（后侧肌间隙）和股血管、股神经（内侧肌间隙）最常受累，很少侵犯深筋膜。浅筋膜（皮下组织）在躯干部较厚而且致密，含有较多脂肪，因此也是非典型性脂肪源性肿瘤的好发部位之一。

【病例介绍】

女性，65 岁，入院 7 年前发现左大腿后侧包块，约 5cm×5cm 大小，近 1 年逐渐增大，为求进一步诊治收入院。

入院查体示左大腿后内侧可见软组织包块，约 20cm×15cm 大小，质软，边界尚清，可推动，局部皮肤颜色和皮温正常，可见静脉显露（图 3-1），左髋及膝关节活动如常。

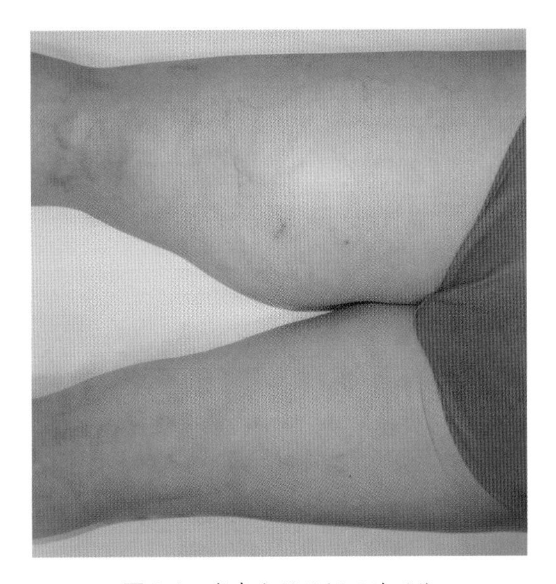

图 3-1　患者大腿背侧面外观像

影像学表现：左大腿 X 线平片可见左大腿后侧软组织肿块影。左大腿 MRI 显示左大腿中段后侧深筋膜深层肌间隙内软组织肿块影，形态不规则，其大部分信号在 T1、T1 抑脂增强、T2、T2 抑脂加权像与皮下脂肪信号强度相同，但其内部可见不均匀信号，尤以 T1 和 T2 抑脂加权像明显，增强后未见明显强化（图 3-2）。

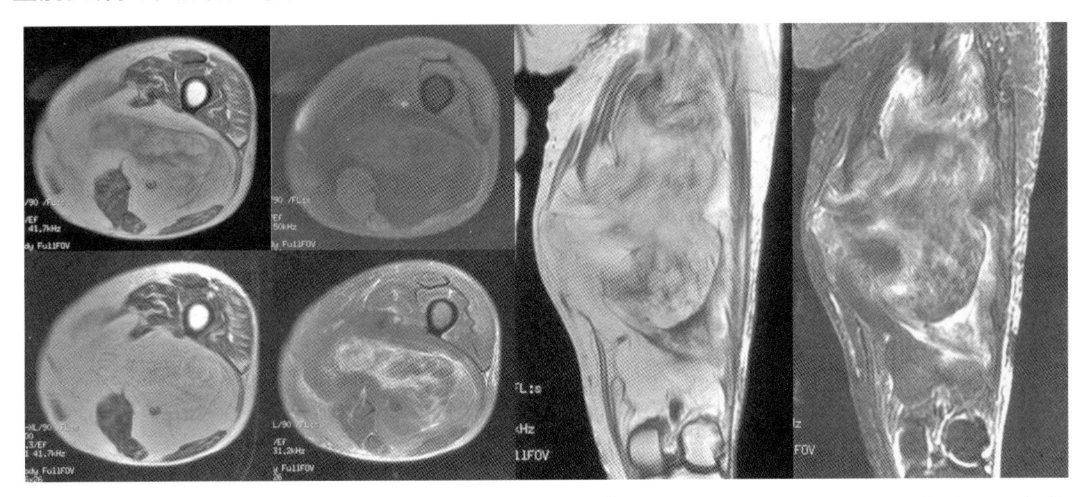

图 3-2　术前 MRI 表现。A. 轴位 T1 加权像；B. 轴位 T1 抑脂增强加权像；C. 轴位 T2 加权像；D. 轴位 T2 抑脂加权像；E. 冠状位 T1 加权像；F. 冠状位 T2 抑脂加权像

穿刺活检：非典型性脂肪源性肿瘤。

入院诊断：左大腿非典型性脂肪源性肿瘤。

【术前设计】

非典型性脂肪源性肿瘤为中间性肿瘤，通常包膜完整，手术实施包膜外边缘切除即可。本例肿瘤位于大腿后侧肌间隙，与坐骨神经关系密切，应保留坐骨神经行肿瘤包膜外完全切除。

【手术过程】

1. 患者实施全身麻醉后，取俯卧位。

2. 取左大腿后内侧纵行弧形切口，穿刺活检道应包括在切除范围内（图 3-3）。

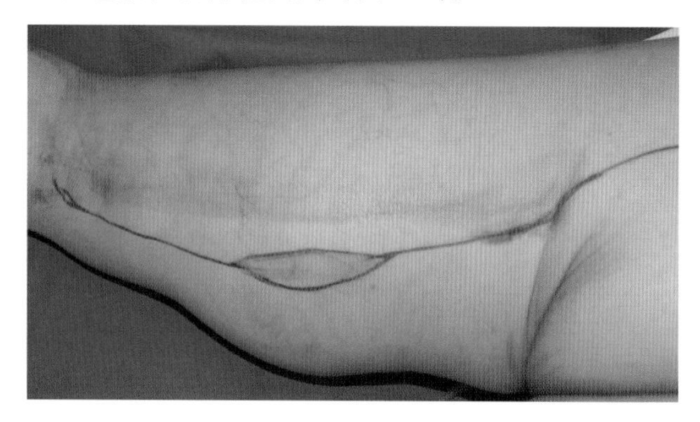

图 3-3　手术切口设计

3. 沿切口线逐层切开皮肤、皮下组织及深筋膜，直至显露至肿瘤浅层包膜（图 3-4、图 3-5）。

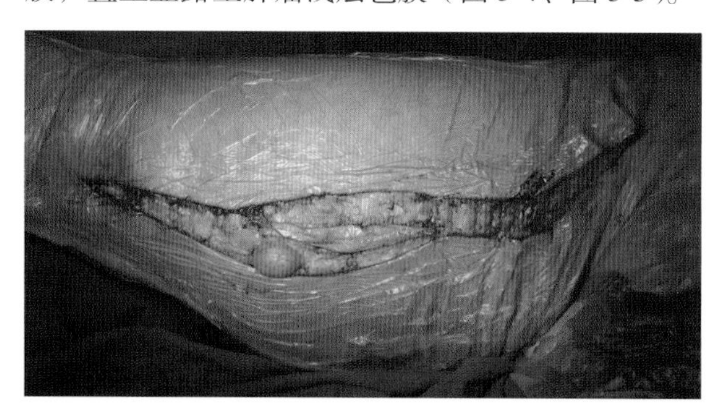

图 3-4　沿切口线逐层切开皮肤及皮下组织

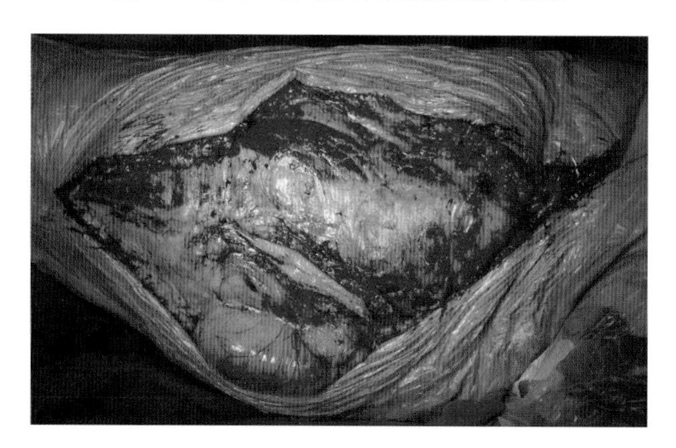

图 3-5　显露肿瘤浅层包膜

4. 向肿瘤四周边界掀开浅筋膜皮瓣，显露大腿后侧结构，包括股二头肌、半腱肌和半膜肌以及肿瘤的四周包膜（图 3-6）。

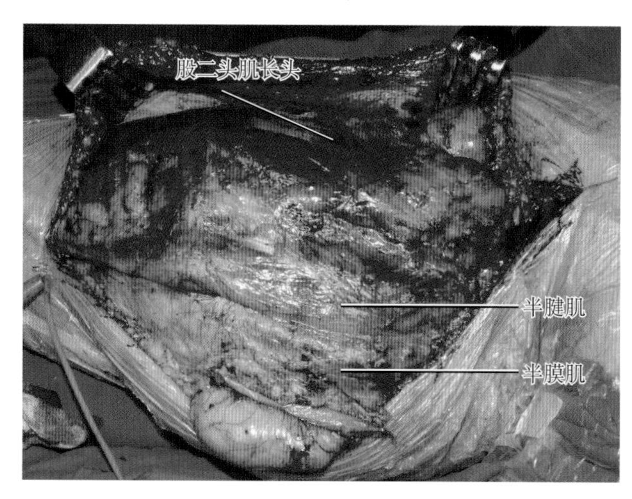

图 3-6　显露肿瘤浅面、股二头肌长头、半腱肌、半膜肌

5. 因肿瘤与正常肌肉组织间为相邻推挤关系，一般界限清楚，故将肿瘤与肌肉组织进行钝性分离，偶尔可有粘连，则可牺牲部分肌肉组织（图 3-7）。

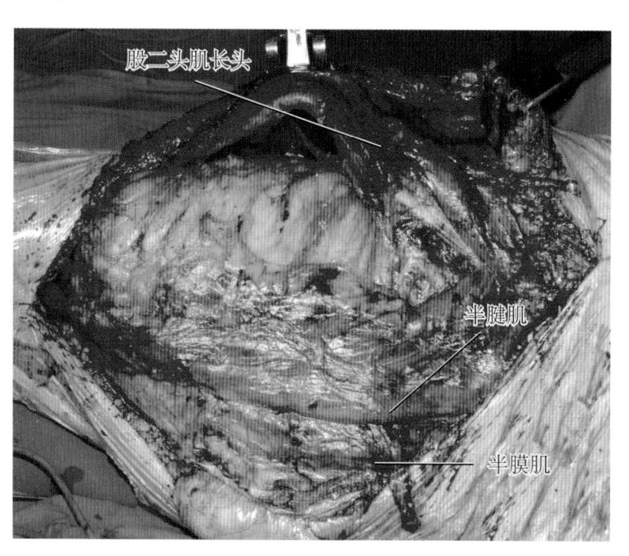

图 3-7　将肿瘤与肌肉组织进行钝性分离

6. 因术前 MRI 显示肿瘤将坐骨神经包裹，大多是肿瘤各个分叶将其包裹，故自肿瘤远侧正常组织内分离出坐骨神经，向近端自肿瘤中分离出坐骨神经以保证其完整性（图 3-8、图 3-9）。

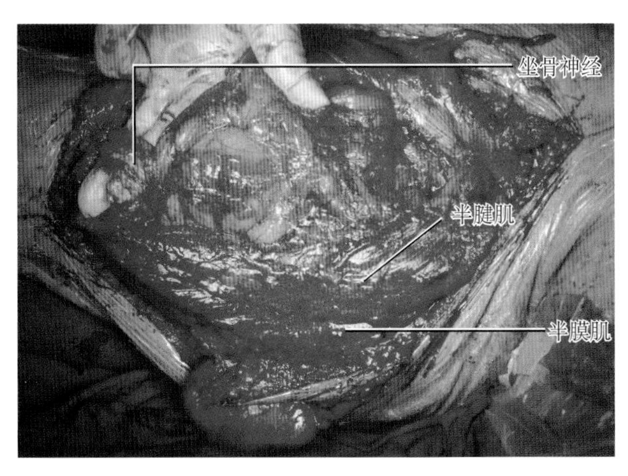

图 3-8　自肿瘤远侧正常组织内分离出坐骨神经

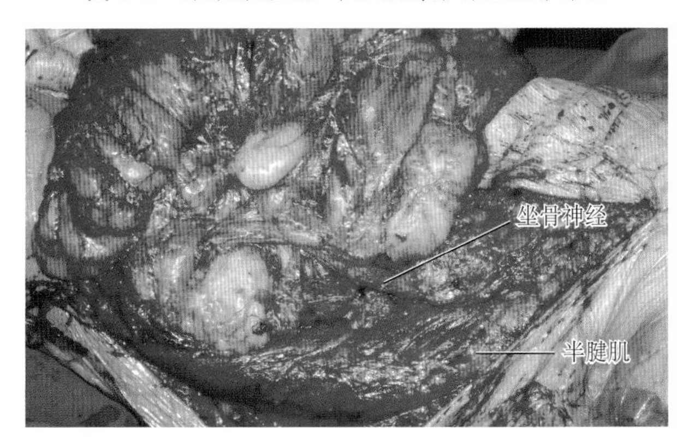

图 3-9　分离坐骨神经并保证其完整性

7. 探及肿瘤深层包膜并分离完成后，肿瘤即可包膜外完全切除。术中应尽可能去除肌间隙内所有可见的脂肪组织（图 3-10）。

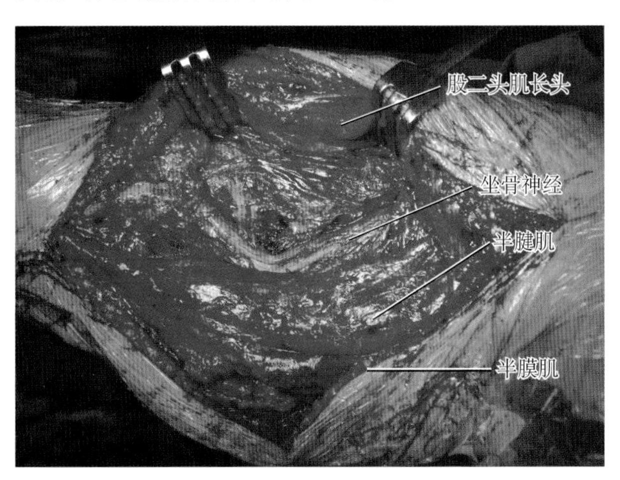

图 3-10　肿瘤切除后外观像，显示肿瘤切除完全、坐骨神经完整保留

8. 充分止血、冲洗伤口后，放置伤口引流管 1 根，逐层缝合伤口（图 3-11）。

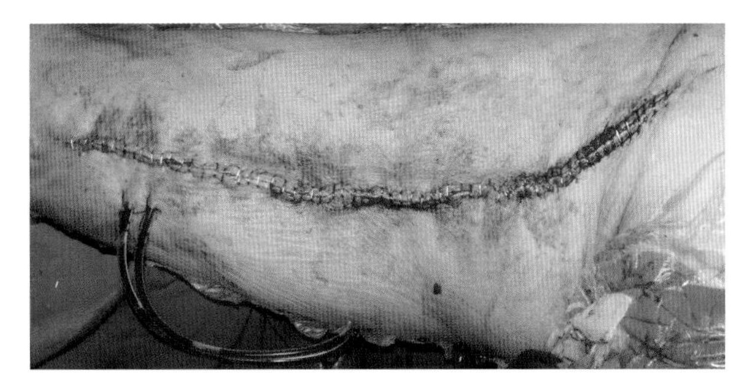

图 3-11　关闭伤口、放置伤口引流管

【术后影像】

软组织肿瘤切除术后，一般不需要拍摄 X 线平片。

【术后标本评估】

术后切除标本从外观和剖面确认是否达到术前计划的外科边界（图 3-12）。

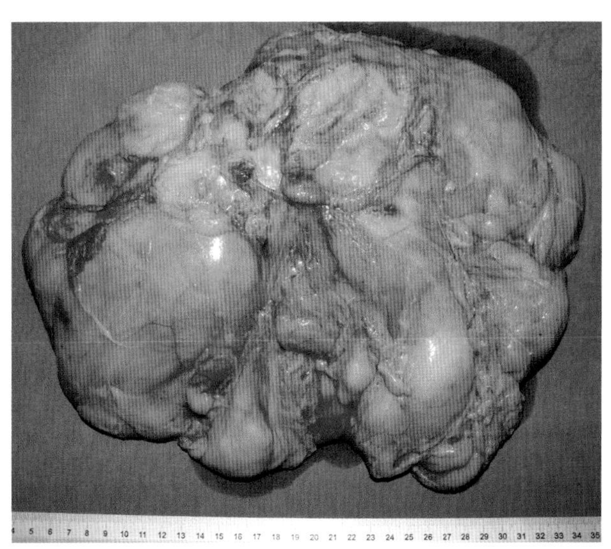

图 3-12A　术后标本表面观

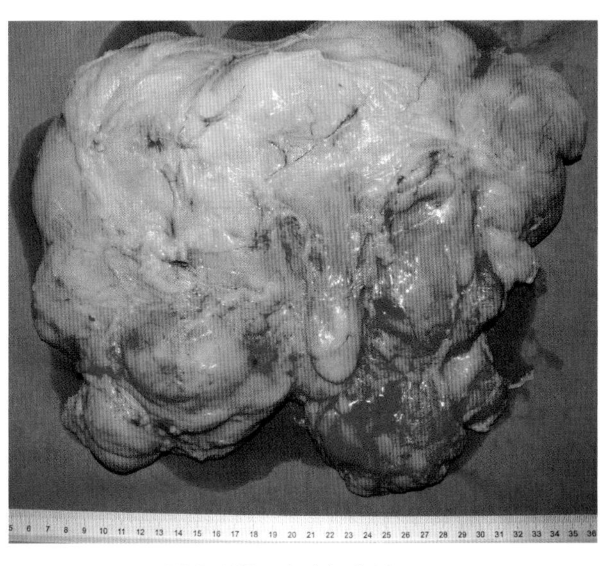

图 3-12B　术后标本深面观

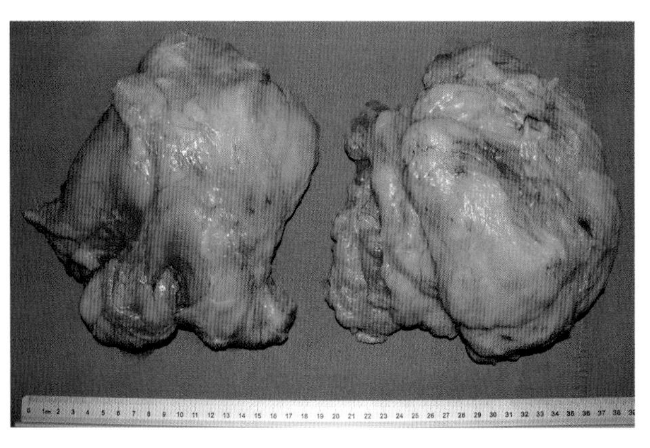

图 3-12C 术后标本剖面观

【术后处理】

术后放置负压引流管 1 根，待全天（24 小时）引流量少于 20ml 时拔除。术中及术后应用抗生素。术后卧床 4~6 周，待软组织愈合后开始关节屈伸功能锻炼和训练下地行走。卧床期间即可开始肌肉等长收缩的训练。

【专家点评】

非典型性脂肪源性肿瘤是一种具有局部侵袭性的中间性肿瘤，好发于中老年人，尤其是 60~70 岁的人群。最常发生于大腿深层软组织内，其次是后腹膜和纵隔，也可见于深筋膜浅层（皮下组织）。在四肢，最常发生于肌间，也可以发生于肌肉内。

非典型性脂肪源性肿瘤在影像学上（MRI）有时很难与脂肪瘤区分，均表现为在 T1、T1 抑脂增强、T2、T2 抑脂加权像与皮下脂肪信号强度相同。但非典型性脂肪源性肿瘤会出现信号的不均匀，通常位于深筋膜深层，且肿瘤大多超过 5cm。大多数需要活检。

非典型性脂肪源性肿瘤属于中间性肿瘤，需要手术切除，至少要做到边缘切除，推荐广泛切除。非典型性脂肪源性肿瘤比脂肪瘤有较高的复发风险，尤其是解剖位置特殊的。手术中除了要切除肿瘤本体外，也应该尽可能去除其他脂肪成分。血管神经如果受累，多数为多分叶包裹，应予以解剖出来并保留。

（王涛）

躯干脂肪瘤切除术

【手术适应证】

1. 脂肪瘤位于躯干深筋膜浅层（皮下组织），直径大于5cm。

2. 脂肪瘤位于躯干深筋膜深层。

3. 肿瘤近期增大明显，怀疑有恶变可能。

4. 肿瘤压迫临近血管神经，造成相应症状。

5. 肿瘤较大，明显影响外观或造成生活不便。

【应用解剖】

大多数脂肪瘤都位于深筋膜浅层，很少侵犯深筋膜。浅筋膜（皮下组织）在躯干部较厚而且致密，含有较多脂肪，因此也是脂肪瘤的好发部位之一。

【病例介绍】

男性，55岁，入院5年前发现右肩背部包块，约5cm×5cm大小，近年逐渐增大，为求进一步诊治收入院。

入院查体：右肩背部可见软组织包块，约8cm×8cm大小，质软，边界清楚，可推动，局部皮肤颜色和皮温正常，右肩关节活动如常（图4-1）。

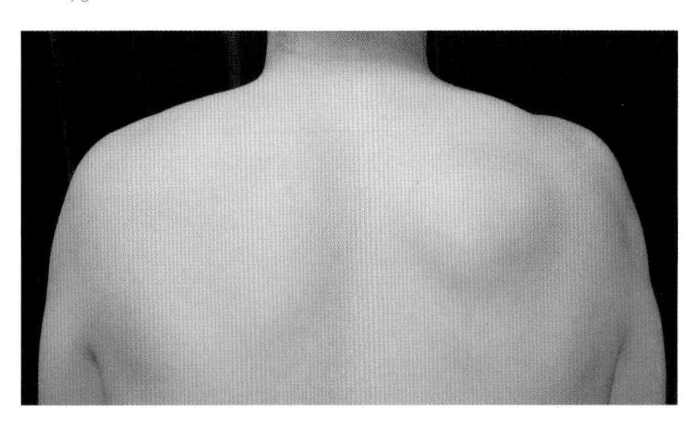

图4-1　患者肩背部外观像

影像学表现：右肩背部X线平片未见异常。右肩背部MRI显示皮下组织内软组织肿块影，与正常脂肪边界清楚，其信号在T1、T1抑脂增强、T2、T2抑脂加权像均与皮下脂肪信号强度相同（图4-2）。

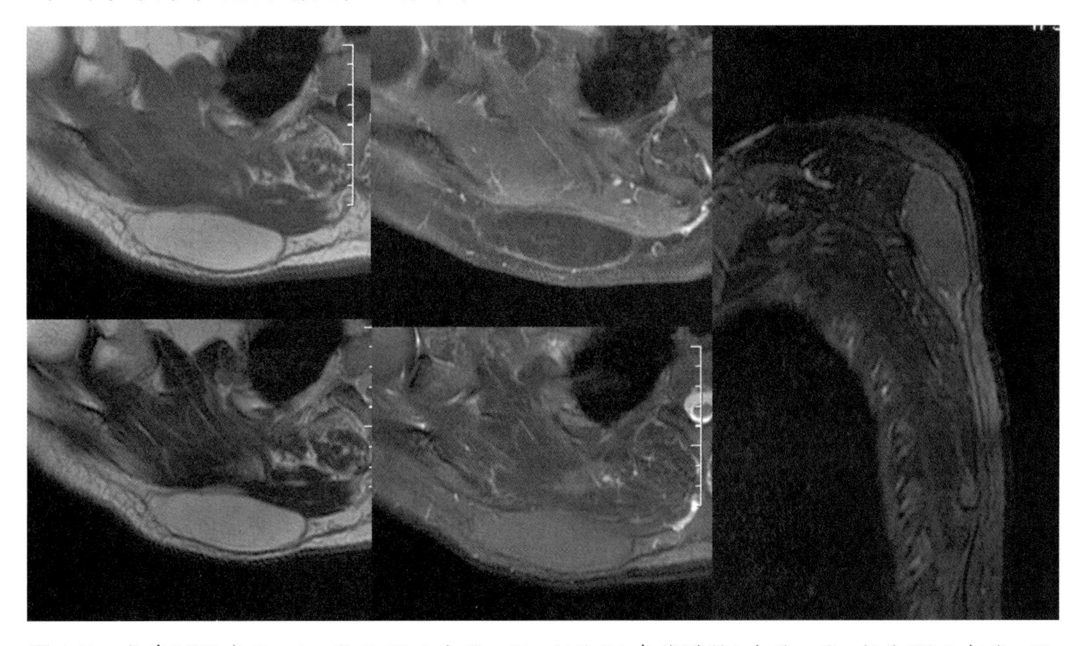

图4-2　术前MRI表现。A. 轴位T1加权像；B. 轴位T1抑脂增强加权像；C. 轴位T2加权像；D. 轴位T2抑脂加权像；E. 矢状位T2抑脂加权像

入院诊断：右肩背部脂肪瘤。

【术前设计】

脂肪瘤为良性肿瘤，通常包膜完整，手术实施包膜外切除（边缘切除）即可。

【手术过程】

1. 患者实施全身麻醉后，取俯卧位。如肿瘤偏于躯干一侧，也可以采取健侧卧位。

2. 取肿物表面平行于躯干纵轴的纵行直切口（图 4-3）。

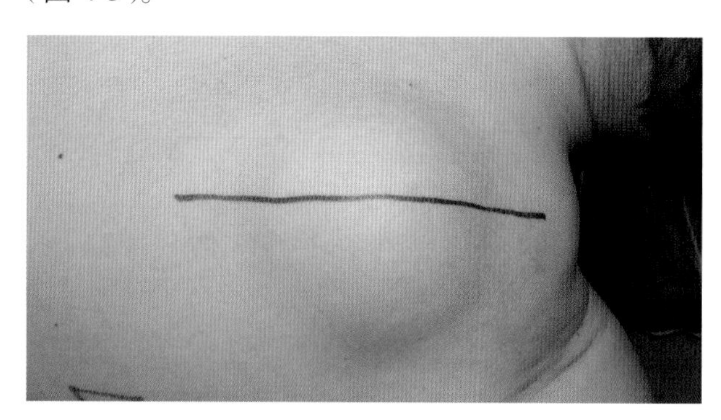

图 4-3　手术体位和切口设计

3. 沿切口线逐层切开皮肤及皮下组织，直至显露肿瘤浅层包膜（图 4-4）。

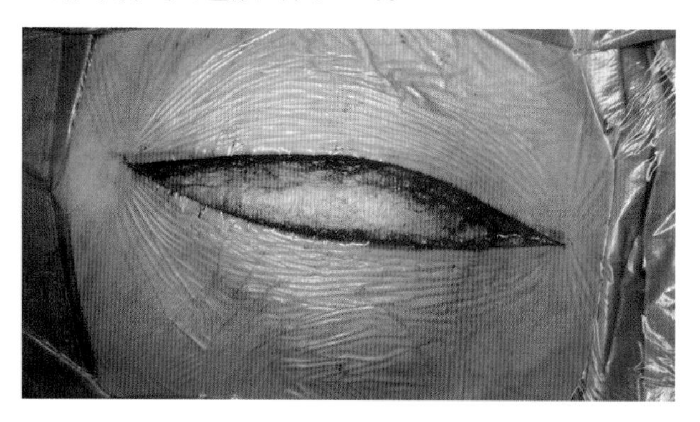

图 4-4　沿切口线逐层切开皮肤及皮下组织

4. 向肿瘤四周边界掀开浅筋膜皮瓣，显露肿瘤的四周包膜（图 4-5）。

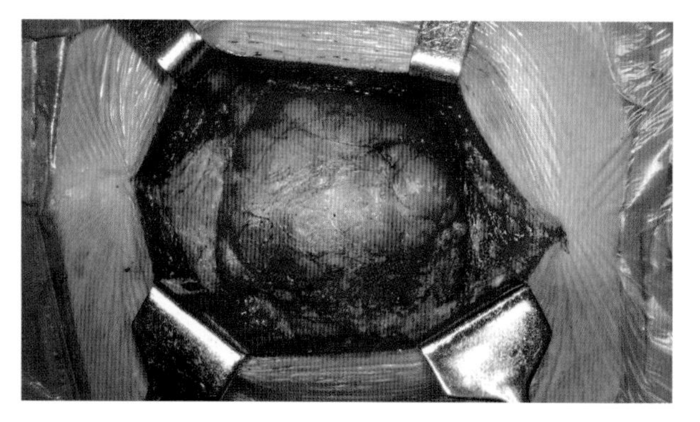

图 4-5　充分显露肿瘤浅层及四周包膜

5. 自一侧探及肿瘤的深层包膜，并自肿瘤与深层组织间分离，因二者间界限清晰，通常采取钝性分离（图 4-6）；偶尔与周围组织粘连，则采取锐性分离。

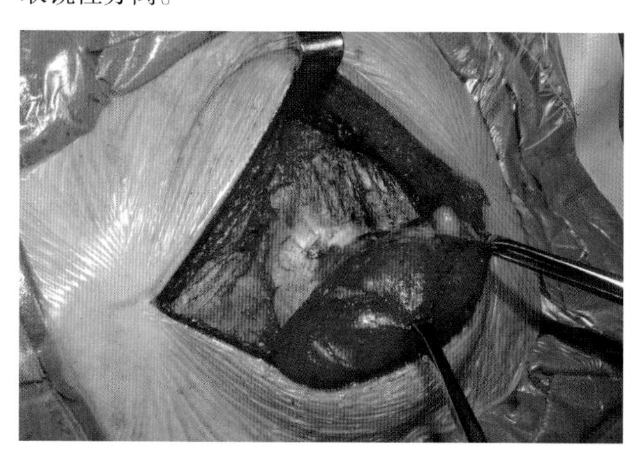

图 4-6　自一侧将深层正常组织与肿瘤的深层包膜实施钝性分离

6. 深层包膜分离完成后，肿瘤即可包膜外完整切除（图 4-7、图 4-8）。

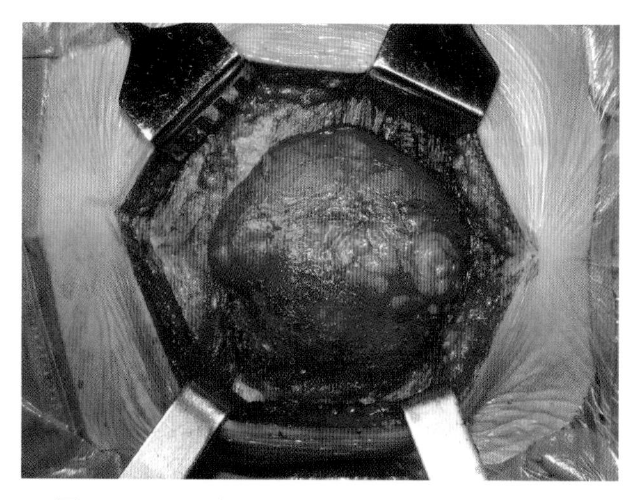

图 4-7　深层分离完成后，肿瘤即可完整包膜外切除

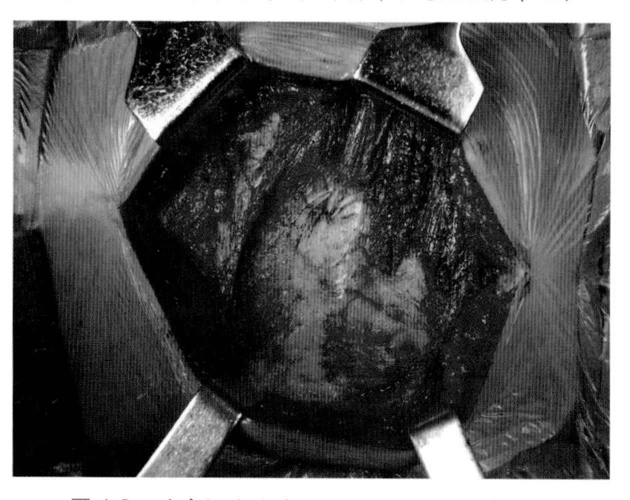

图 4-8　肿瘤切除后外观像，可见深层正常组织

7. 充分止血、冲洗伤口后，放置伤口引流管 1 根，逐层缝合伤口（图 4-9）。

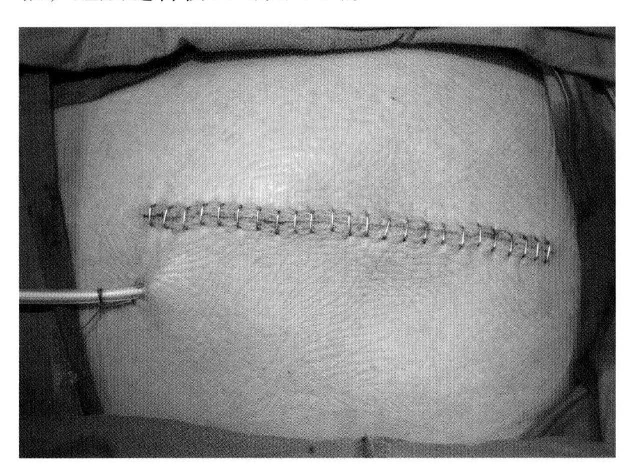

图 4-9　关闭伤口、放置伤口引流管

【术后影像】

软组织肿瘤切除术后，一般不需要拍摄 X 线平片。

【术后标本评估】

术后切除标本从外观和剖面确认是否达到术前计划的外科边界（图 4-10）。

【术后处理】

术后放置负压引流管 1 根，待全天（24 小时）引流量少于 20ml 时拔除。

【专家点评】

脂肪瘤是最常见的良性软组织肿瘤之一，好发于 40~70 岁，儿童时期发病少见，最常发生于深筋膜浅层，也可发生于深筋膜深层。发生于深筋膜深层的脂肪瘤可位于肌间，也可位于肌内，甚至邻近骨膜。发病部位最常见的是躯干头颈区域，四肢也较为常见。

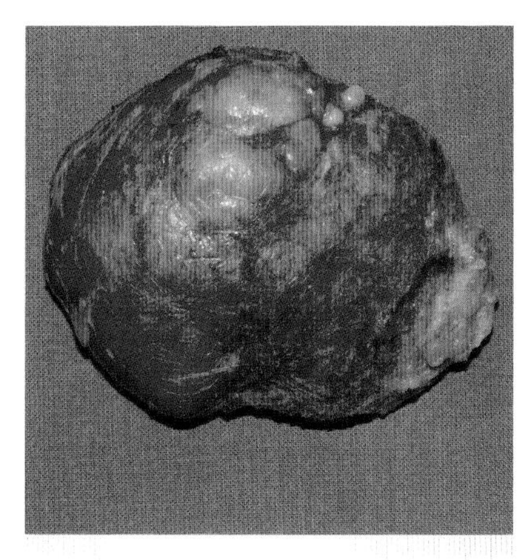

图 4-10A　术后标本表面观，显示包膜完整

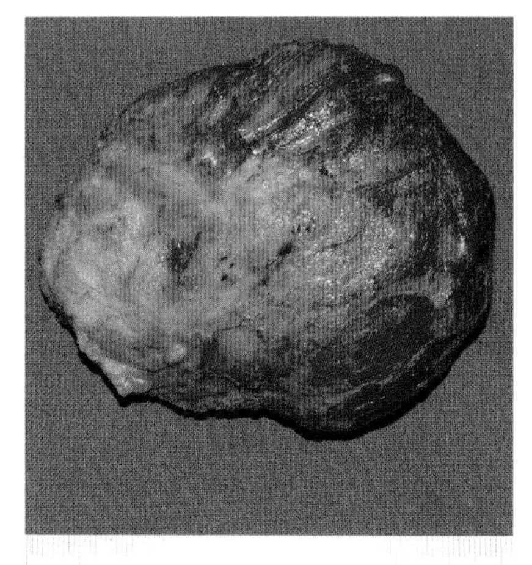

图 4-10B　术后标本深面观，显示包膜完整

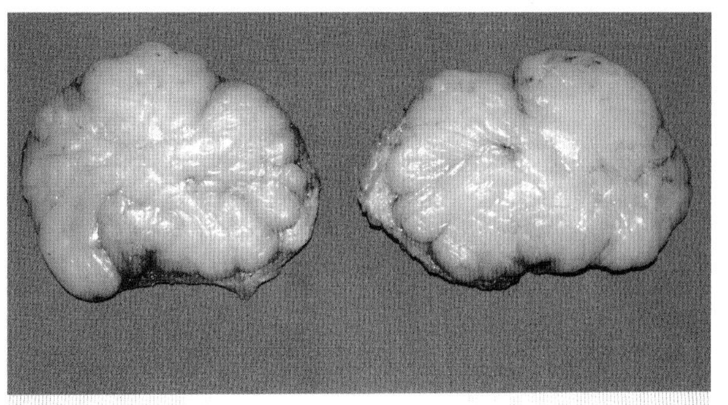

图 4-10C　术后标本剖面观

脂肪瘤在影像学上表现与皮下脂肪相同，CT 显示肿瘤呈边界清晰、均匀一致、CT 值为 −80 或更低的低密度肿物，这些特点可确诊为脂肪瘤，且不需做活检。MRI 显示与正常脂肪边界清楚的软组织肿块影，其信号在 T1、T1 抑脂增强、T2、T2 抑脂加权像均与皮下脂肪信号强度相同。如果出现其他密度或信号的表现，则要警惕非典型性脂肪源性肿瘤甚至脂肪肉瘤的可能。

脂肪瘤是良性肿瘤，较小的、位于深筋膜浅层的、无症状的可仅行观察随访而无需手术；较大的（大于 5cm）、位于深筋膜深层的、有症状的需行手术切除。脂肪瘤通常包膜完整，如果影像学表现典型，绝大多数可以不行活检而直接行包膜外边缘切除，即可达到治愈的目的，很少复发。不需要放疗和化疗。

（王　涛）

大腿后侧血管瘤切除术

【手术适应证】

1. 大腿中段后方原发（复发）血管瘤，良性侵袭性软组织肿瘤（如韧带样纤维瘤）。

2. 肿瘤水平坐骨神经未受侵，位于肿瘤间室外或反应区外，手术中可疏松分离。

3. 广泛切除肿瘤后，存留可接受的软组织覆盖；或通过软组织转移获得可接受的软组织覆盖。

【应用解剖】

1. 大腿软组织可分为前后两个大的间室，后方间室容纳肌肉为股二头肌、半腱肌和半膜肌，并容纳坐骨神经。该部位肿瘤广泛切除后相应肌肉剩余量的多少，重建后肌力的强弱，可能影响患者的屈膝力量，进而影响患者站立行走的稳定性。

2. 该部位血管瘤或侵袭性肿瘤切除时，为达到广泛的外科边界，应合理评估取舍术中肌肉的去留量，不应为更多功能的保留而牺牲外科边界。

3. 穿动脉是股深动脉发出滋养股后区的重要血管，可能有2~4支，另外，股血管束在经过大收肌裂孔绕至股骨下端后方时，也紧邻股骨内后侧。当肿瘤于后侧有较大软组织肿块时，常与穿动脉关系紧密。术前应判断好血管处能否取得可接受的外科边界，术中仔细分离，注意止血，必要时将血管外膜连同肿块一并切除（图5-1）。

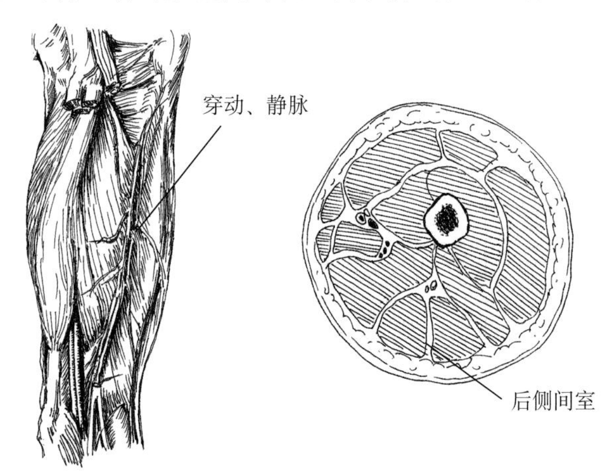

图5-1　股骨中段后侧间室及血管神经解剖图

4. 软组织肿瘤邻近股骨骨膜时，需将相邻骨膜一同切除。如术前评估有突破骨膜，侵及股骨表面的可能，则应将相应骨表面部分去除或进行有效灭活。为防止股骨因部分去除或灭活后强度下降，可行预防性内固定。

【病例介绍】

男性，20岁，左大腿后侧肿胀伴疼痛1年余。活动后疼痛明显，发现大腿后侧软组织肿物，伴有活动后不适和轻压痛。行B超和MRI检查发现右大腿中段后侧较大软组织肿物，考虑肿瘤来我院就诊，门诊以软组织肿瘤收入院。

入院查体：患者可基本正常行走，左大腿中段后侧隆起软组织肿块，表面皮肤颜色正常。触肿物中硬度，轻度活动，轻压痛。膝关节活动未见明显受限。

影像学表现：B超提示半腱肌局部弥漫性回声增强，范围约19.8cm×6.9cm×4.5cm，边界欠清。MRI显示大腿后侧较大软组织肿物，肌间隙内脂肪组织填充，局部软组织内血管影增多。股骨下端信号未见异常。增强后，未见明确实质性强化灶。肿物虽较大但局限于大腿后侧间室，主要血管神经并未受侵（图5-2）。

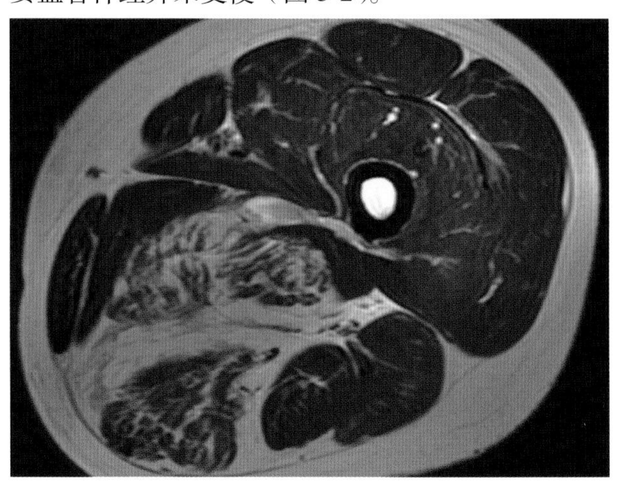

图5-2　MRI显示肿瘤范围及与周围结构关系，股骨信号未见异常

入院诊断为软组织肿瘤，结合临床影像病理，诊断为：血管瘤。

【术前设计】

此病例肿瘤处于大腿后方间室内，半腱肌受肿瘤侵及，故切除应包括半腱肌及肿物全部。良性肿瘤可行边缘切除，即自肿瘤反应区内切除，若为良性侵袭性肿瘤，例如血管瘤或韧带样型纤维瘤病等，为降低复发概率，则多需行广泛切除。如图 5-3 所示。

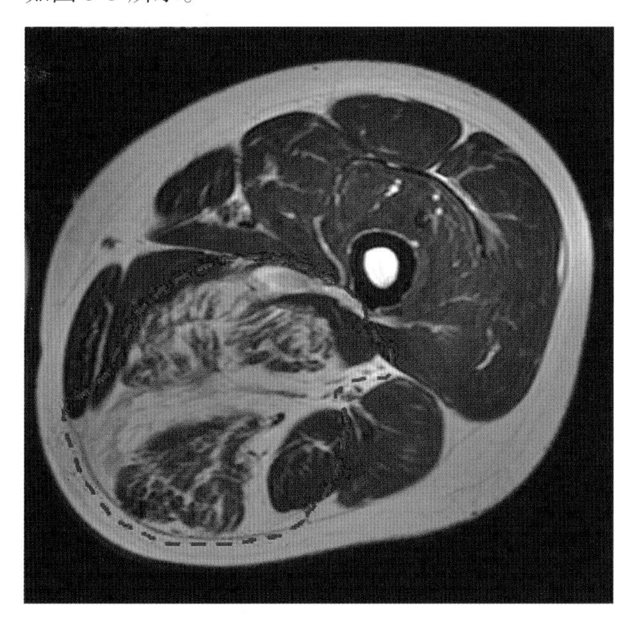

图 5-3 切除范围模式图

【手术过程】

1. 患者麻醉后取俯卧位。

2. 因肿块偏于后侧，故取大腿中段后侧切口（图 5-4）。

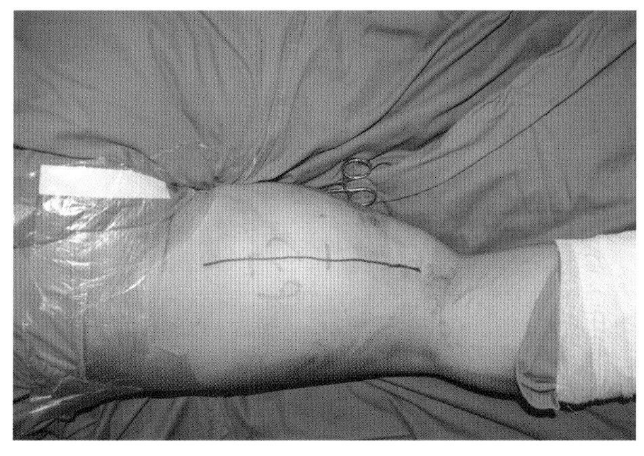

图 5-4 手术切口

3. 沿切口线逐层切开皮肤皮下。确认为良性肿瘤，可切除活检瘢痕（图 5-5）。

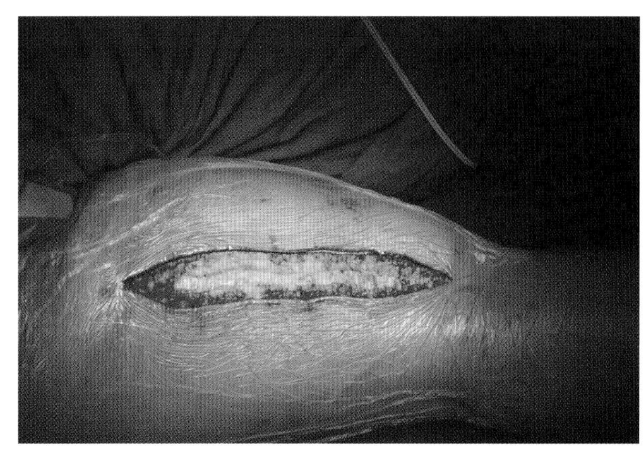

图 5-5 切开皮肤皮下

4. 分离至深筋膜深层，由于肿瘤较大，接近大腿远端，故需注意分离并保护股动静脉（图 5-6）。

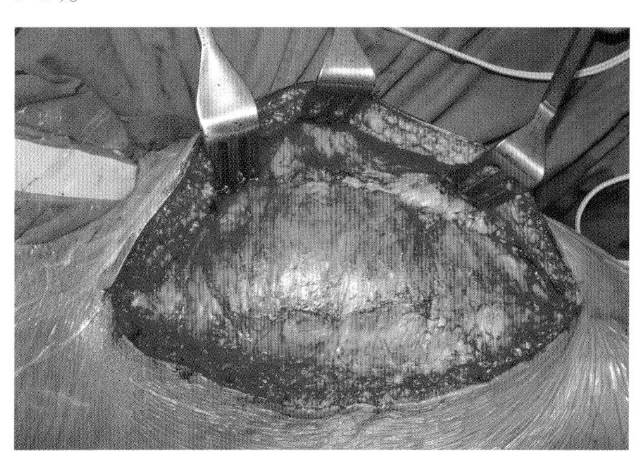

图 5-6A 自深筋膜深层分离

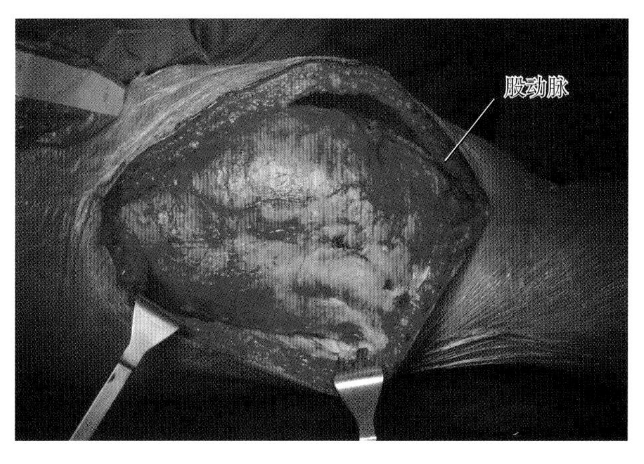

图 5-6B 注意保护股动静脉

5. 外侧显露股二头肌，沿肌肉表面分离至股二头肌外缘（图 5-7）。

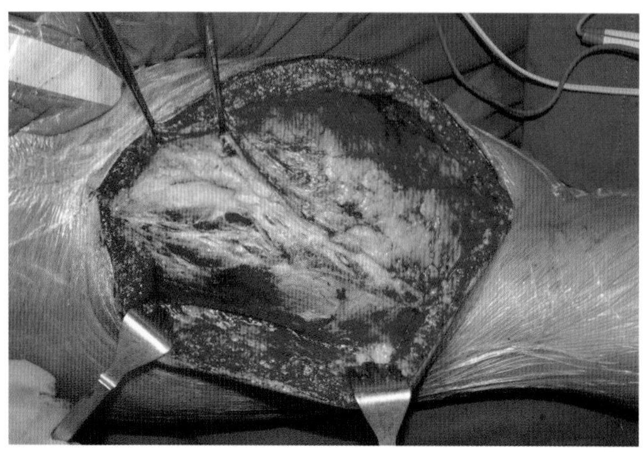

图 5-7 显露股二头肌至外缘

6. 可见半膜肌并未受侵（图 5-8）。

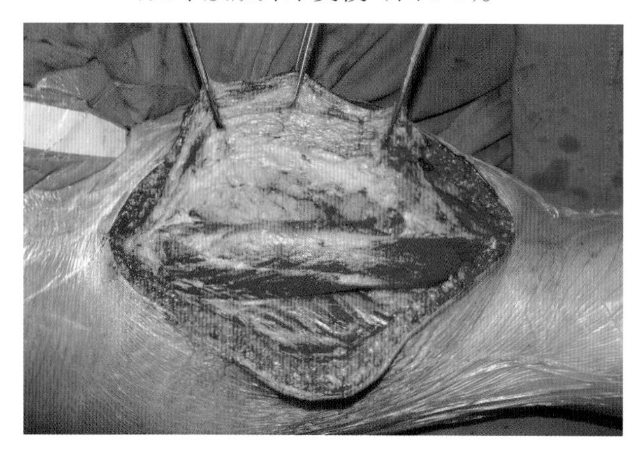

图 5-8 显示半膜肌并未受侵

7. 拉开半膜肌向深层显露（图 5-9）。

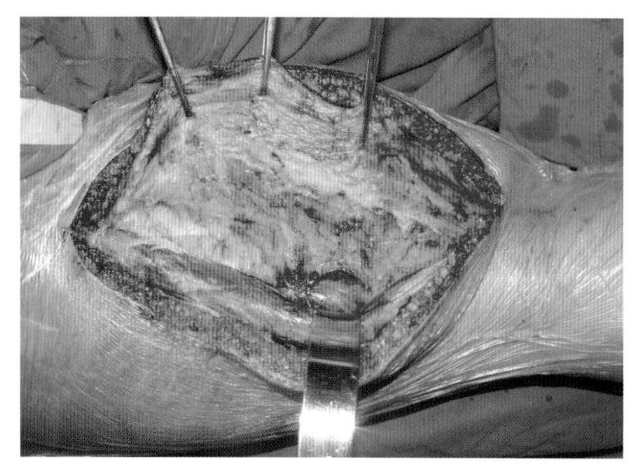

图 5-9 显露深层

8. 分别从肿瘤近端、远端及内侧分离并联通，注意保护坐骨神经（图 5-10）。

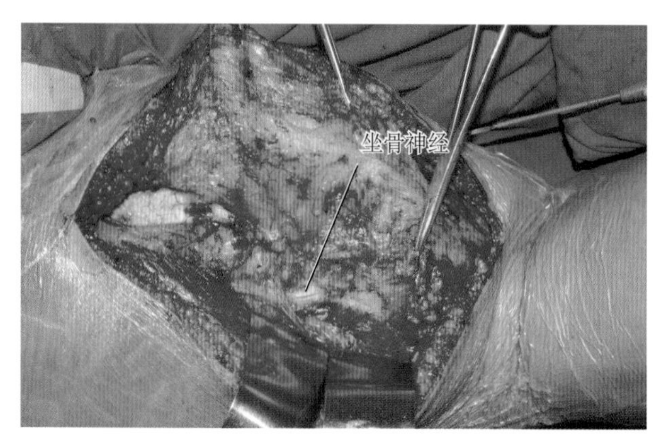

图 5-10 从内外侧分离至深层，显露并保护坐骨神经

9. 自各方向切除肿瘤（图 5-11）。

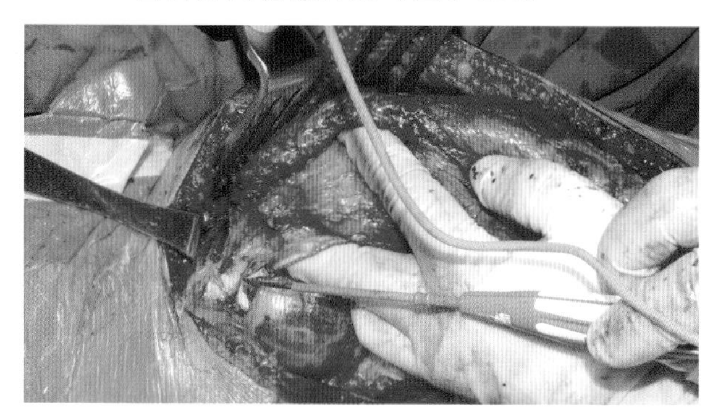

图 5-11A 切断肿瘤近端，类似方法切断远端

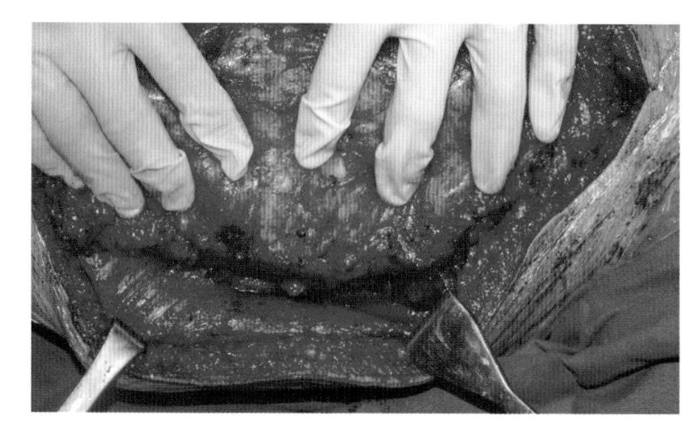

图 5-11B 自外侧分离

10. 肿瘤切除后（图 5-12）。

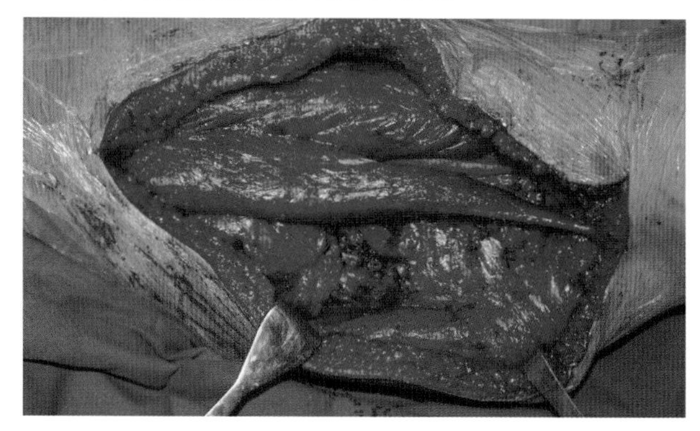

图 5-12 肿瘤切除后

11．坐骨神经保护良好（图 5-13）。

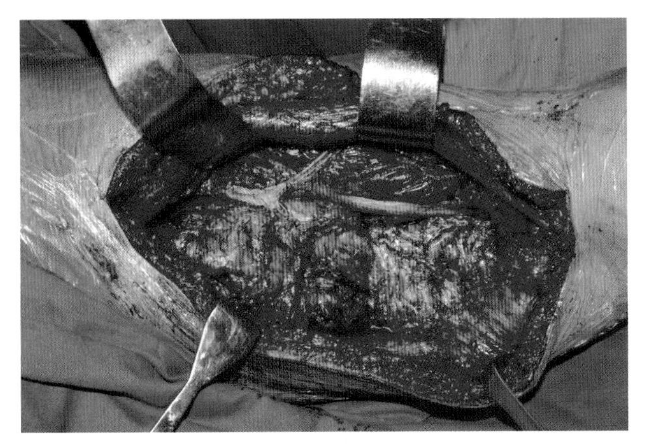

图 5-13　示坐骨神经完整

12．止血后冲洗伤口，放置负压引流管 2 根，逐层缝合皮下组织和皮肤。加压包扎（图 5-14）。

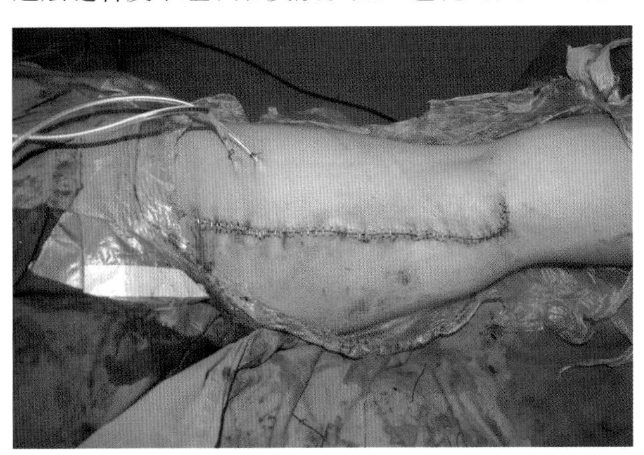

图 5-14　伤口缝合后

【术后标本评估】

术后切除标本经福尔马林固定后，从外观和各向剖面，确认是否达到术前计划的外科边界（图 5-15）。

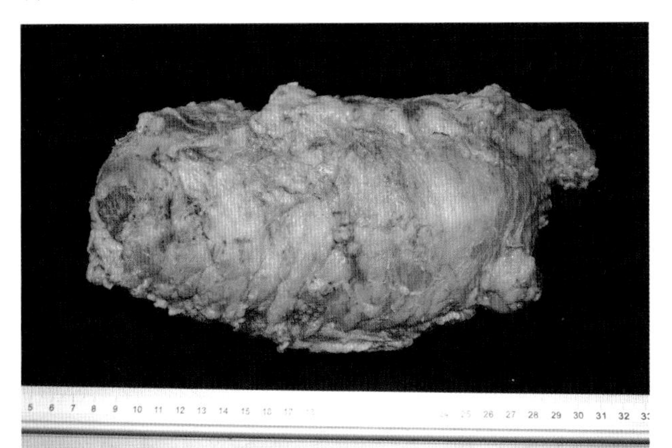

图 5-15A　标本前面

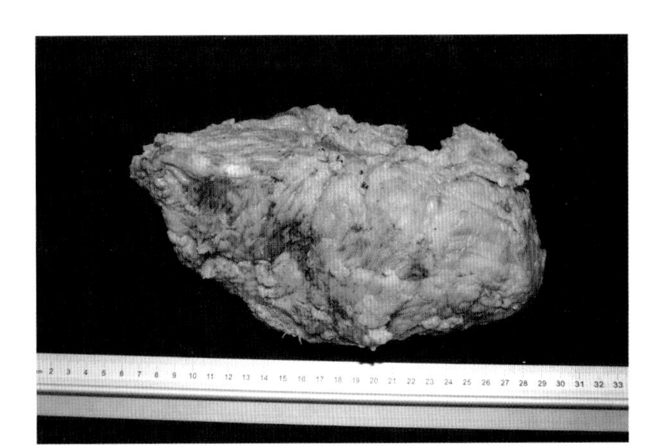

图 5-15B　标本后面

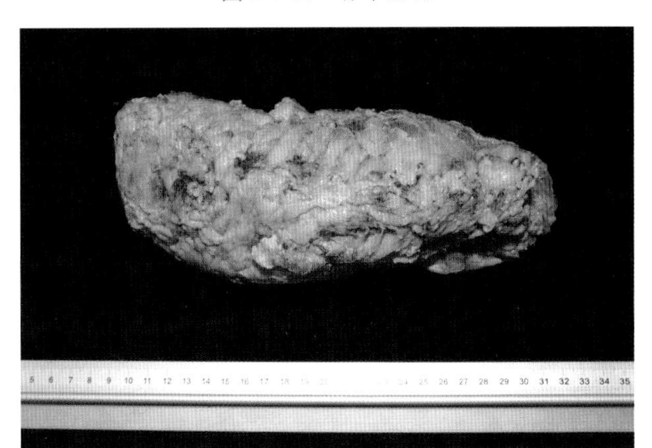

图 5-15C　标本侧面

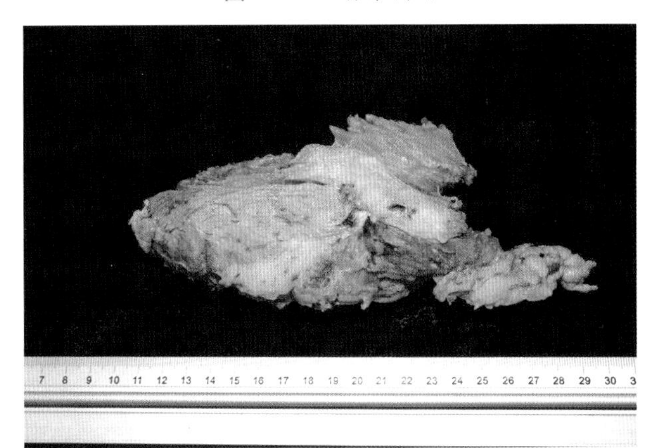

图 5-15D　标本纵剖面

【术后处理】

术后放置负压引流管 1~2 根，待全天（24 小时）引流量少于 20ml 时拔除。术中及术后应用抗生素。术后卧床 4~6 周，待软组织愈合后开始关节屈伸功能锻炼和训练下地行走。卧床期间即可开始肌肉等长收缩的训练。

【随访影像】

见图 5-16。

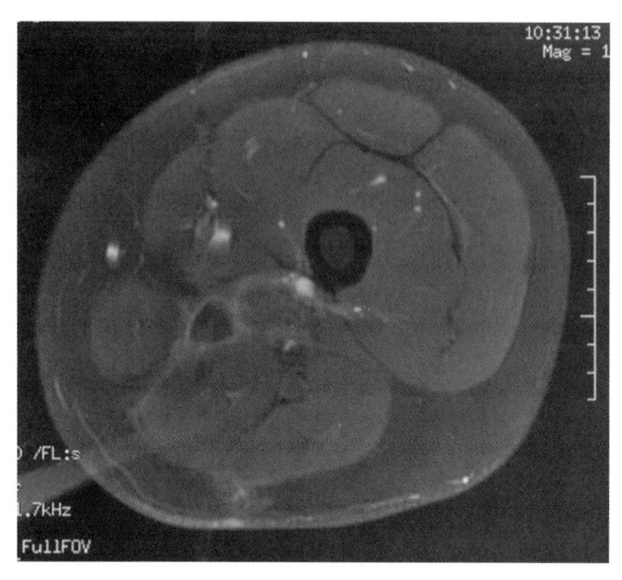

图 5-16 术后 9 个月 MRI

【专家点评】

血管瘤是肢体常见的软组织良性肿瘤之一。常发生于深筋膜深层，肌肉组织内或肌肉间隙内。发生在肌肉间隙的血管瘤，如果体积较大，脂肪成分较多，MRI 也可能表现为脂肪信号，有误诊为脂肪瘤或高分化脂肪肉瘤的可能。

对于深筋膜深层软组织肿瘤，体积较大者（一般长径大于 5cm），恶性较为多见。因软组织肿瘤影像学特征多不典型，所以穿刺活检显得更为重要。但对于体积较大的病灶，因组织分化不均，穿刺活检的可靠性较低。

对于良性肿瘤，大部分可以行边缘切除，复发率较低，但侵袭性肿瘤，例如血管瘤和韧带样型纤维瘤病等，由于边界难以准确判断，边缘切除后复发概率极高，所以首次外科治疗应在完善影像学检查情况下谨慎进行，力求达到广泛的外科边界，这对降低复发率、提高患者生存质量至关重要。放疗一般应用于因解剖或其他原因无法达到边界要求者。有相关术后放疗报道，但效果得到广泛认可尚需时间。

术后随诊的重点应放在是否复发，B 超对鉴别囊性及实性包块有很大作用，有怀疑者应进一步行 MRI 检查。

（马 珂）

6 腘窝神经鞘瘤切除术

【手术适应证】

1. 腘窝神经鞘瘤，或其他软组织良性肿瘤。

2. 肿瘤水平重要血管神经束均位于肿瘤间室外或反应区外，手术中可疏松分离。

3. 广泛切除肿瘤后，存留可接受的软组织覆盖；或通过软组织转移获得可接受的软组织覆盖。

【应用解剖】

1. 腘窝是膝后方血管神经通行之处，其上外界为股二头肌，上内界主要为半腱肌和半膜肌，下内界为腓肠肌内侧头，下外界为腓肠肌外侧头，其内容物为胫神经、腓总神经、腘静脉和腘动脉。

2. 该部位多为疏松结缔组织，无明显自然屏障，若有恶性肿瘤生长，则局部切除手术很难达到理想外科边界，为降低复发风险，常常建议行截肢术。良性肿瘤仅需行边缘切除，则难度大大降低。

3. 该部位多有重要血管神经（图 6-1），术中需仔细分离，注意避免损伤，及时妥善止血，避免神经过度牵拉，否则可能产生神经症状。

4. 腘浅淋巴结收纳小腿后外侧面和足外侧的淋巴液，注入腘深淋巴结，腘深淋巴结同时还收纳足和小腿深淋巴管内的淋巴液。行腘窝前哨淋巴结活检或腘窝淋巴结清扫时需探寻这两组淋巴结。

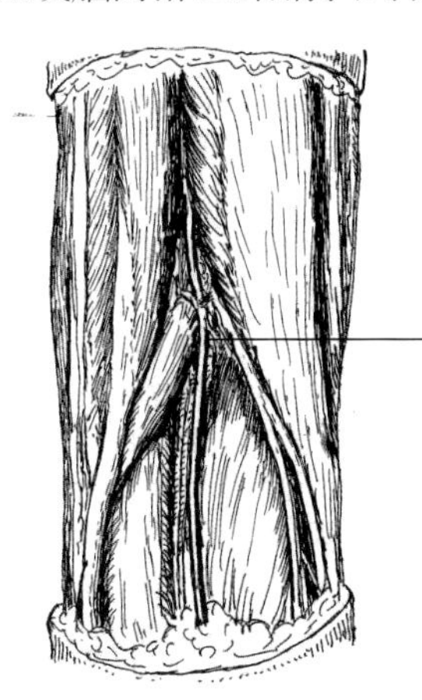

图 6-1　腘窝及局部血管神经解剖图

【病例介绍】

患者女性，30 岁，右膝疼痛不适 5 年。渐加重伴右足背疼痛不适，发现腘窝软组织肿物，伴有活动后不适和轻压痛。行 B 超和 MRI 检查发现右大腿中段后侧较大软组织肿物，怀疑肿瘤来我院就诊，门诊以软组织肿瘤收入院。

入院查体：患者可基本正常行走，右腘窝处可扪及软组织肿块，表面皮肤颜色正常。触肿物中硬度，轻度活动，轻压痛，Tinel 征阳性。膝关节活动未见明显受限。

影像学表现：B 超提示右腘窝软组织肿物，神经来源可能性大。MRI 显示腘窝软组织肿物，与腓总神经关系密切。增强后，未见明确实质性强化灶（图 6-2）。

入院诊断为软组织肿瘤，结合临床及影像学，诊断为：神经鞘瘤。

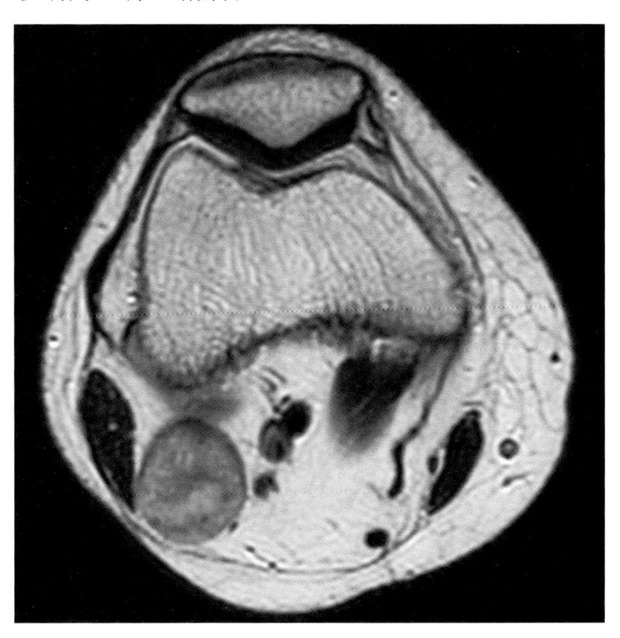

图 6-2　MRI 显示肿瘤范围及与周围结构关系，与血管之间有较厚的软组织间隔

【术前设计】

此病例肿瘤处于腘窝内，切除应包括肿物全部。良性肿瘤可行边缘切除，即自肿瘤反应区内切除，若为良性侵袭性肿瘤，例如血管瘤或韧带样型纤维瘤病等，为降低复发概率，则多需行广泛切除。神经鞘瘤可行边缘切除，切除范围如图 6-3 所示。

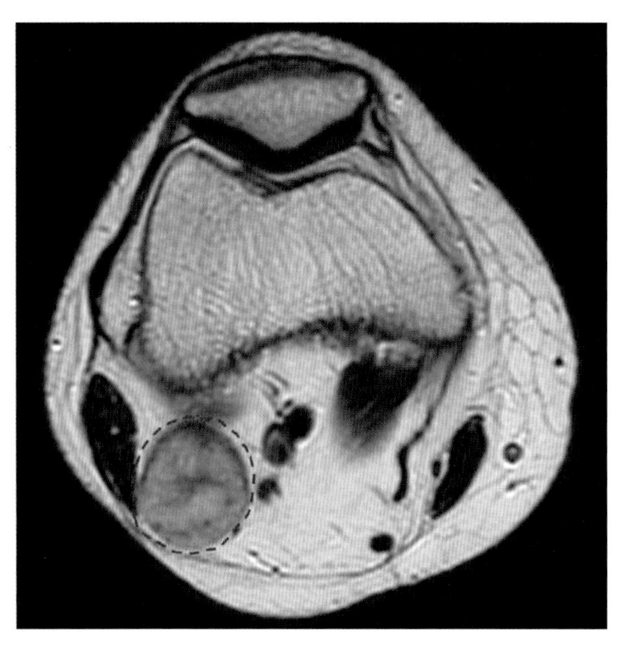

图 6-3 切除范围模式图

【手术过程】

1. 患者麻醉后取俯卧位。

2. 因肿块较小，故取纵弧形切口，若探查范围较大，则需行“S”形切口（图 6-4）。

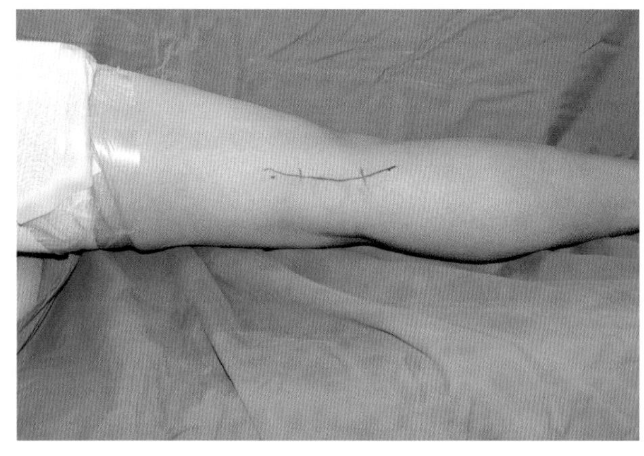

图 6-4 手术切口

3. 沿切口线逐层切开皮肤皮下（图 6-5）。必要时切除活检道。

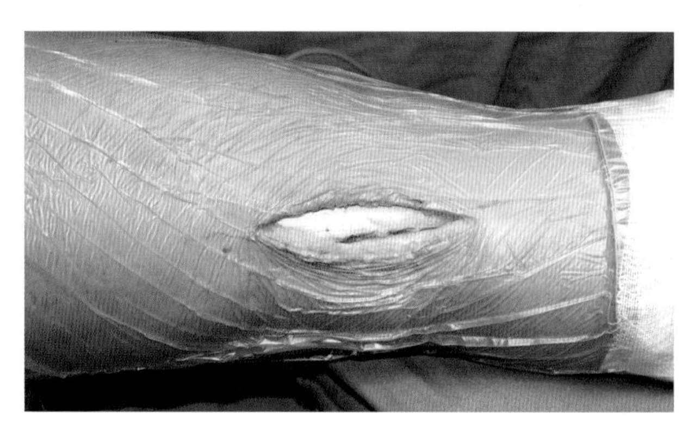

图 6-5 切开皮肤皮下

4. 分离至深筋膜深层，逐层显露至肿物（图 6-6）。

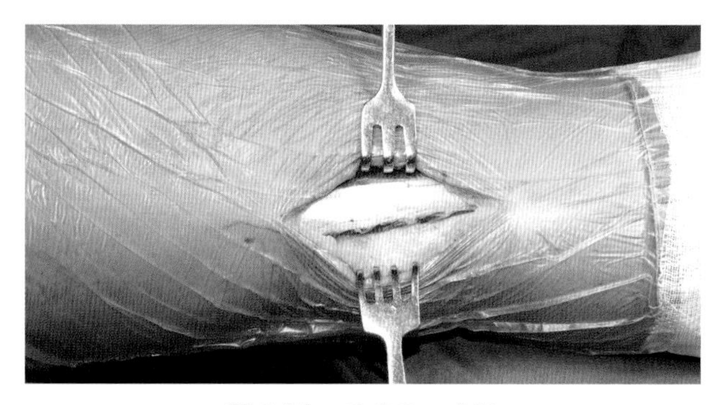

图 6-6A 显露股二头肌

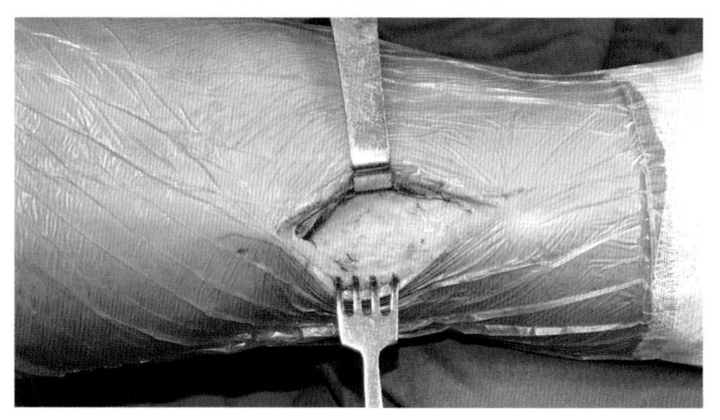

图 6-6B 拉开股二头肌，显露至肿物浅层

5. 完全显露肿物，见其与胫神经关系密切（图 6-7）。

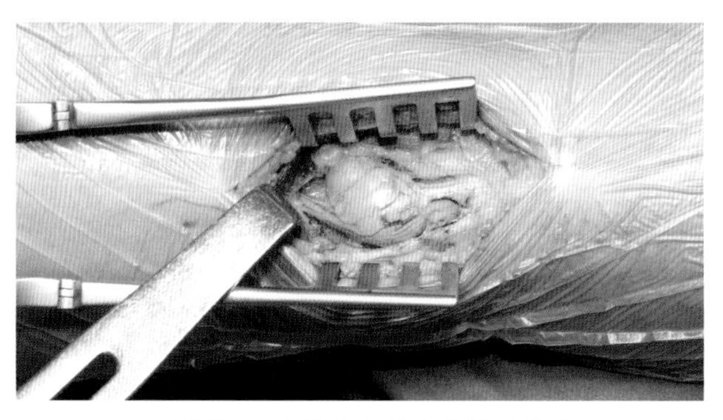

图 6-7 显露肿物及其与神经的关系

6．神经鞘瘤往往可剥离表面包膜，一方面减少出血，另一方面更易与神经分离进而保护神经功能（图 6-8）。

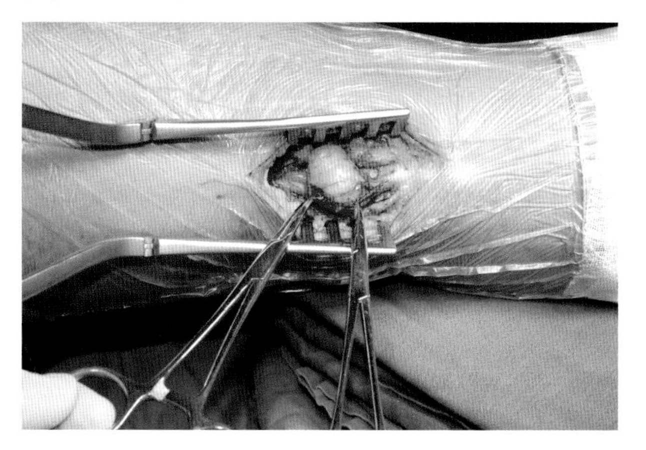

图 6-8　剥离肿瘤表面包膜

7．自包膜内分离并摘除肿瘤，若两端仍有神经相连，则需予以切断（图 6-9）。

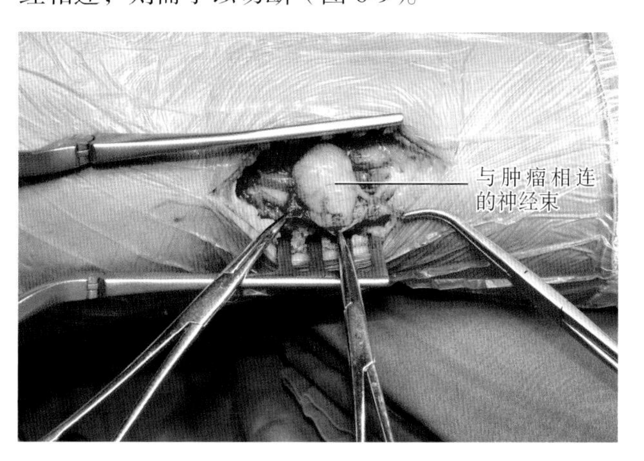

图 6-9　完全显露肿瘤

8．切除肿瘤，并尽可能保留神经完整性（图 6-10）。

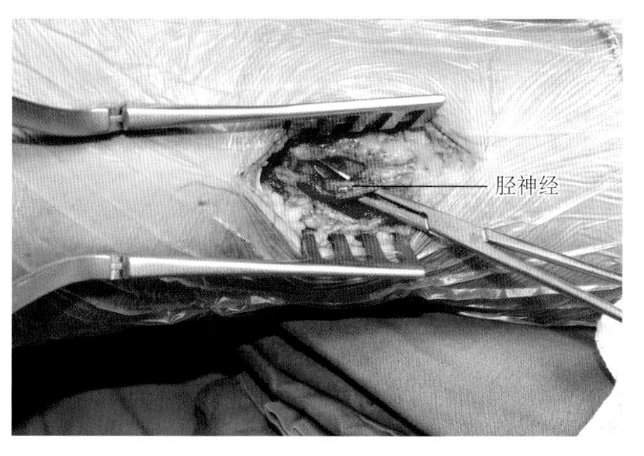

图 6-10　显示残存的胫神经

9．止血后冲洗伤口，放置负压引流管 1 根，逐层缝合皮下组织和皮肤（图 6-11）。

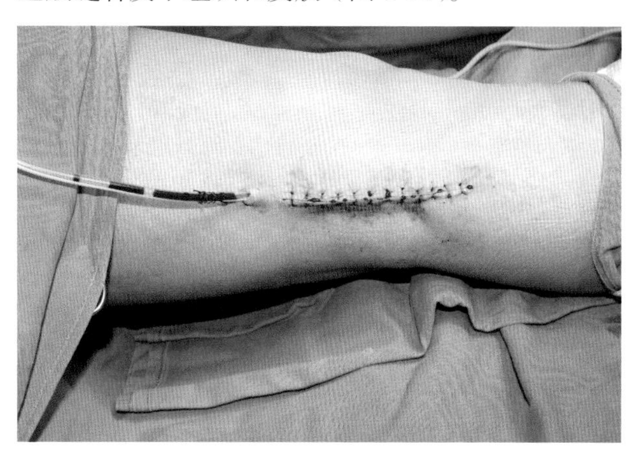

图 6-11　伤口缝合后

【术后标本评估】

术后切除标本从外观和剖面，确认是否达到术前计划的外科边界（图 6-12）。

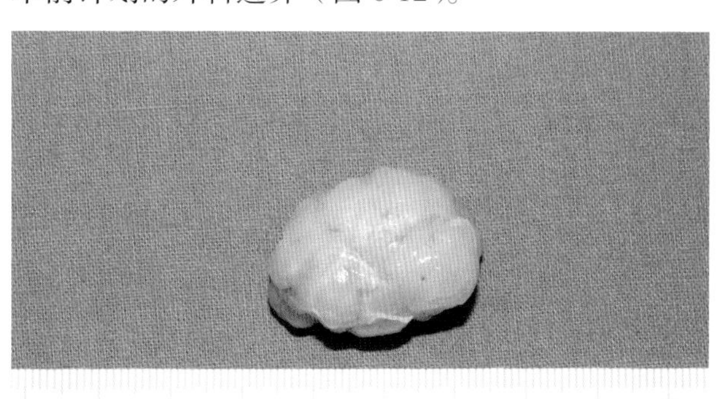

图 6-12A　标本前面

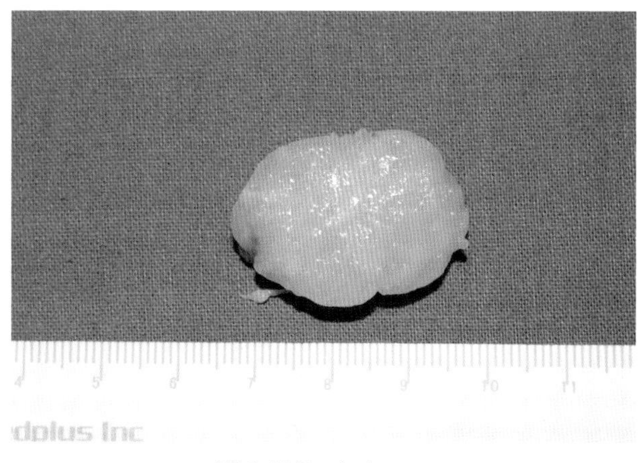

图 6-12B　标本剖面

【术后处理】

术后放置负压引流管 1 根，待全天（24 小时）引流量少于 20ml 时拔除。术后卧床 2~3 周，待软组织愈合后开始关节屈伸功能锻炼和训练下地行走。卧床期间即可开始肌肉等长收缩的训练。

【专家点评】

神经鞘瘤是肢体常见的软组织良性肿瘤之一。常发生于深筋膜深层、肌肉组织内或肌肉间隙内，但也可发生于筋膜浅层，可能与主要神经关系密切，也可能仅为近终末端的分支。神经鞘瘤为施万细胞发生的肿瘤，故通常神经束会走行于肿瘤包膜表面，而易于与肿瘤分离。而神经纤维瘤则往往难以与神经主干分离，进而造成术后功能损失较大。

对于深筋膜深层，体积较大者（一般长径大于 5cm），需警惕恶性可能。因软组织肿瘤影像学特征多不典型，所以穿刺活检显得更为重要。但对于体积较大的病灶，因组织分化不均，穿刺活检的可靠性较低。

对于良性肿瘤，大部分可以行边缘切除，复发率较低，故为减少出血并尽可能保留神经功能，神经鞘瘤切除时应尽可能在肿瘤包膜内进行，此点对于位于骨盆骶尾部的肿瘤尤为重要。

术后随诊的重点应放在是否复发，同样可以 B 超作为主要筛查手段，有怀疑者应进一步行 MRI 检查。

（马　珂）

7 踝关节色素绒毛结节性滑膜炎切除术（内外侧入路）

【手术适应证】

1．踝关节囊内原发（复发）色素绒毛结节性滑膜炎，关节囊内良性肿瘤。

2．踝关节囊内肿瘤，重要神经血管未受累。

3．术前活检病理无恶变证据。

4．关节滑膜切除后，存留可接受的软组织覆盖；或通过软组织转移获得可接受的软组织覆盖。

【应用解剖】

1．踝关节的骨性构成有胫骨、腓骨和距骨，分别形成胫距关节和腓距关节，踝穴容纳距骨体。在冠状位，外踝较内踝低 1cm 左右；矢状位，外踝较内踝偏后 1cm；后踝较前踝向下延伸，限制距骨后移。距骨分为头、颈、体三部分，与足舟骨、跟骨、胫骨和腓骨形成关节。距骨体前宽后窄，踝关节背屈时距骨体较宽处入踝穴，踝跖屈时距骨体较窄处出踝穴。在进行踝关节手术时注意骨性标志。

2．跨经踝关节的血管神经主要是两组：前方的足背动静脉和腓深神经，后方的胫神经和胫后动静脉。跨经踝关节的四组肌腱分别为：前侧的后侧跟腱和跖肌腱；内侧胫后肌腱、趾长屈肌腱和 长屈肌腱；外侧的腓骨长短肌腱。在手术入路上从肌腱间隙进入，避免损伤血管。

3．踝关节有许多坚强的韧带附丽，对维持踝关节的稳定性起着至关重要的作用。前方有伸肌上、下支持带，上支持带呈带状位于踝关节前上方，连于胫腓骨下端之间，由内至外通过胫前肌腱、 长伸肌、趾长伸肌和第三腓骨肌；下支持带外端附丽于跟骨外侧面，内侧端上下束分别附丽于内踝及足内侧缘。踝关节的韧带共分为三组：下胫腓韧带、内侧韧带（三角韧带）和外侧韧带。下胫腓韧带包括下胫腓前韧带、骨间韧带、下胫腓后韧带和下胫腓横韧带。内侧的三角韧带包括胫距前韧带、胫周韧带、胫跟韧带和胫距后韧带。外侧韧带包括腓距前韧带、腓跟韧带和腓距后韧带。在踝关节内肿瘤切除后这些韧带切断后影响踝关节的稳定性。

4．踝关节周围组织致密，关节内肿瘤膨胀生长疝入周围韧带之间、侵蚀骨质，部分患者行滑膜肿瘤切除后需切断韧带显露，需要锚钉进行固定缝合残余韧带组织稳定踝关节。骨内病灶刮除，部分需要植骨。

【病例介绍】

女性，44 岁，右踝部肿瘤切除术后 5 年，再次出现包块 1 年。近一年余伴有活动后不适和疼痛加重。行 B 超和 MRI 检查发现右踝关节及周围较大软组织肿物，考虑肿瘤复发来我院就诊，门诊以踝关节软组织肿瘤收入院。

入院查体：患者跛行，右踝关节前外侧隆起软组织肿块，可见约 8cm 长纵行陈旧手术瘢痕，表面皮肤可见静脉曲张。皮温稍高，触及肿物质韧，轻压痛。右小腿肌肉轻度萎缩，踝关节活动背伸和跖屈明显受限（图 7-1）。

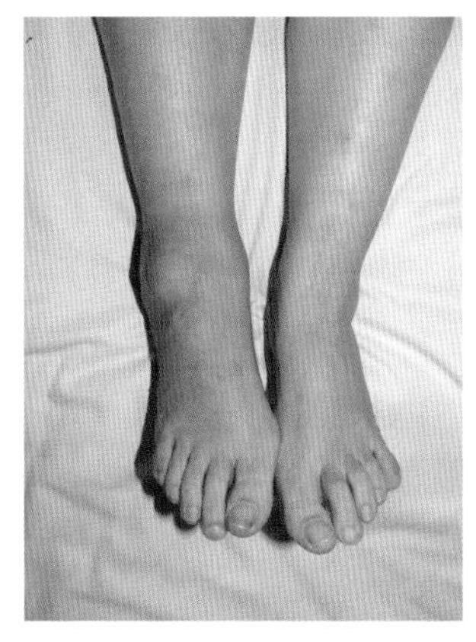
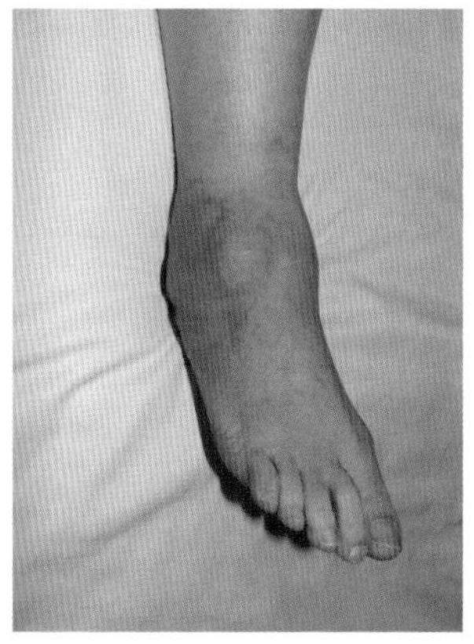

图 7-1 右踝关节肿胀体位像图

影像学表现：右踝关节正侧位 X 线片骨质未见异常，但可见踝关节周缘巨大软组织肿块影。CT 骨窗显示距骨皮质有压迹，部分区域有骨质侵蚀，软组织窗可见踝关节周围的巨大软组织包块，造影对比可见明显增强。MRI 显示踝关节周围软组织肿块，肿块内信号大致均匀（图 7-2~ 图 7-4）。

入院诊断为踝关节色素绒毛结节性滑膜炎，经穿刺活检病理诊断为：色素绒毛结节性滑膜炎。

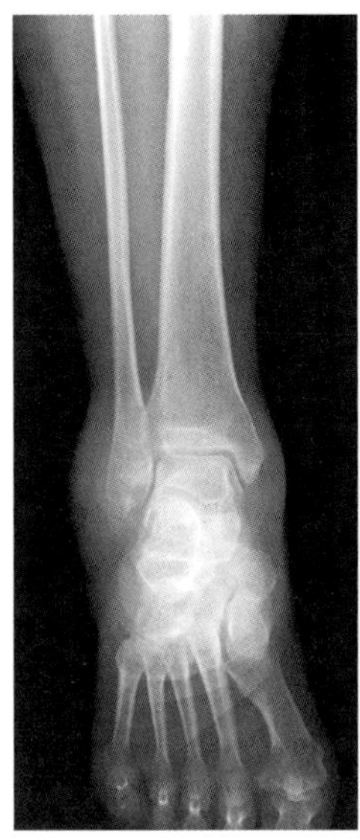
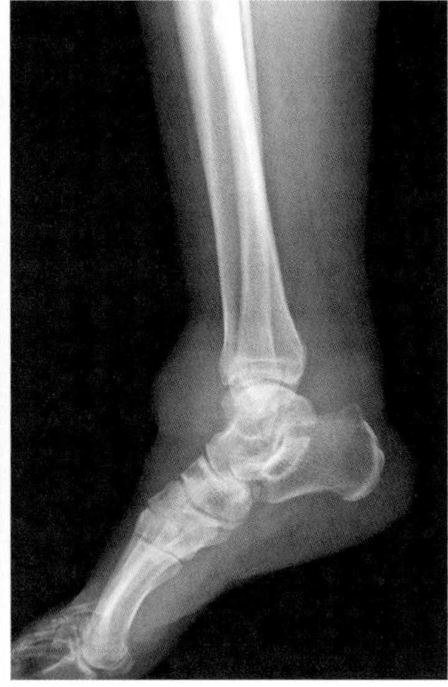

图 7-2 右踝关节正侧位 X 线平片，可见软组织肿物影

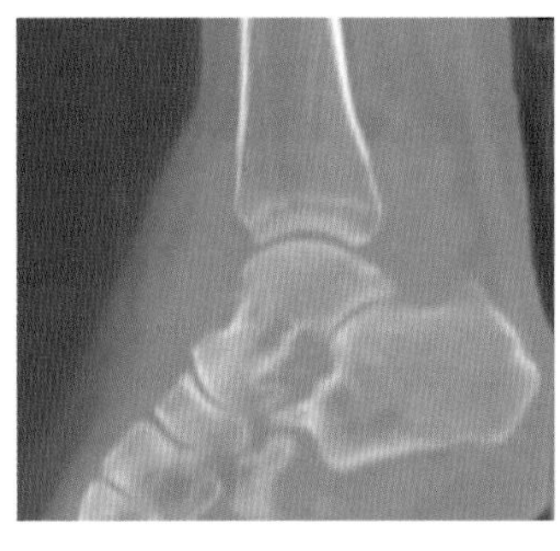
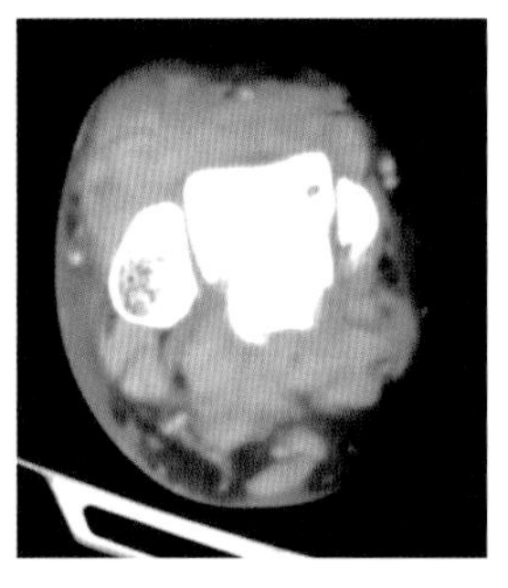

图 7-3 CT 骨窗显示距骨前方压迹硬化缘，皮质不均匀侵蚀，增强 CT 显示肿物血运丰富，主要血管神经未受侵

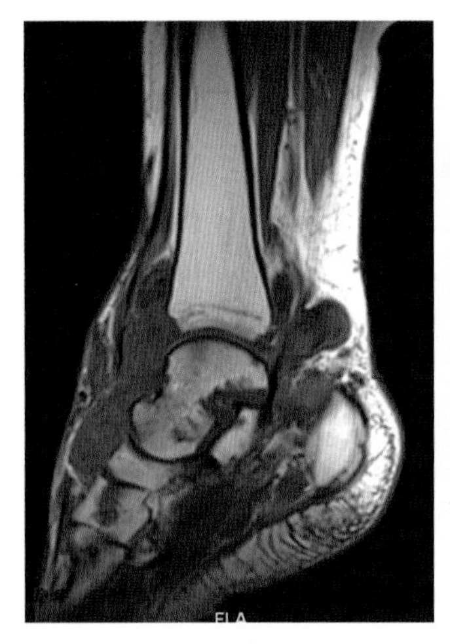
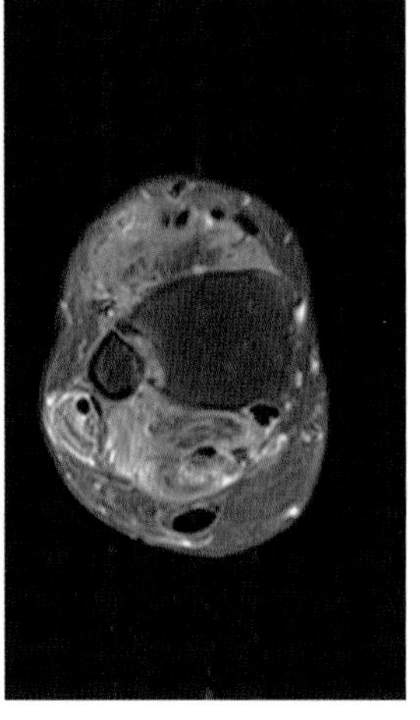

图 7-4 MRI 显示肿瘤范围及与周围结构关系，踝关节周围软组织肿块包绕

【术前设计】

此病例肿瘤处于踝关节，前后均受累，包块往前下方累积跗骨前方，上方疝入胫骨远端，可见胫腓骨之间以及距下关节均累及，距骨骨破坏。故切除应包括踝关节前方和后方。肿瘤紧贴骨面及个小关节滑膜生长，所以应将滑膜一并切除并对骨表面进行处理。原切口位置不利于关节前方显露，故而不再采用。为应对骨表面因去除滑膜、韧带导致关节松弛、肌力下降的风险，应用锚钉重建踝关节韧带进行缝合加强固定（图 7-5）。

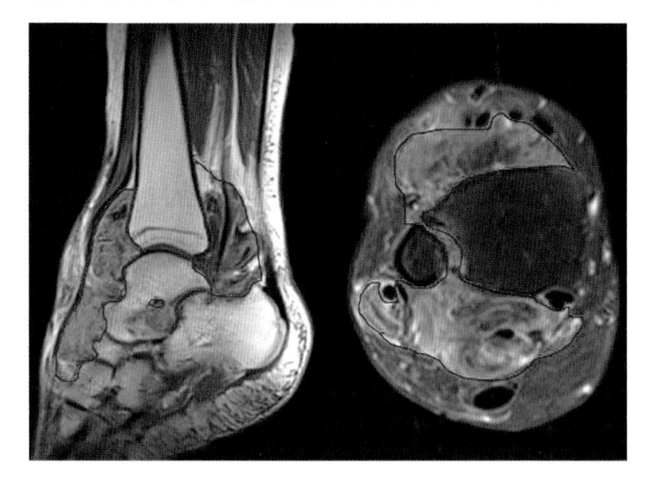

图 7-5 踝关节前后计划切除范围模式图

【手术过程】

1. 患者麻醉后取平卧位，手术在止血带下进行以减少出血。

2. 因肿块位于踝关节周围，且周围肌腱血管神经较多，单一切口难以全部显露，故先取踝关节内侧弧形切口（图 7-6）。

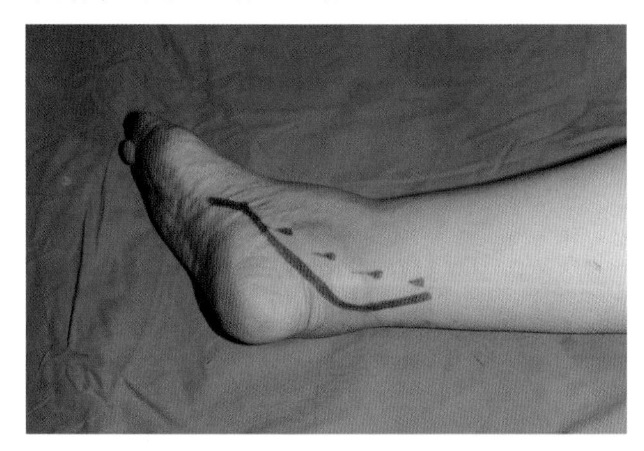

图 7-6 踝关节内侧弧形手术切口

3. 沿内侧弧形切口线逐层切开皮肤皮下，显露踝关节内侧（图 7-7）。

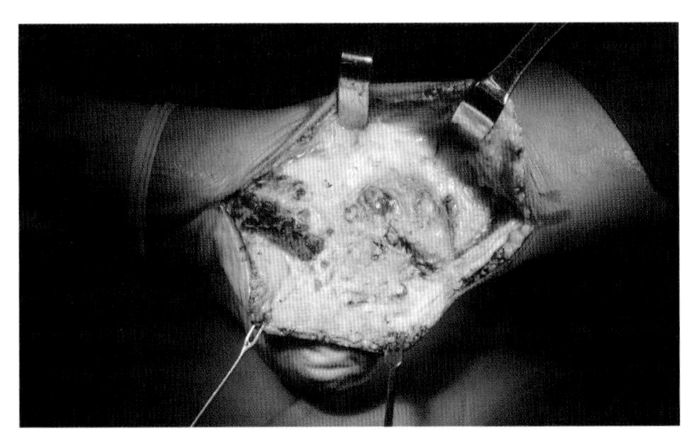

图 7-7　内侧弧形切口切开皮肤皮下，可见黄褐色肿瘤组织向外膨出

4. 切开内侧屈肌支持带，显露出胫骨后肌和屈趾长肌肌腱予以牵开（图 7-8）。

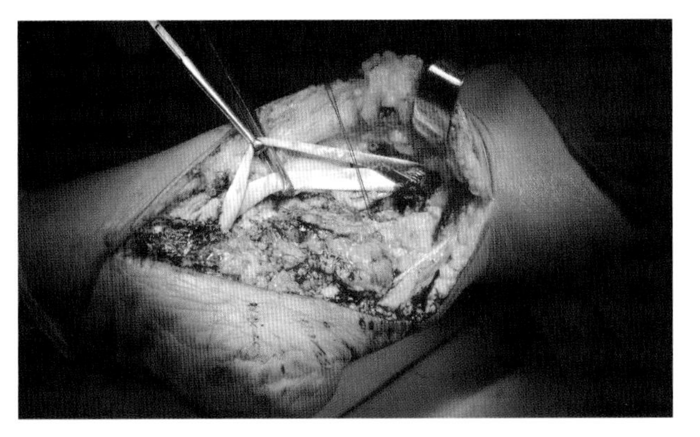

图 7-8　屈肌支持带切开后显露胫骨后肌和屈趾长肌

5. 由前向后依次分离显露足底内侧神经、屈䟴长肌腱和胫后动脉，予以橡皮引流条将血管牵开保护。可见肌腱和血管下方的黄褐色肿瘤组织充盈于踝关节内侧（图 7-9）。

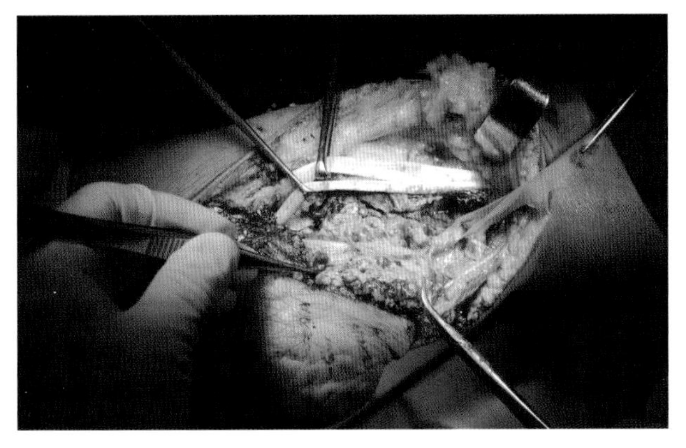

图 7-9　显露胫后动脉并予以橡皮引流条牵开保护，下方可见黄褐色肿瘤组织

6. 将踝关节内侧肿瘤组织连同滑膜组织一并切除，并将关节滑膜附丽处电刀烧灼（图 7-10）。

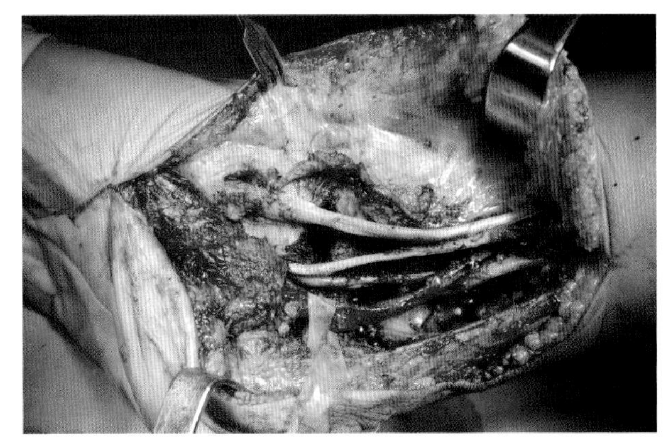

图 7-10　将踝关节内侧肿瘤组织及滑膜切除后，屈肌支持带以下重要结构显露依次为胫骨前肌、屈长肌、屈䟴长肌和胫后血管

7. 将踝关节内侧和后侧的肿瘤组织彻底切除后，烧灼滑膜附丽处，检查内、后侧肿瘤切除情况（图 7-11、图 7-12）。

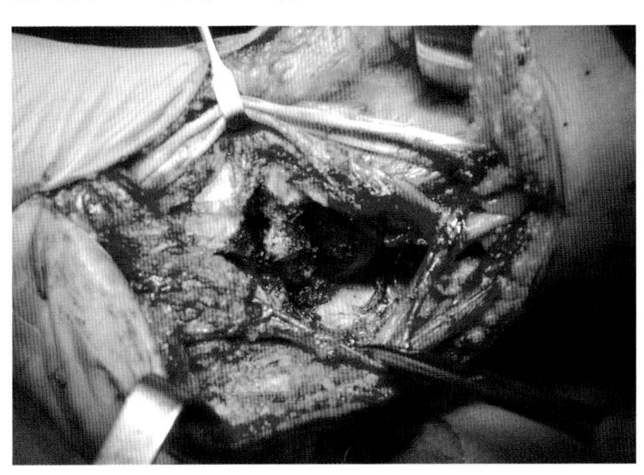

图 7-11　将肌腱拉向前方，血管拉向后方，显露踝关节内后内侧切除肿瘤后创面

8. 根据术前影像，探查踝关节前内侧肿物并予以切除（图 7-12）。

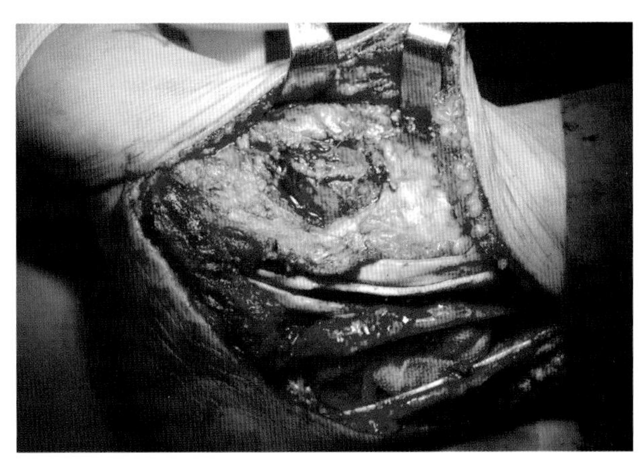

图 7-12　将肌腱和血管放松置于内后侧，在肌腱前方显露踝关节前内侧，切除踝关节前内侧肿瘤

9. 外侧弧形切口切开（图 7-13）。

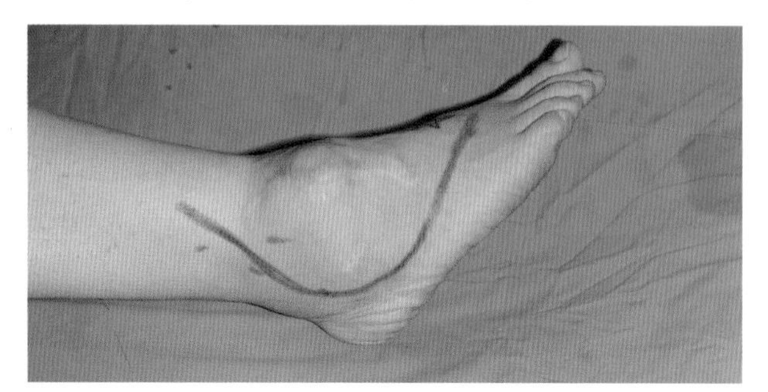

图 7-13　自踝关节外侧行大弧形切口

10. 外侧切口切开皮肤皮下，显露深层肿瘤（图 7-14）。

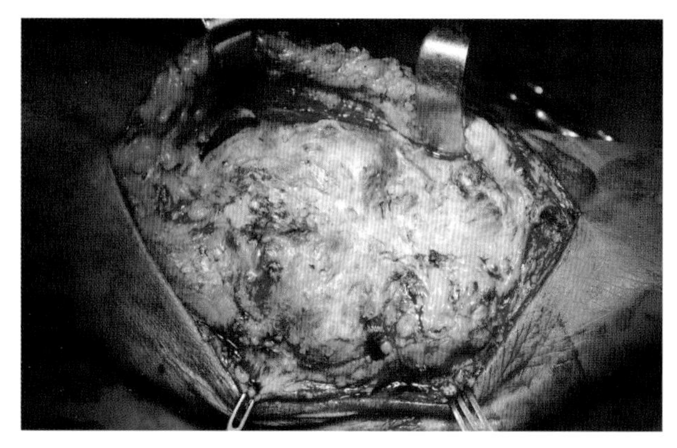

图 7-14　外侧切口切开皮肤皮下，可见踝关节外侧巨大肿瘤向外膨出

11. 切断踝关节前方伸肌上下支持带，将踝关节前方胫骨前肌、伸踇长肌腱、伸趾长肌腱和胫前血管分离牵开。切断第三腓骨肌，切除前方肿瘤及滑膜附丽，并将下胫腓联合之间肿瘤切除。外侧切断跟腓韧带，将其下方腓骨长短肌腱牵开。切除外侧和后侧肿瘤及小关节间隙中附丽滑膜及肿瘤组织（图 7-15）。

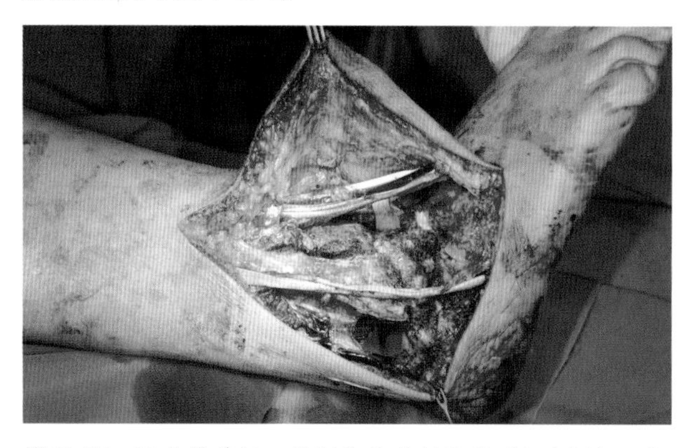

图 7-15　踝关节前侧、外侧和外后侧显露（与内侧切口相通），将前方胫骨前肌、屈踇长肌腱、屈趾长肌腱和胫前血管、外侧腓骨长短肌腱分离保护

12. 由于踝关节周围韧带在肿瘤切除过程中一并切除，腓骨与距骨和跟骨之间的稳定关系受到破坏，用锚钉将外侧韧带包括腓距前韧带、腓跟韧带和腓距后韧带远附丽处相互缝合重建（图 7-16）。

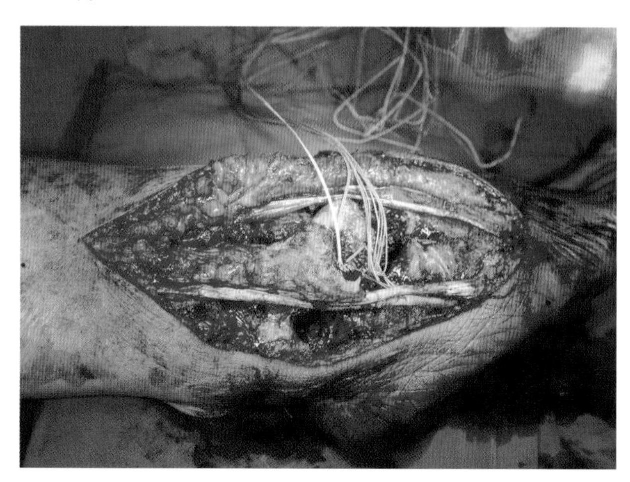

图 7-16　将踝关节外侧韧带切除后，将锚钉分别固定于腓骨和距骨，相互缝合重建稳定踝关节外侧结构

13. 放置引流管，将内侧和外侧伤口分层缝合（图 7-17）。

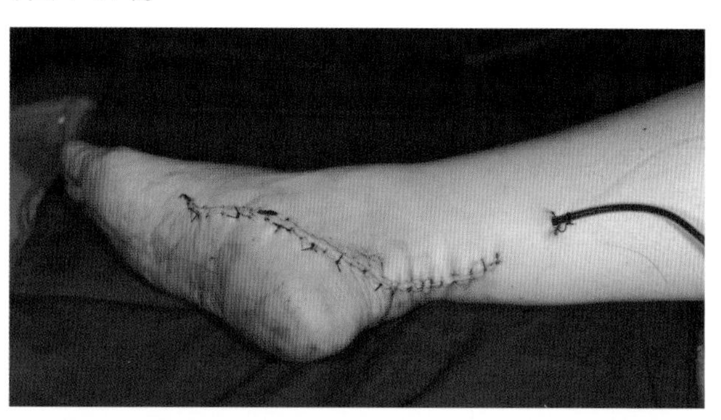

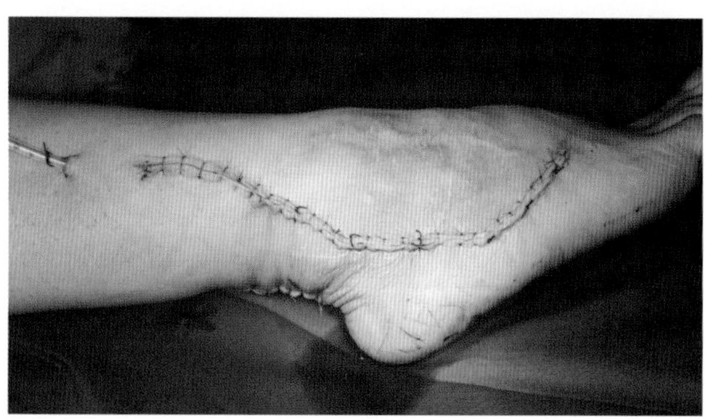

图 7-17　内外侧切口缝合后

【术后影像】

见图 7-18、图 7-19。

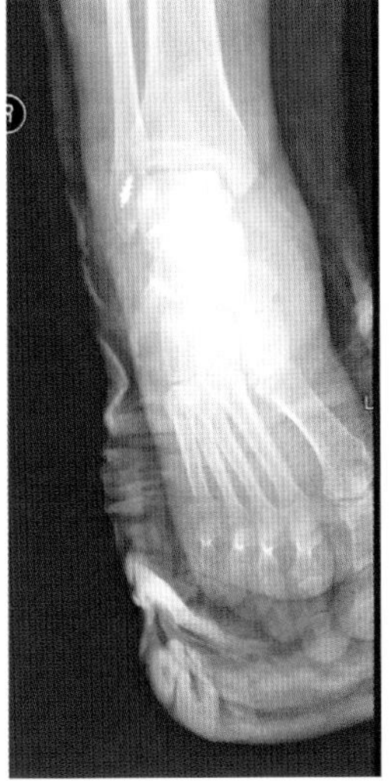
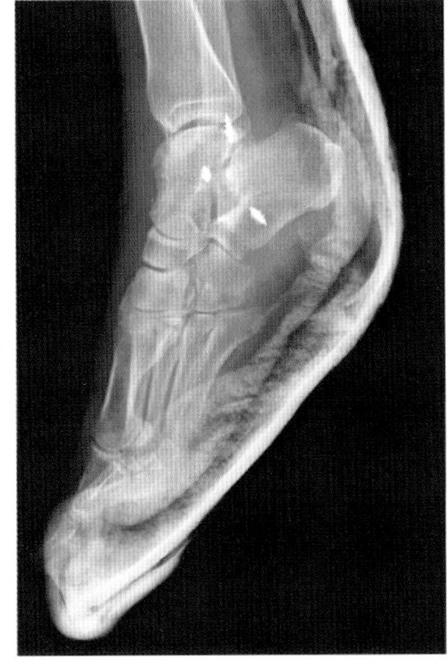

图 7-18　术后石膏外固定

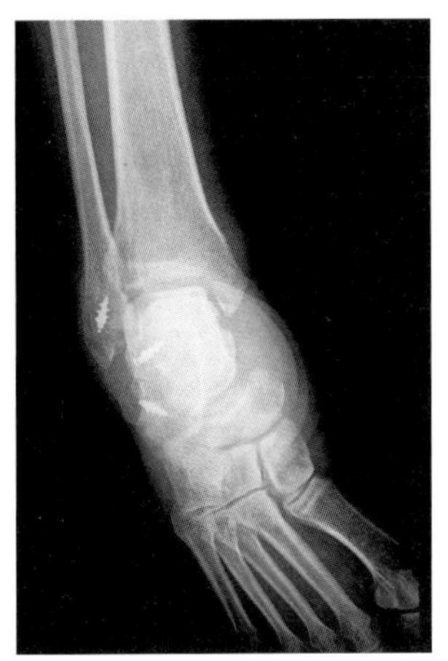
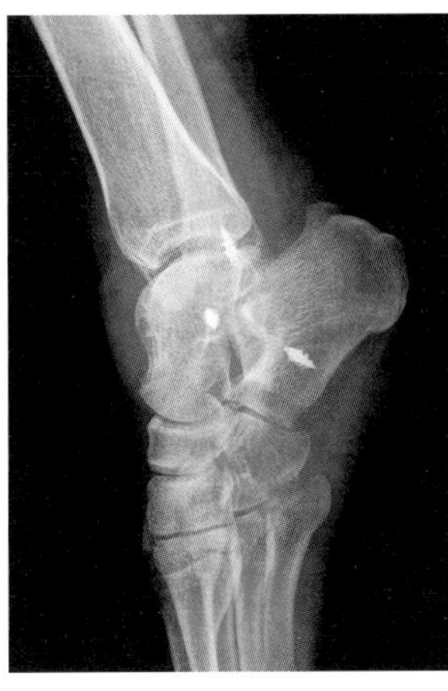

图 7-19　术后 6 周拆除石膏影像

【术后标本评估】

术后切除标本大体观见图 7-20。

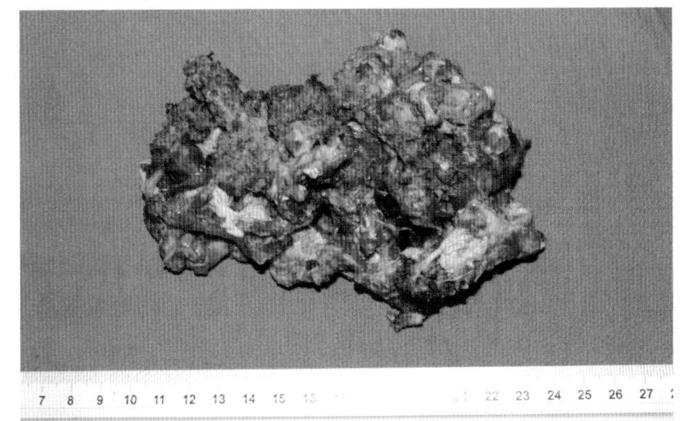

图 7-20　术后标本可见大量黄褐色质软肿瘤组织

【术后处理】

术后放置负压引流管 2 根，待全天（24 小时）引流量少于 20ml 时拔除。术中及术后 3 天应用抗生素预防感染。术后石膏外固定 4~6 周，待软组织愈合拆除石膏后开始关节屈伸功能锻炼和训练下地行走。打石膏卧床期间即可开始足部肌肉的训练。

色素绒毛结节性滑膜炎属于良性肿瘤，不需要术后化疗，有部分研究证明小剂量放疗可以预防术后复发，可以进行放疗会诊。如化验检查无异常，伤口愈合良好，可从术后 2 周（伤口愈合拆线后）开始放疗。如伤口延迟愈合，一般应等到伤口愈合后再开始放疗，因为放疗对于伤口愈合有一定影响。

【专家点评】

色素绒毛结节性滑膜炎是关节内最常见的滑膜肿瘤。最常发生于膝关节，髋关节和踝关节也不少见。发生在踝关节的肿瘤，可以通过临床查体关节肿胀疼痛，影像学 CT 可见肿瘤组织对骨质侵蚀，MRI 可见关节内信号相对均一、可以伴有积液水肿信号诊断。

踝关节部分的色素绒毛结节性滑膜炎，由于周围组织致密，肌腱血管神经密布，韧带力量强大，空间狭小，肿瘤往往向周围膨胀，并往周围小关节侵犯疝出。虽然软组织肿瘤影像学特征多不典型，但是对于关节内病变的色素绒毛结节性滑膜炎影像学较有特点。穿刺活检仍然非常重要，对于体积较大的尤其考虑恶变的病灶，因组织分化不均，穿刺活检则尤为重要。

色素绒毛结节性滑膜炎目前的治疗主要是以外科治疗为主，彻底的滑膜切除是避免复发至关重要的因素。但是该疾病复发率高，放疗一般应用于因病变弥漫、解剖结构复杂或其他原因无法达到彻底切除者。近年有部分放疗报道有效控制复发，但纳入规范治疗指南尚需时间及更大规模数据支持。

因无明确证据支持化疗对色素绒毛结节性滑膜炎的作用，所以目前没有化疗依据对其有效。有少数研究报道 COX-2 抑制剂对控制本病有效，仍需进一步研究证据支持。

本病为良性肿瘤，没有淋巴结转移和远隔转移的报道，但是本病有极低的恶变概率，如发生恶变则治疗原则等同于恶性肿瘤的治疗原则。术后随诊的重点关注于肿瘤学和功能这两个方面。

（刘巍峰）

8 膝关节色素绒毛结节性滑膜炎切除术（前后入路）

【手术适应证】

1. 膝关节囊内原发（复发）色素绒毛结节性滑膜炎，关节囊内良性肿瘤。

2. 膝关节囊内肿瘤，主要神经血管未受累。

3. 术前活检病理无恶变证据。

4. 关节滑膜切除后，存留可接受的软组织覆盖；或通过软组织转移获得可接受的软组织覆盖。

【应用解剖】

1. 膝关节的骨性构成有股骨、髌骨和胫骨，上述三骨相互对应而形成三个相对独立的膝关节内侧室、外侧室和髌股关节室。髌骨与股骨滑车相关节，是人体内最大的籽骨，髌骨呈不对称卵圆形，顶点指向肢体远端。股四头肌腱向下延伸包裹于髌骨前方，并与髌韧带相融合。髌骨与股骨滑车相关节而形成膝关节前侧室，或称之为髌股关节室。

2. 股骨远端是很多韧带和肌腱附丽部位，解剖外形也比较复杂，无论从外形和大小来看，股骨内外髁均不对称，内侧髁较大。股骨与胫骨的内外髁关节面并非完全吻合，胫骨内侧平台较外侧宽大且平坦。胎儿时期，胫骨与腓骨均与股骨相接触，由于胫骨的生长速度快于腓骨，导致胫股关节与腓骨头之间出现距离，关节囊的一部分被腓骨头向下牵拉形成上胫腓关节。膝关节内的病变增大可向下疝入上胫腓关节之间，但不一定突破上胫腓关节囊。

3. 膝关节除了有膝关节囊包绕外，还有众多坚强的韧带附丽。膝关节内前交叉韧带（ACL）起于股骨外侧髁内面的后部，止于胫骨髁间前方偏内侧。后交叉韧带（PCL）起于股骨髁间窝的股骨内侧髁的外侧面，止于胫骨上关节面后部的凹处。两侧的内外侧副韧带，后方的 Wrisberg 韧带和 Humphry 韧带等，包括膝关节内外侧半月板结构，使膝关节内及两侧结构更为复杂，给滑膜肿瘤彻底切除带来困难。

4. 腘窝是膝关节后方呈菱形的间隙，有顶、底及四壁。上外侧壁为股二头肌，上内侧壁为半腱肌和半膜肌，下内侧壁为腓肠肌内侧头，下外侧壁为腓肠肌外侧头和不恒定的跖肌，顶为腘筋膜，底自上而下为股骨的腘面、膝关节囊的后壁和腘肌及其筋膜。腘窝的内容在正中线上由浅入深依次为胫神经、腘静脉和腘动脉，还有沿窝外上界走行的腓总神经，以及腘血管周围的腘淋巴结。腘窝内主要结构之间则由大量脂肪组织充填。膝关节内肿瘤往往向后方膨出，与神经血管关系紧密。

【病例介绍】

男性，60 岁，左腘窝肿瘤切除术后 2 年，再次出现膝关节肿胀及包块 1 年，近两个月膝关节疼痛加重。行 B 超和 MRI 检查发现左关节及周围较大软组织肿物，考虑肿瘤复发来我院就诊，门诊以膝关节软组织肿瘤收入院。

入院查体：患者跛行，左膝关节肿胀，腘窝可见约 10cm 长弧形陈旧手术瘢痕，并可见明显隆起包块，表面可见静脉曲张，皮温稍高，触及肿物质韧，轻压痛。右小腿肌肉轻度萎缩，膝关节屈伸活动无明显受限（图 8-1）。

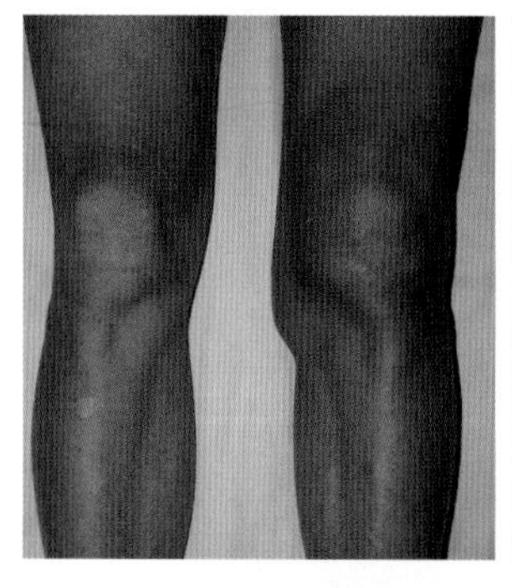
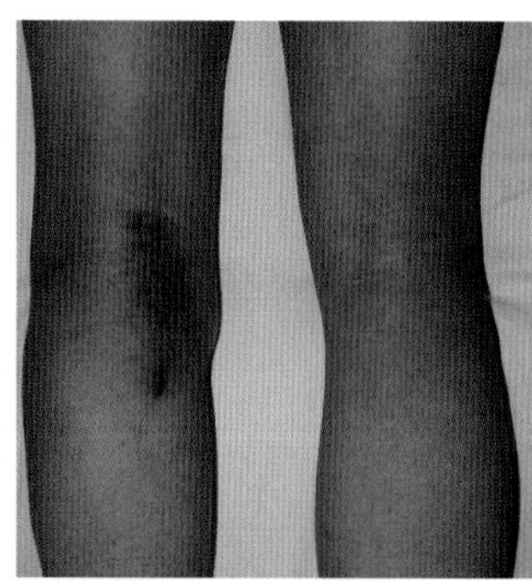
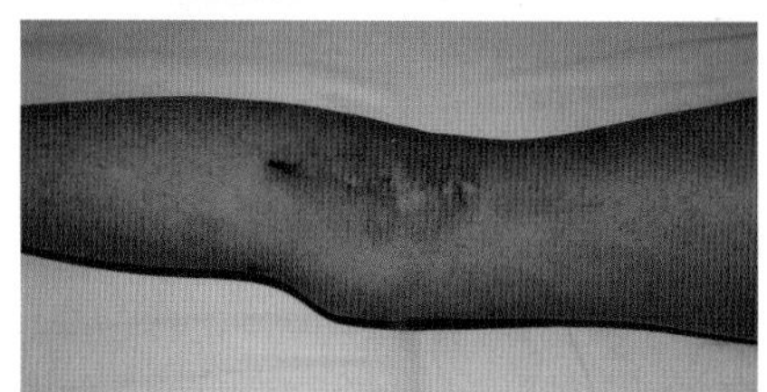

图 8-1　左膝关节体位像图

影像学表现：左膝关节正侧位 X 线片骨质未见异常，但可见膝关节周缘软组织肿块影，以前内侧和后侧明显。CT 软组织窗可见膝关节周围的巨大软组织包块，造影对比可见明显增强。MRI 显示膝关节周围软组织肿块，肿块内信号不均匀，伴有大小不等液性区域（图 8-2~ 图 8-4）。

入院诊断为：膝关节关节色素绒毛结节性滑膜炎，既往外院病理会诊为：色素绒毛结节性滑膜炎。

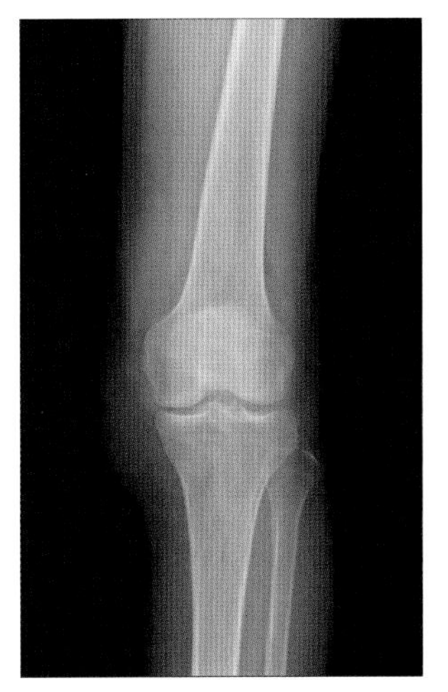

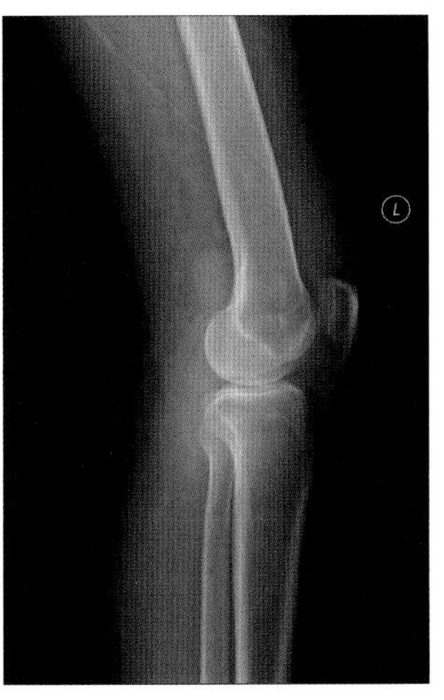

图 8-2　左膝关节正侧位 X 线平片，可见软组织肿物影

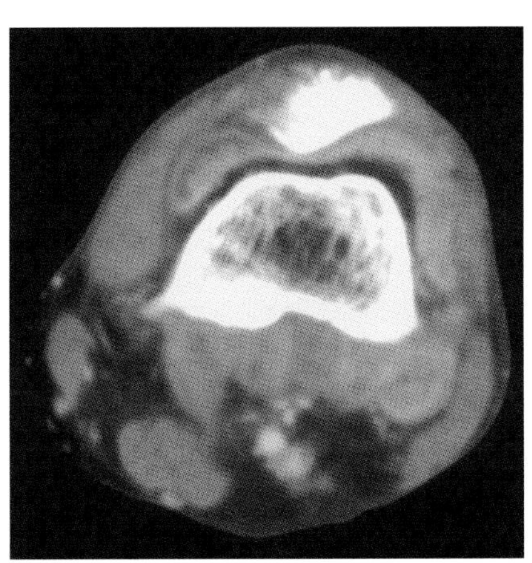

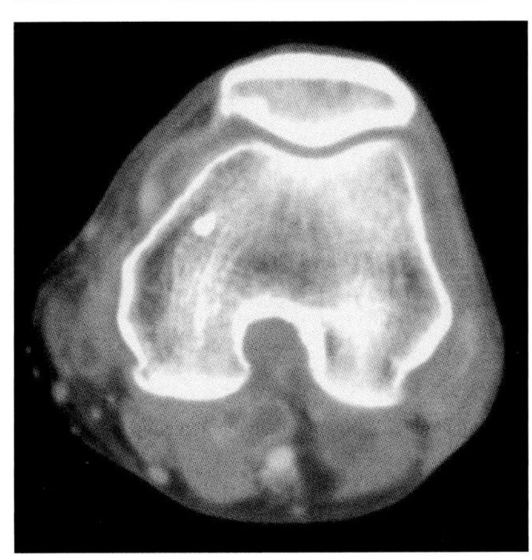

图 8-3　增强 CT 显示肿物血运丰富，主要肿物在腘窝后方与血管毗邻

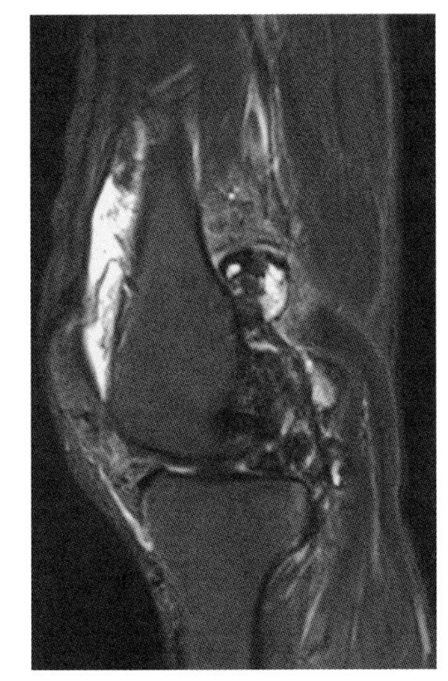

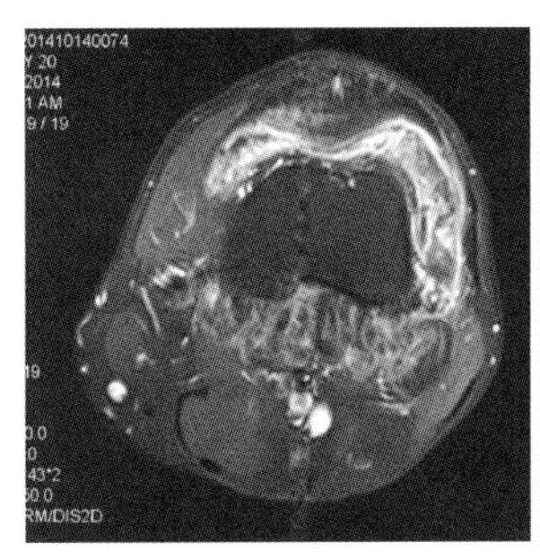

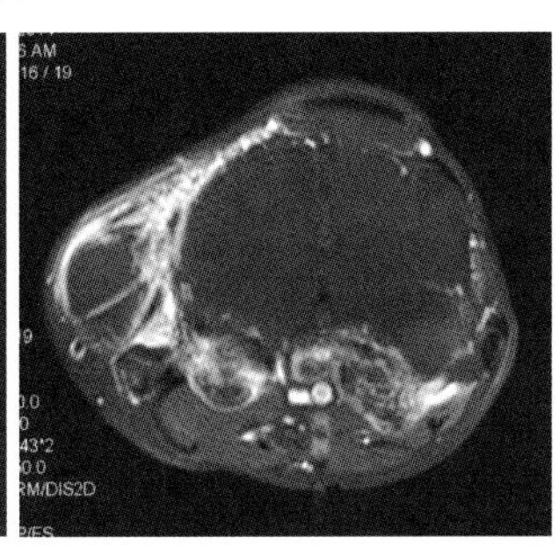

图 8-4　MRI 显示肿瘤范围及与周围结构关系，膝关节前方及后方肿瘤组织包绕，毗邻血管

【术前设计】

此病例肿瘤处于膝关节，前后均受累，包块前方累及髌股关节室，向上充填髌上囊，后方向后突出，围绕胫骨近端，并疝入上胫腓关节下方，故切除应包括膝关节前方和后方所有包块。所以应将滑膜一并切除并对骨表面进行处理。腘窝部肿瘤毗邻重要血管神经，术中应注意保护避免损伤（图 8-5）。

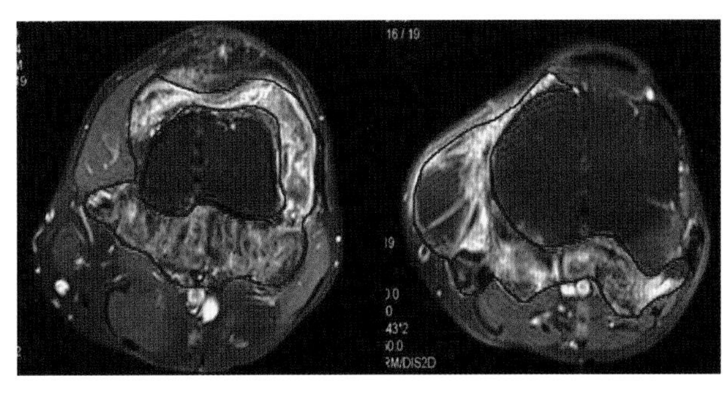

图 8-5　踝关节前后切除范围计划模式图

【手术过程】

1. 患者麻醉后取右侧卧位，手术在止血带下进行以减少出血。

2. 因肿块位于膝关节前后方，单一切口难以全部显露，故先取膝关节前内侧弧形切口（图8-6）。

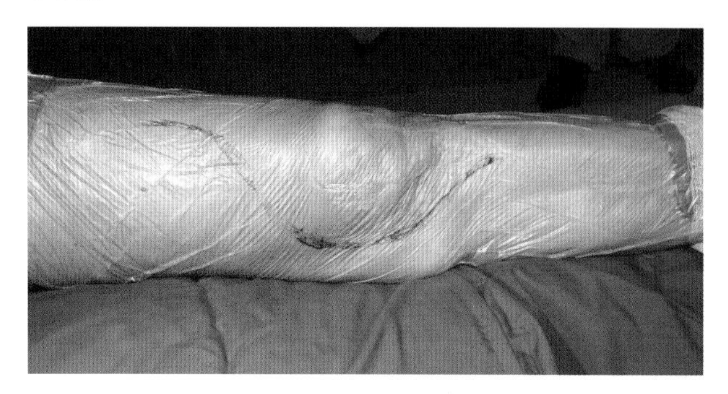

图 8-6　膝关节前内侧弧形手术切口

3. 沿前内侧弧形切口线逐层切开皮肤皮下，显露膝关节前方（图 8-7）。

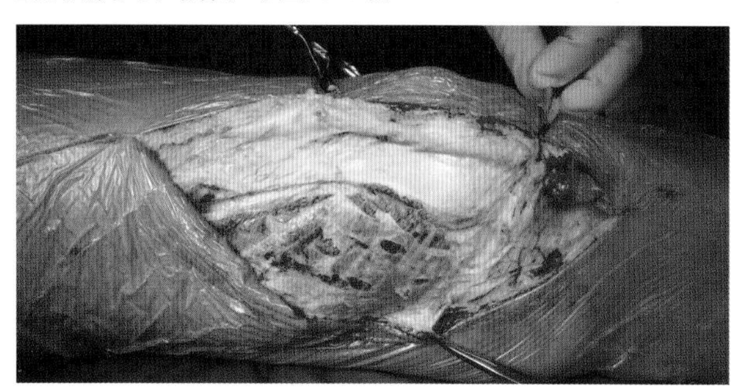

图 8-7　前内侧弧形切口切开皮肤皮下，显露股内侧肌和联合腱以及髌骨前内侧缘

4. 自股内侧肌和联合腱及髌骨内侧切开进入膝关节，可见膝关节囊内大量黄褐色肿瘤组织（图 8-8）。

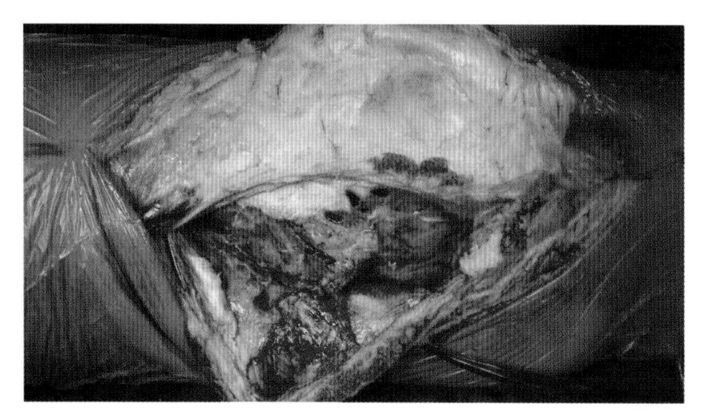

图 8-8　自股内侧肌内缘切开进入膝关节囊，可见大量黄褐色肿瘤组织

5. 切开关节囊，近端直到髌上囊，远端到胫骨平台下方，将髌骨向内侧翻开，显露整个膝关节前方，膝关节滑膜满布黄褐色肿瘤组织（图8-9）。

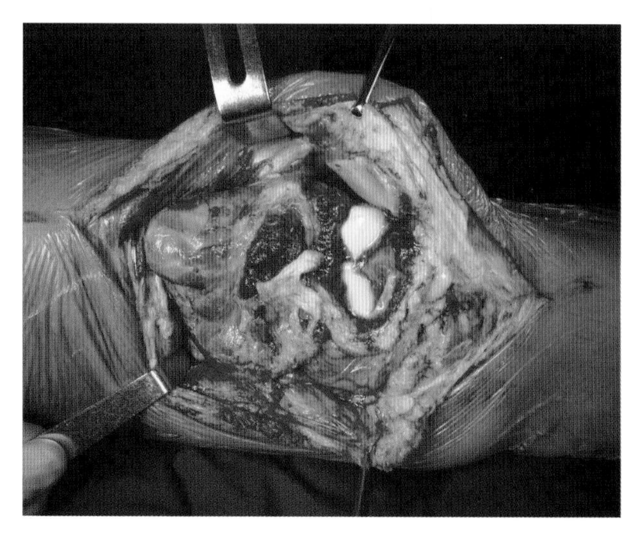

图 8-9　完全切开膝关节囊，将髌骨向内侧翻开，显露膝关节前方，可见膝关节内大量肿瘤组织遍布于滑膜组织及膝关节间隙内

6. 将膝关节前方滑膜连同髌上囊完整剔除切下（图 8-10）。

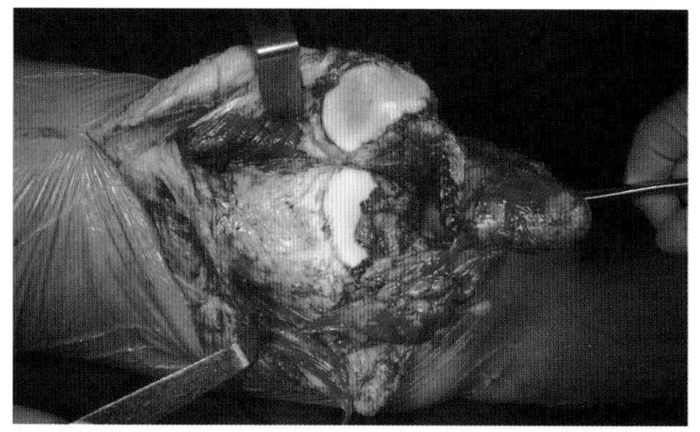

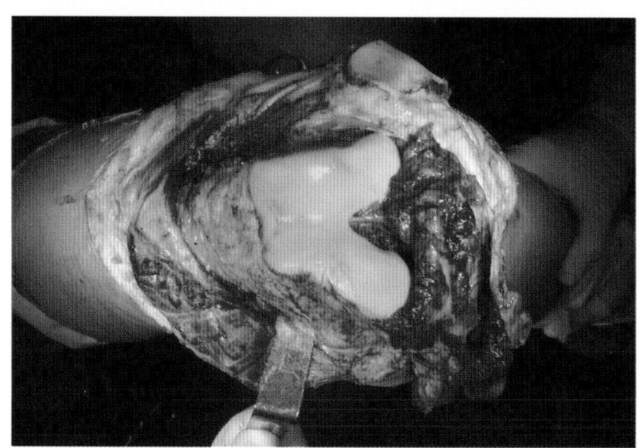

图 8-10　将髌上囊和膝关节前方滑膜组织完全切除

7. 再依次将膝关节髁间窝、交叉韧带起止点周围、侧副韧带内侧、侧隐窝、胫骨平台关节囊附丽周围的肿瘤组织及滑膜组织清除（图 8-11）。

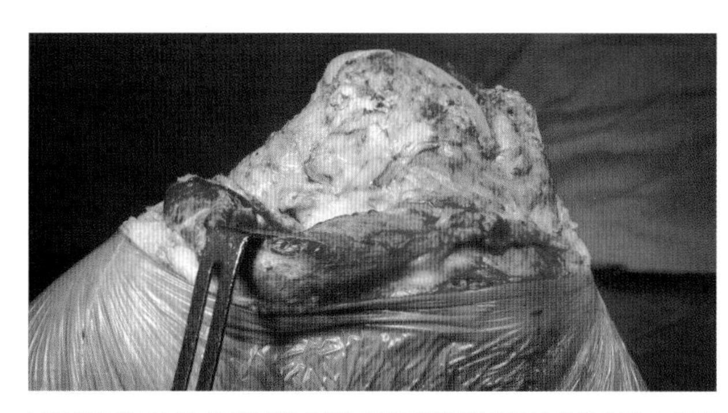

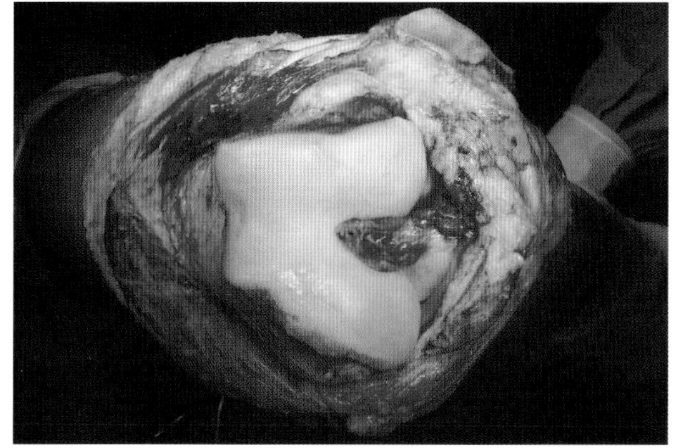

图 8-11　将膝关节间隙和韧带起止点周围肿瘤切除

8. 将膝关节前方的肿瘤组织彻底切除后，并烧灼滑膜附丽处（图 8-12）。

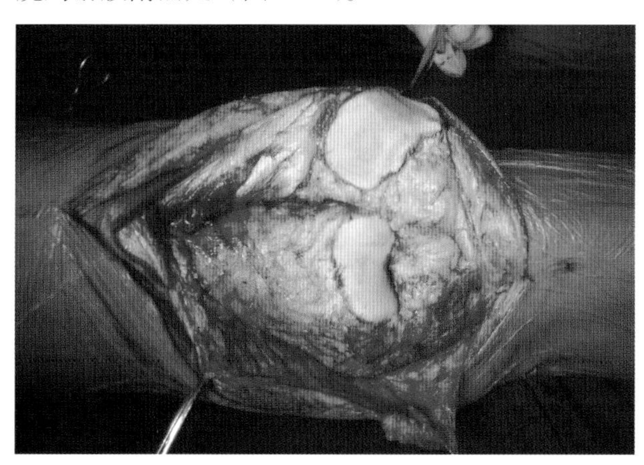

图 8-12　将膝关节前方肿瘤组织切除后

9. 后侧行 S 形切口（图 8-13）。

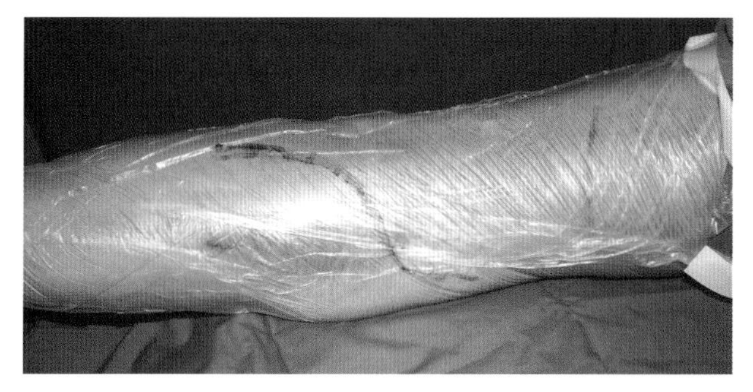

图 8-13　后侧入路 S 形切口

10. 切开皮肤皮下，显露腘窝后方血管神经，予以保护（图 8-14）。

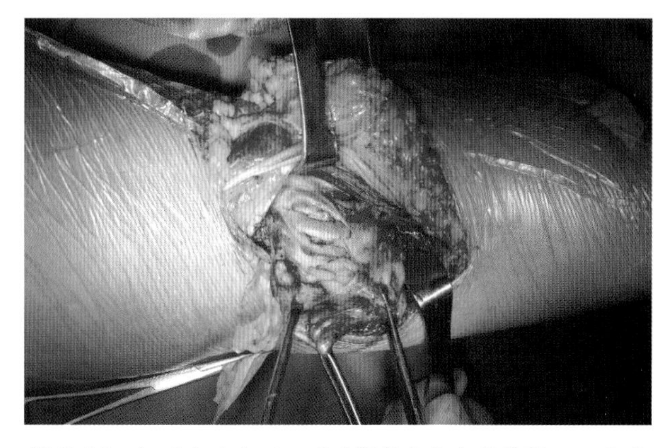

图 8-14　切开皮肤皮下，显露腘窝后方血管神经，可见肿瘤组织向后方膨出，包绕血管

11. 保护好血管神经，将肿瘤组织从血管神经旁剥离，可见肿瘤组织和血管周围粘连紧密（图 8-15）。

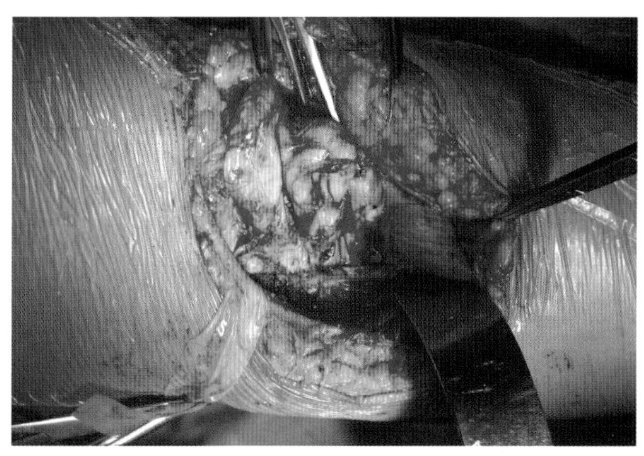

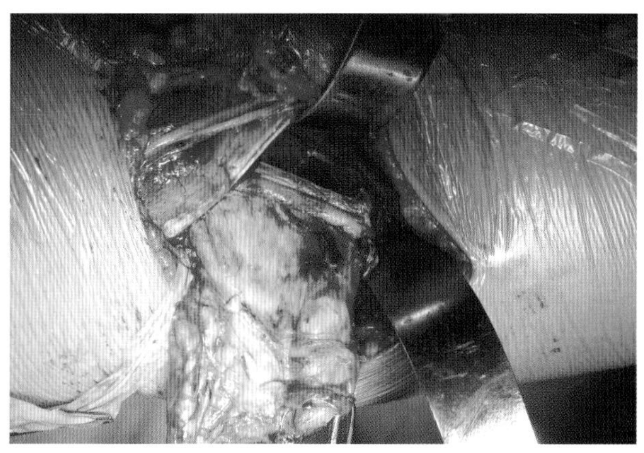

图 8-15　将血管神经牵开保护，分离肿瘤组织

12. 根据术前影像，将胫骨后侧及上胫腓关节后侧的肿瘤组织予以剥离切除（图 8-16）。

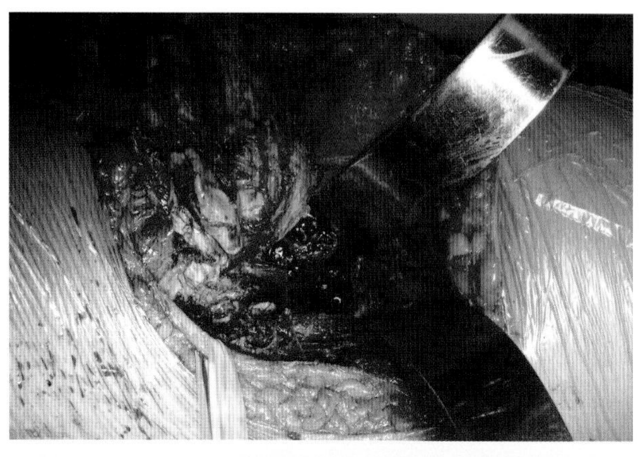

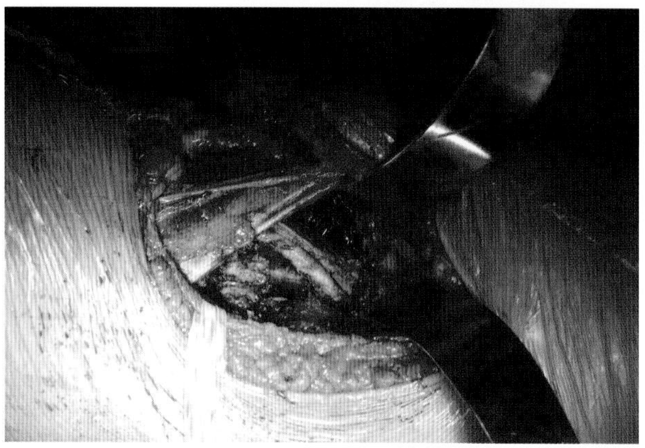

图 8-16　剥离深层肿瘤组织

13. 将后方肿瘤组织切除后，探查血管神经完好（图 8-17）。

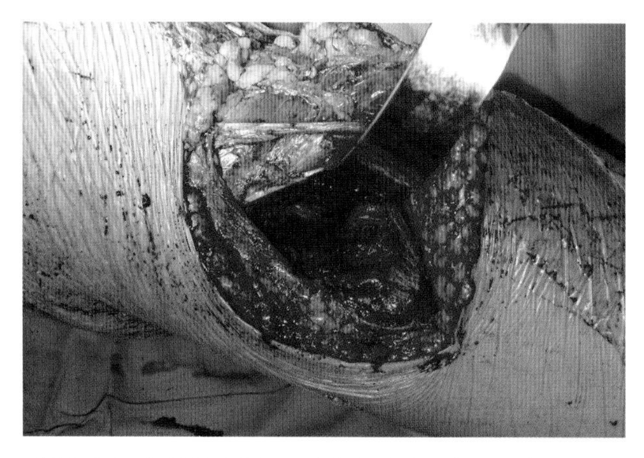

图 8-17　将深层肿瘤组织剥离切除后探查血管神经完好

14. 前方切口和后方切口分别放置引流管，分层缝合（图 8-18）。

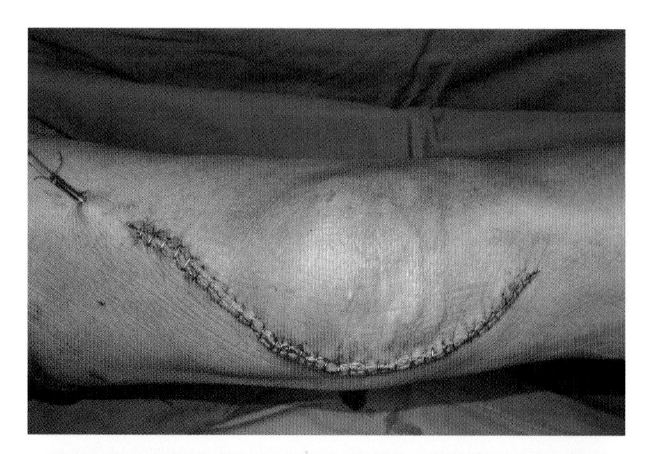

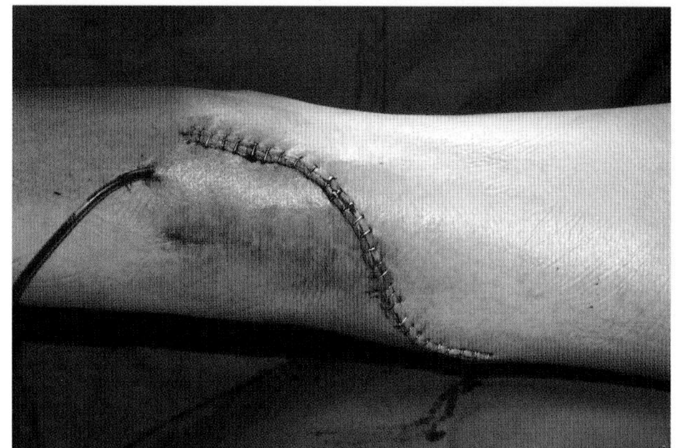

图 8-18　前后入路伤口缝合

【术后影像】

见图 8-19。

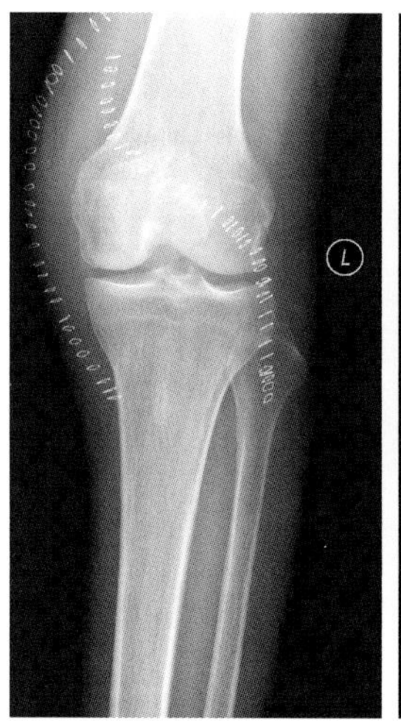

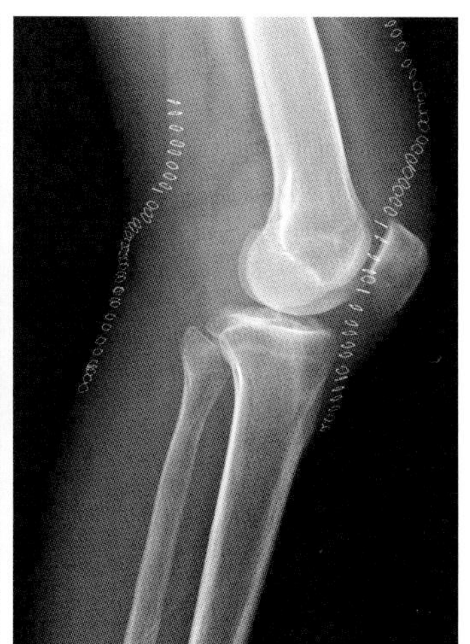

图 8-19　术后膝关节正侧位影像

【术后标本评估】

术后切除标本大体观，分别为前方肿瘤组织和后方肿瘤组织标本（图 8-20）。

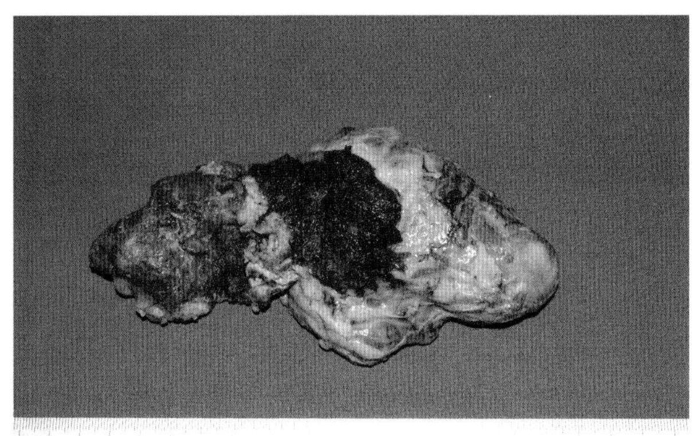

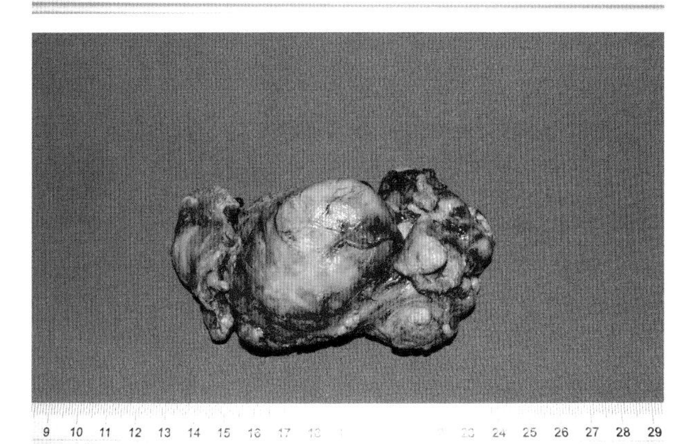

图 8-20 术后标本可见大量黄褐色质软肿瘤组织

【术后处理】

术后放置负压引流管 2 根，待全天（24 小时）引流量少于 20ml 时拔除。术中及术后 3 天应用抗生素预防感染。术后第 3 天开始关节屈伸功能锻炼，术后 2 周训练下地行走。

色素绒毛结节性滑膜炎属于良性肿瘤，不需要术后化疗，有部分研究证明小剂量放疗可以预防术后复发，可以进行放疗会诊。如化验检查无异常，伤口愈合良好，可从术后 2 周（伤口愈合拆线后）开始放疗，如伤口延迟愈合，一般应等到伤口愈合后再开始放疗，因为放疗对于伤口愈合有一定影响。

【专家点评】

色素绒毛结节性滑膜炎是关节内最常见的滑膜肿瘤。最常发生于膝关节，髋关节和踝关节也不少见。发生在膝关节的肿瘤，可以通过临床查体关节肿胀疼痛，影像学 CT 可见肿瘤组织对骨质侵蚀，MRI 可见关节内信号相对均一、可以伴有积液水肿信号诊断。

对于膝关节部分的色素绒毛结节性滑膜炎，由于膝关节囊腔较大，肿瘤可以生长到较大才就诊。腘窝后方血管神经常常被肿瘤组织包绕，在分离过程中应注意保护，且肿瘤组织常常疝入上胫腓关节间，给肿瘤的分离切除带来难度。虽然软组织肿瘤影像学特征多不典型，但是关节内病变的色素绒毛结节性滑膜炎影像学较有特点。穿刺活检仍然非常重要，对于体积较大的尤其考虑恶变的病灶，因组织分化不均，穿刺活检则尤为重要。

色素绒毛结节性滑膜炎目前的治疗主要是以外科治疗为主，彻底的滑膜切除是避免复发至关重要的因素。但是该疾病复发率高，放疗一般应用于因病变弥漫、解剖结构复杂或其他原因无法达到彻底切除者。近年有部分放疗报道有效控制复发，但纳入规范治疗指南尚需时间及更大规模数据支持。

因无明确证据支持化疗对色素绒毛结节性滑膜炎的作用，所以目前没有化疗依据对其有效。有少数研究报道 COX-2 抑制剂对控制本病有效，仍需进一步研究证据支持。

本病为良性肿瘤，没有淋巴结转移和远隔转移的报道，但是本病有极低的恶变概率，如发生恶变则治疗原则等同于恶性肿瘤的治疗原则。术后随诊的重点关注于肿瘤学和功能这两个方面。

（刘巍峰）

第三部分

恶性软组织肿瘤切除术

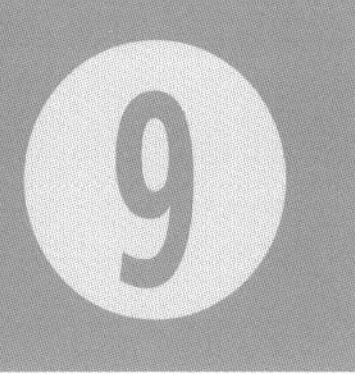

肢体筋膜浅层肿瘤切除术

【手术适应证】

1. 位于肢体深筋膜浅层的原发或复发软组织肉瘤，未累及深筋膜、或累及但未突破深筋膜。

2. 位于肢体深筋膜浅层的原发软组织肉瘤非计划切除术后需行扩大切除，前次手术血肿污染范围局限于深筋膜浅层、或累及但未突破深筋膜。

3. 肿瘤未累及重要血管神经。

4. 肿瘤切除后，残留筋膜或肌肉组织可覆盖骨、血管、肌腱、神经组织的可进行游离植皮，否则需进行皮瓣移植覆盖。

【应用解剖】

一般而言，人体软组织为分层结构，但界限并不十分明显，由浅而深分为皮肤、浅筋膜（皮下组织）、深筋膜、肌肉组织。浅筋膜是位于皮肤真皮和深筋膜之间的一层脂肪膜性结构。其致密而厚，含有较多脂肪，有许多结缔组织纤维束与深筋膜相连。深筋膜位于浅筋膜深面，又称固有筋膜，由致密结缔组织构成，遍于全身且互相连续。深筋膜包被肌或肌群、腺体、大血管和神经等形成筋膜鞘。四肢的深筋膜伸入肌群之间与骨相连，分隔肌群，称肌间隔。对于软组织肿瘤的解剖位置，一般是以深筋膜为界而分为深筋膜浅层和深筋膜深层，也有部分皮肤起病的肿瘤。

【病例介绍】

男性，58岁，10个月前无明显诱因发现左小腿外侧包块，约2cm×2cm大小，轻压痛，10天前于当地医院就诊，未做任何术前影像学检查即行手术切除术，术后病理示“黏液性纤维肉瘤”。现为求进一步诊治收入院。

入院查体：左小腿中段外侧可见纵行手术切口瘢痕，长约2cm，皮肤颜色稍红（图9-1），皮温不高，未见及触及包块，右膝关节及踝关节活动如常。

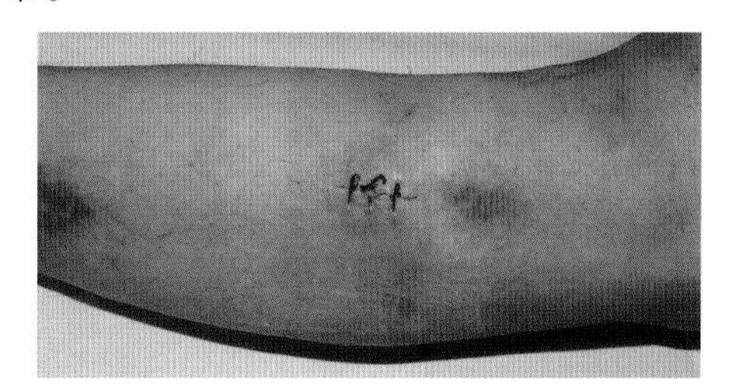

图9-1　患者左小腿外侧面外观像

影像学表现：右胫骨正侧位X线平片未见异常。右小腿MRI显示右小腿中段外侧深筋膜浅层信号异常，累及深筋膜，但未突破深筋膜，T1呈低信号、T2呈高信号、T1抑脂强化呈周缘增强，皮肤可见切口瘢痕表现（图9-2）。

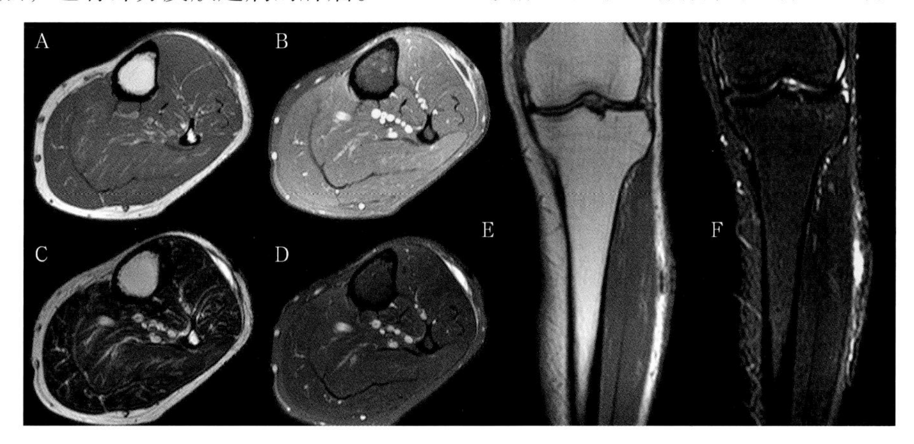

图9-2　术前MRI表现。A. 轴位T1加权像；B. 轴位T1抑脂增强加权像；C. 轴位T2加权像；D. 轴位T2抑脂加权像；E. 冠状位T1加权像；F. 冠状位T2抑脂加权像

会诊外院病理：黏液性纤维肉瘤。

入院诊断：右小腿黏液性纤维肉瘤术后。

【术前设计】

此病例的病变位于小腿深筋膜浅层，病变及水肿范围累及但未突破深筋膜，因此切除深度应包括皮肤、皮下组织、深筋膜及深筋膜深层肌肉1~2cm厚度，水平范围应以手术瘢痕及水肿范围为中心向外围扩展3~5cm（图9-3）。

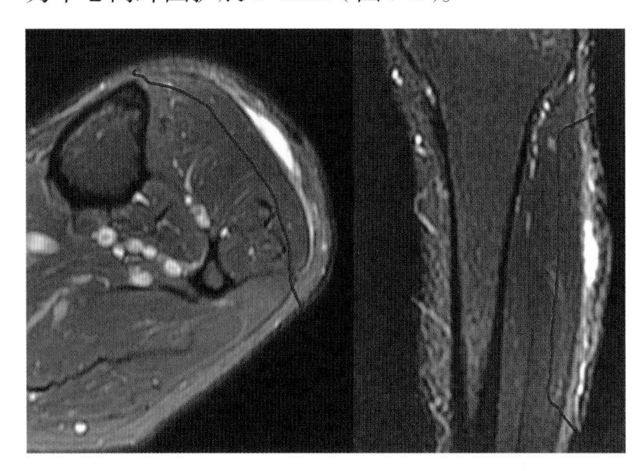

图9-3 术前设计切除范围示意图

【手术过程】

1. 患者实施连续硬膜外麻醉后，取平卧位，手术在止血带下进行以减少术中出血。

2. 取以原手术切口为中心3~5cm距离的椭圆形切口（图9-4）。

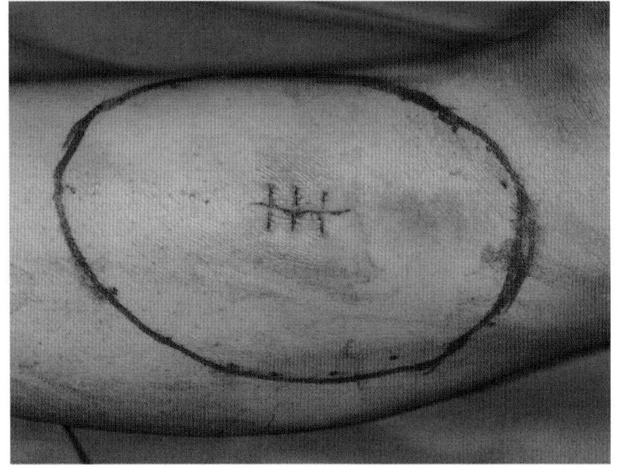

图9-4 手术切口设计

3. 沿手术切口线逐层切开皮肤、皮下组织直至深筋膜（图9-5）。

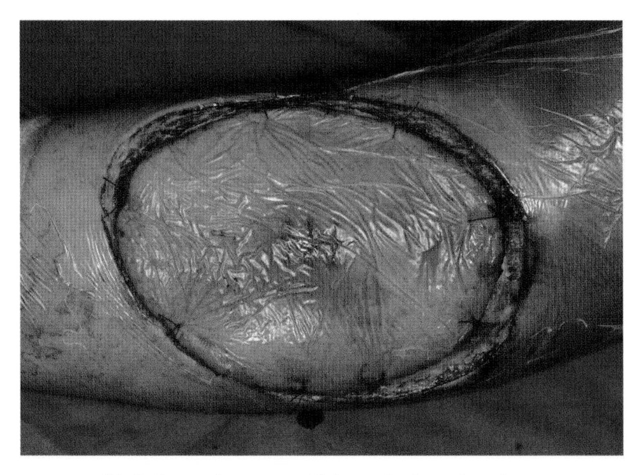

图9-5 沿切口线逐层切开皮肤、皮下组织

4. 因术前MRI显示肿瘤水肿范围已累及深筋膜，故将深筋膜及深层厚约1cm肌肉组织一同切除以达到广泛的外科边界。为防止脱落，注意将切除的皮肤及皮下组织与深筋膜全层边缘缝合（图9-6、图9-7）。

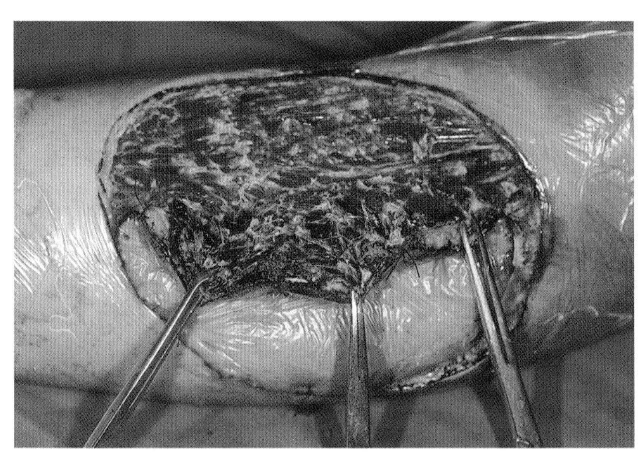

图9-6 切除部分包括皮肤、皮下组织、深筋膜及厚约1cm肌肉，注意将各层组织边缘缝合以防剥开

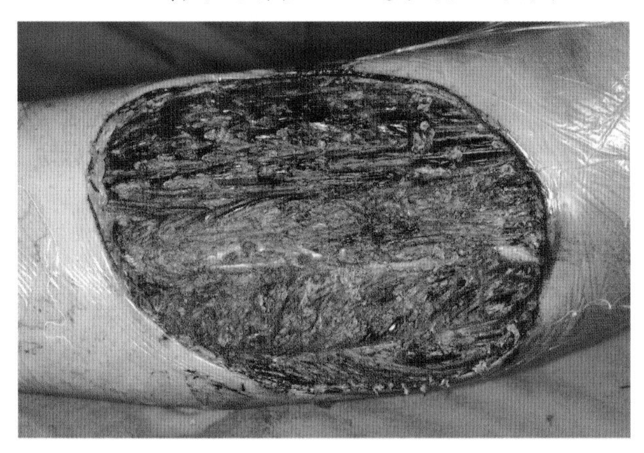

图9-7 肿瘤切除后外观像

5. 充分止血、冲洗伤口后，取同侧大腿中厚游离皮片，大小与皮肤缺损处相仿，在皮片上划开多个小裂口以利于引流，将皮片覆盖于皮肤缺

损处，其边缘与正常皮肤边缘缝合，以多量网眼纱将皮片压至肌肉表面并打包加压包扎（图 9-8）。

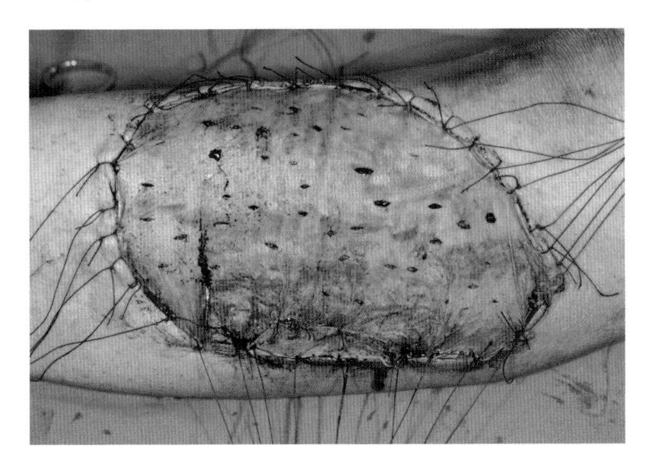

图 9-8　取中厚游离皮片移植覆盖皮肤缺损处

【术后影像】

软组织肿瘤切除术后，一般不需要拍摄 X 线平片。

【术后标本评估】

术后切除标本经福尔马林固定后，从外观和各向剖面，确认是否达到术前计划的外科边界（图 9-9~ 图 9-11）。

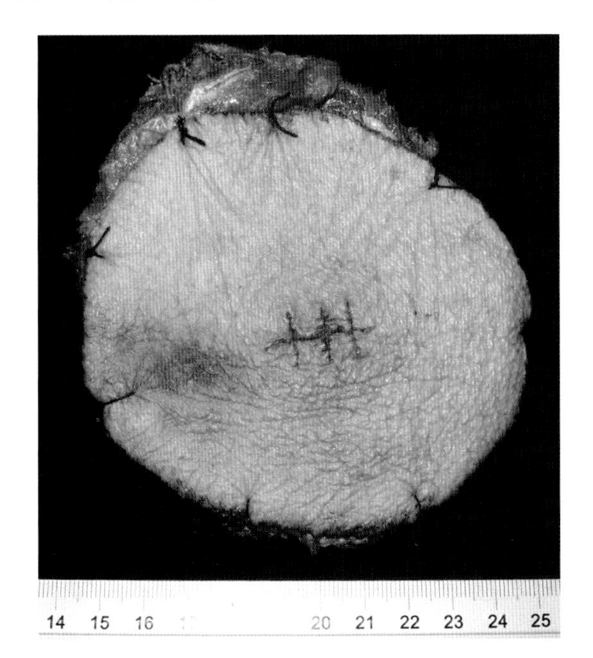

图 9-9　术后标本表面观，可见原手术切口瘢痕，手术切缘距瘢痕各向均超过 3cm

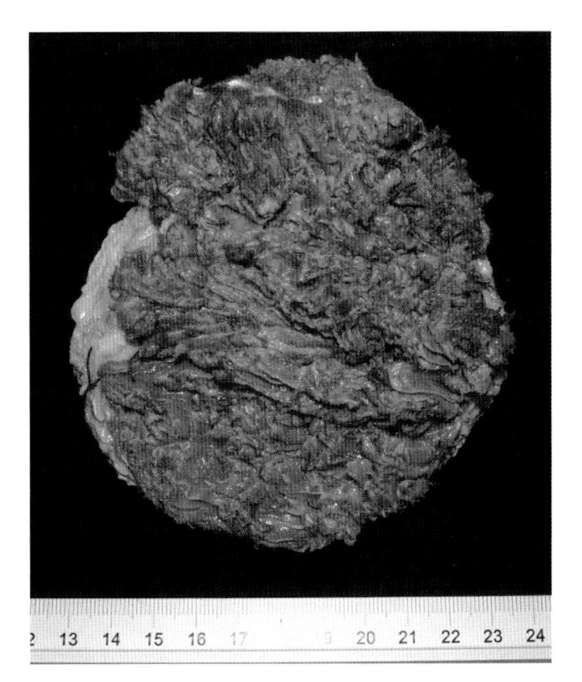

图 9-10　术后标本深面观，可见正常肌肉组织覆盖

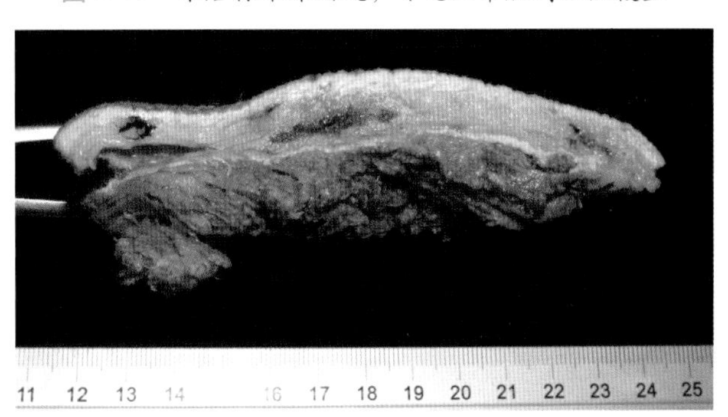

图 9-11　术后标本纵剖面观，可见病变位于深筋膜浅层，手术切缘纵向距病变组织超过 3cm、深层有深筋膜和约 1cm 厚度肌肉组织覆盖

【术后处理】

如果是游离植皮，一般不放置引流；如果是皮瓣移植，则视情况放置引流条、半管或负压引流管，引流条和半管可于次日（24 小时后）拔除，负压引流管需待全天（24 小时）引流量少于 20ml 时拔除。术中及术后应用抗生素。如果是游离植皮，术后卧床 2 周，待植皮存活后再下地活动；如果是皮瓣移植，则一般术后卧床 3~4 周，待软组织愈合后再开始关节屈伸功能锻炼和训练下地行走。

游离植皮一般在术后 7~10 天拆开加压包扎敷料，以观察游离植皮存活情况；皮瓣移植则需每日观察皮瓣血运状况（图 9-12）。

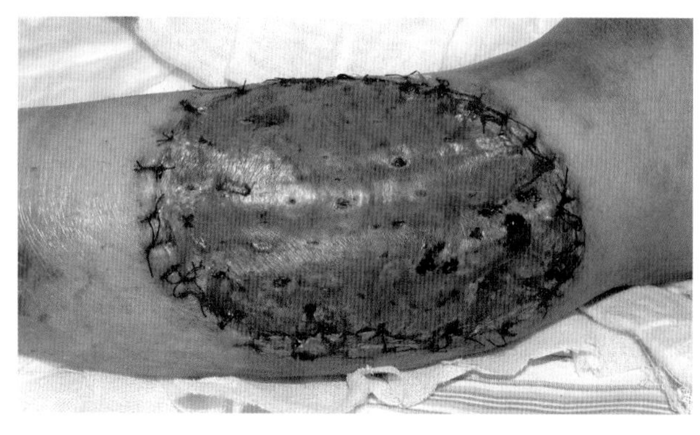

图 9-12 术后患者伤口外观像，显示游离植皮存活、覆盖良好

需要术后放化疗的患者，如化验检查无异常，可于术后 2 周（伤口愈合拆线后）后开始放化疗；如伤口延迟愈合，一般应等到伤口愈合后再开始放化疗，因为放化疗对于伤口愈合均有一定影响。

【专家点评】

一般认为，四肢深筋膜浅层肿瘤以良性肿瘤最多见，尤其是最大径小于 5cm 者，但这并不绝对，也常常有恶性肿瘤出现，最常见的包括皮肤隆突纤维肉瘤、滑膜肉瘤、未分化多形性肉瘤（恶性纤维组织细胞瘤）、纤维肉瘤等。

四肢深筋膜浅层恶性肿瘤由于位置表浅，常常会被较早发现，但误诊为良性肿瘤的机会较高，常会被非计划性切除，甚至没有原始影像资料，因此在诊断时还应遵循一定的诊断步骤，完善影像学资料，最常用的是 MRI，必要时应行术前穿刺活检以明确病理诊断，除非是预计活检会带来更大软组织污染，否则一般不进行切除活检。

对于发生于四肢深筋膜浅层的恶性肿瘤，由于深筋膜是一层致密少血运的组织，可以很好地阻挡肿瘤向深部发展，因此大多数并未突破深筋膜，这类肿瘤在切除时的深度包含深筋膜及 1~2cm 肌肉即可。少数也可突破深筋膜，则需按照深筋膜深层恶性肿瘤的外科切除边界处理。一般情况下，深筋膜浅层恶性肿瘤的切除深度应包括皮肤、皮下组织、深筋膜及深筋膜深层肌肉 1~2cm 厚度，水平范围应以手术瘢痕及肿瘤和水肿范围为中心向外围扩展 3~5cm。

对于非计划切除术后需施行扩大切除的病例，外科边界的确定不但要参照肿瘤切除前的原始侵犯范围，还要确定非计划切除手术所影响到的范围，以此确定适宜的外科手术边界。

（王 涛）

大腿股前群软组织肉瘤切除术

【手术适应证】

1．大腿下段前方股四头肌区域内原发（复发）软组织肉瘤，良性侵袭性软组织肿瘤（如韧带样纤维瘤）；部分转移性软组织肿瘤。肿瘤与股骨下端关系密切或部分侵及股骨下端骨膜。

2．肿瘤水平股血管束和神经未受侵，位于肿瘤间室外或反应区外，手术中可疏松分离。

3．关节内无裸露肿瘤，关节液未受侵；或虽有侵犯但可通过关节外切除获得可接受的外科边界。

4．广泛切除肿瘤后，存留可接受的软组织覆盖；或通过软组织转移获得可接受的软组织覆盖。

【应用解剖】

1．大腿软组织可分为前后两个大的间室，前方间室容纳股四头肌。股四头肌是软组织肉瘤的好发部位，该部位肿瘤广泛切除后股四头肌剩余量的多少，重建后肌力的强弱，影响患者的伸膝力量，进而影响患者站立行走的稳定性。

2．股四头肌远端四块肌肉汇成一体构成髌腱。该部位软组织肉瘤切除时，为达到广泛的外科边界，应合理评估取舍术中股四头肌的去留量，不应为更多功能的保留而牺牲外科边界。

3．股血管束在经过大收肌裂孔绕至股骨下端后方时，紧邻股骨内后侧。当肿瘤于内后侧有较大软组织肿块时，常与股血管束关系紧密。术前应判断好血管处能否取得可接受的外科边界，术中仔细分离，必要时将血管外膜连同肿块一并切除（图 10-1）。

4．膝关节腔有软骨面和滑膜包裹，一般而言肿瘤很少突破这些包裹进入关节腔。但当有通关节病理骨折、不当的手术或活检等因素时，肿瘤有可能进入关节腔，手术时应酌情行关节外切除。

5．软组织肿瘤邻近股骨骨膜时，需将相邻骨膜一同切除。如术前评估有突破骨膜，侵及股骨表面的可能，则应对相应骨表面进行部分去除或有效灭活。为防止股骨因部分去除或灭活后强度下降，或为避免将来的放疗后强度下降，可行预防性内固定。

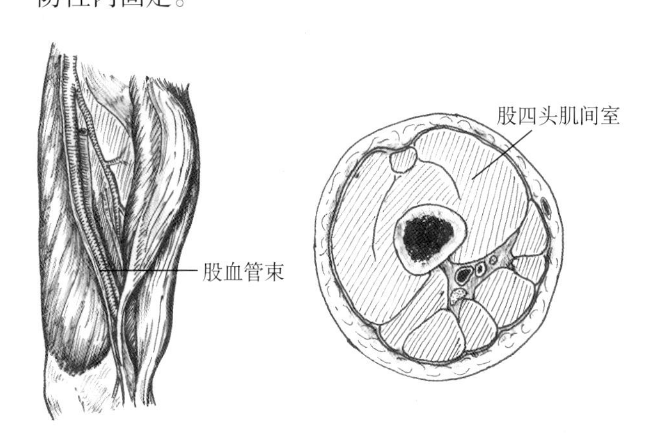

图 10-1　股骨下端股四头肌间室及血管神经解剖图

【病例介绍】

男性，57 岁，右膝前外侧软组织肿物外院切除术后 8 年。原病理诊断为“良性肿瘤”，具体不详。近一年余发现原手术部位再发无痛性软组织肿物，肿物逐渐增大，近半年增长迅速并伴有活动后不适和轻压痛。行 B 超和 MRI 检查发现右大腿下段前外侧原手术部位及周围较大软组织肿物，考虑肿瘤复发来我院就诊，门诊以软组织肿瘤收入院。

入院查体：患者可基本正常行走，右大腿下段前外侧隆起软组织肿块，表面皮肤颜色正常，可见约 10cm 长纵行陈旧手术瘢痕。触肿物中硬度，轻度活动，轻压痛。右大腿肌肉轻度萎缩，膝关节活动未见明显受限。

影像学表现：右大腿正侧位 X 线片股骨未见异常，但可见下段前外侧较大软组织肿物影。CT、MRI 显示股四头肌内下段前外侧较大软组织肿物，肿物内信号不均匀。肿物包绕股骨下端内、前、外三面，股骨下端信号未见异常，股内侧肌受推挤但基本正常。CT 增强后肿物血运强化不明显。肿物虽较大但局限于大腿前间室，主要血管神经并未受侵（图 10-2~ 图 10-4）。

入院诊断为软组织恶性肿瘤，经穿刺活检病理诊断为：脂肪肉瘤。

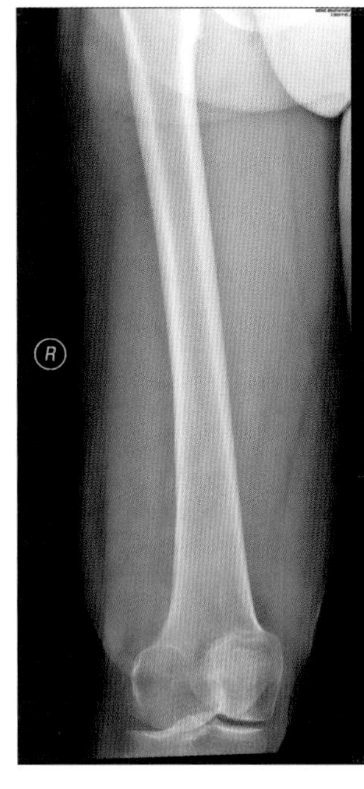

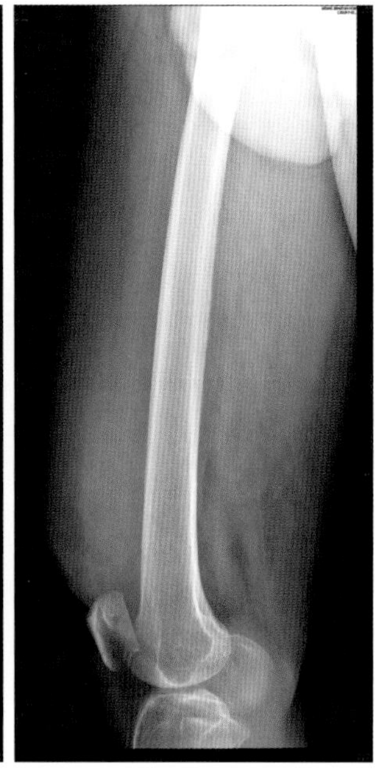

图 10-2 右股骨下段正侧位 X 线平片，可见软组织肿物影

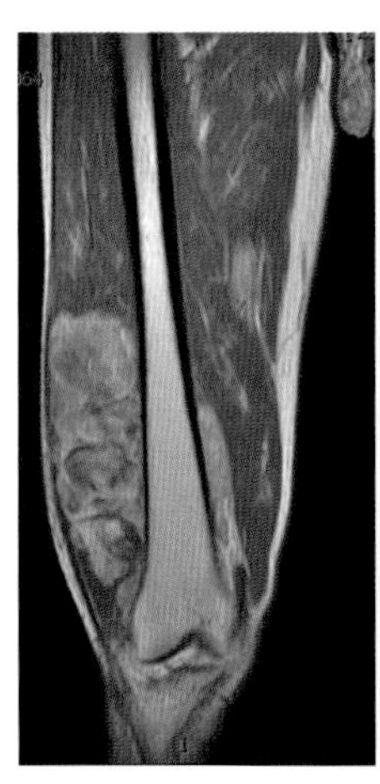

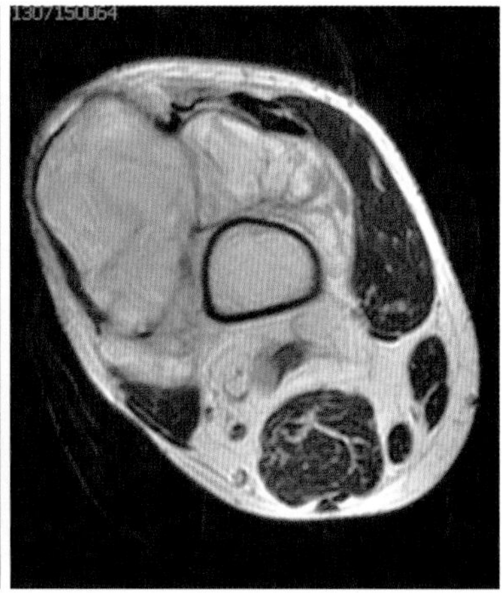

图 10-3 MRI 显示肿瘤范围及与周围结构关系，股骨信号未见异常

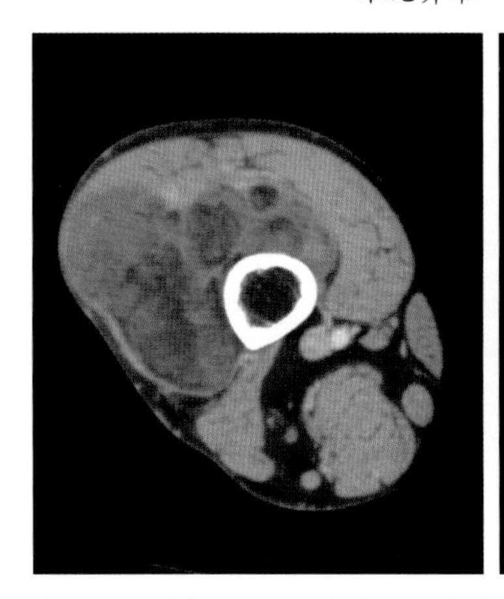

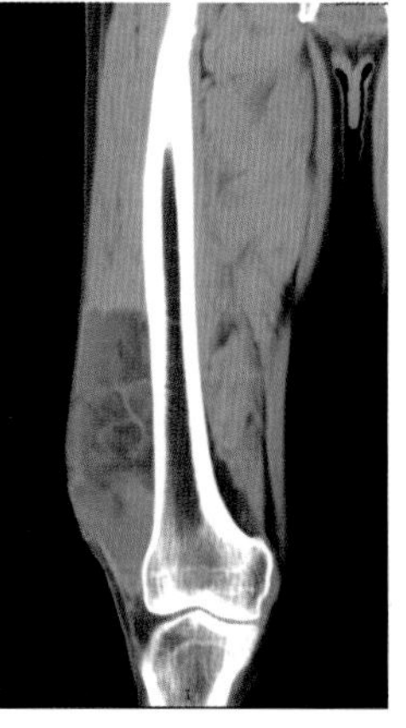

图 10-4 增强 CT 显示肿物血运不丰富，主要血管神经未受侵

【术前设计】

此病例肿瘤处于大腿前方股四头肌间室内，除股内侧肌、股直肌未受侵外，股四头肌其他部分远侧均受肿瘤侵及。故切除应包括股外侧肌、股中间肌。长轴方向上应远离肿瘤 5cm 以上正常肌肉内横断。肿瘤紧贴股骨骨膜，所以应将骨膜一并切除并对骨表面进行灭活处理。原切口瘢痕及周围皮肤紧邻肿瘤，应将连同皮肤在内的全层切除。为应对股骨表面因去除骨膜、灭活处理、肌力下降、术后可能放疗等因素造成的股骨强度下降及带来的骨折风险，应用带锁髓内钉进行预防性内固定。如图 10-5 所示。

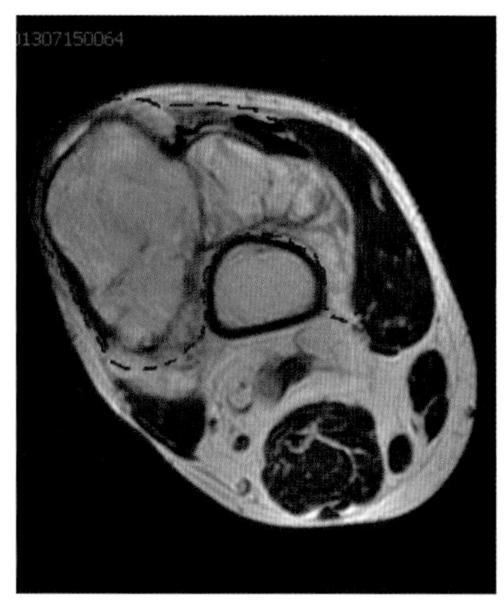

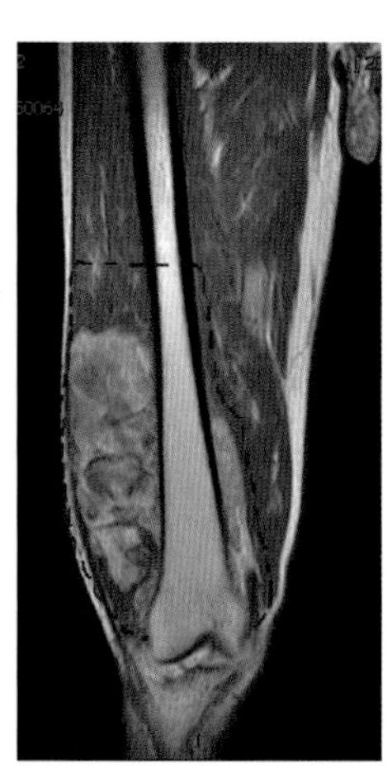

图 10-5 广泛切除范围模式图

【手术过程】

1. 患者麻醉后取平卧位，手术在止血带下进行以减少出血。

2. 因肿块偏于前外侧，故取大腿下段前外侧切口。切口经过原手术瘢痕（及穿刺活检道）并梭形切除此瘢痕（图 10-6）。

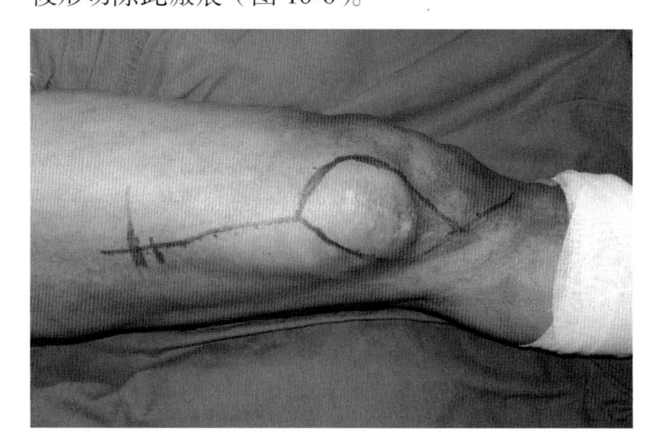

图 10-6 手术切口

3. 沿切口线逐层切开皮肤皮下，将原手术瘢

痕及周围与肿块较邻近的经过的皮肤及深层组织全层连同肿瘤一并切除。为防止脱落，将切除的皮肤皮下与深层组织全层边缘缝合（图 10-7）。

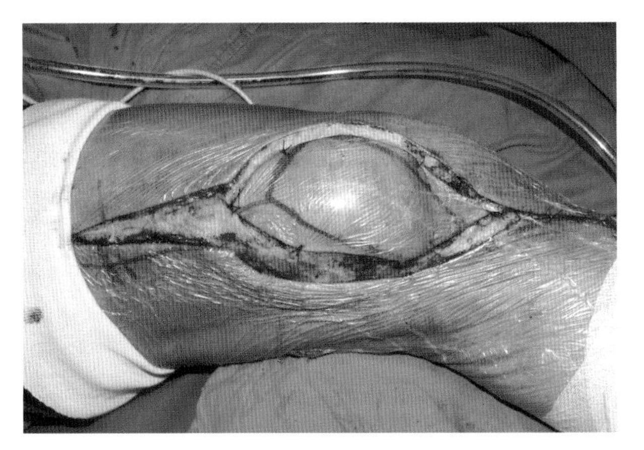

图 10-7 切开皮肤皮下，缝合固定要切除的皮肤及深层组织

4．因肿瘤并未侵及股内侧肌和股直肌，故从股外侧肌和股直肌间劈开，绕至髌骨外侧后，沿髌韧带外缘至髌韧带止点。将保留肌肉、髌韧带及髌骨翻向内侧（图 10-8）。

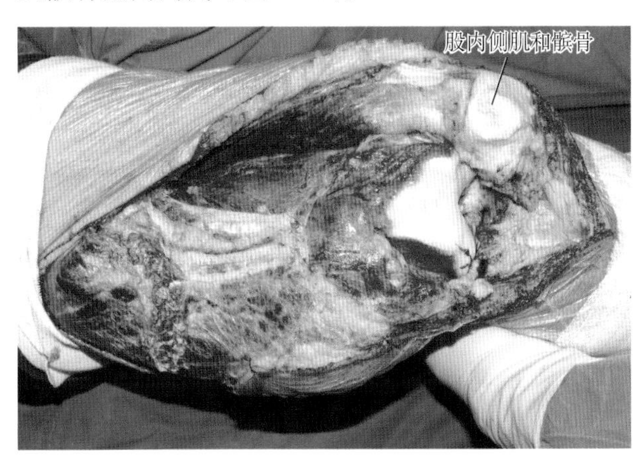

图 10-8A 将保留肌肉、髌韧带和髌骨翻向内侧

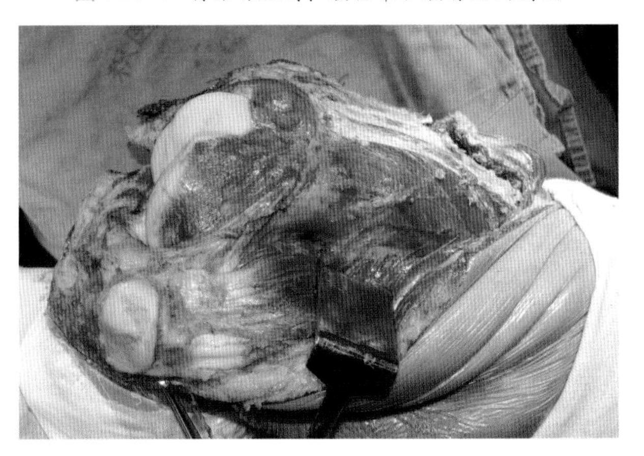

图 10-8B 内侧面观

5．外侧掀开皮瓣显露股外侧肌，沿肌肉表面分离至股外侧肌后缘（图 10-9）。

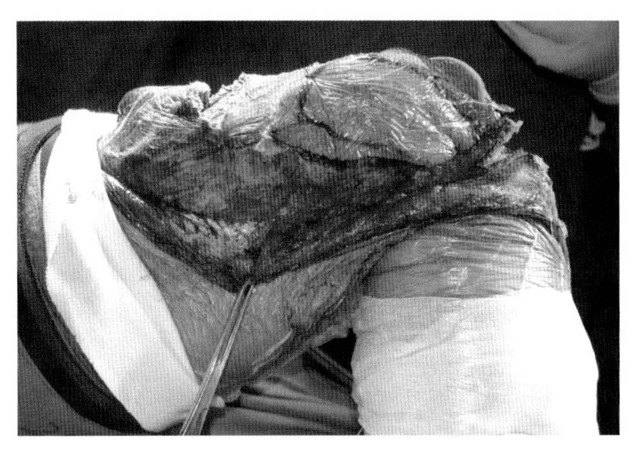

图 10-9 翻开外侧皮瓣，显露股外侧肌至后缘

6．按术前计划量取将要截断肌肉的位置（图 10-10）。

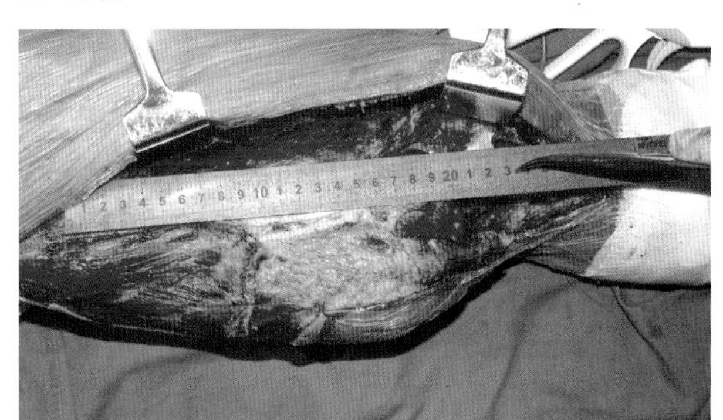

图 10-10 量取将要截断肌肉的位置

7．按量取的位置横行截断肌肉（图 10-11）。

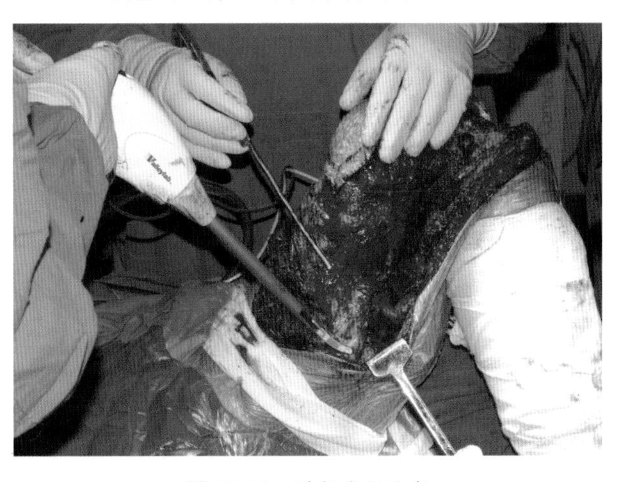

图 10-11 横行截断肌肉

8．分别从股骨内侧、股外侧肌后缘分离至股骨后侧并联通，注意保护后方的血管神经束（图 10-12）。

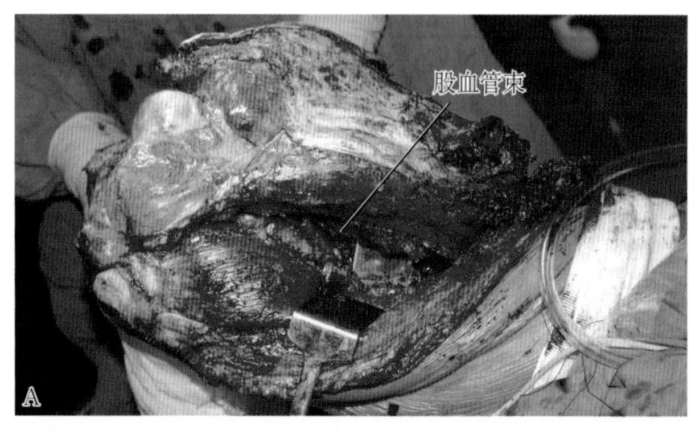

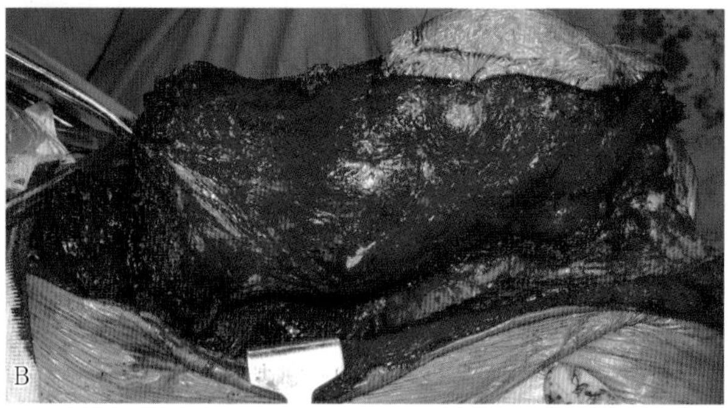

图 10-12A、B 从内外侧分离至股骨后方

9．在股骨后方间隙内铺设间隔物，将股骨及将要切除的组织与保留的正常组织间隔开。在间隔物的隔离保护下，将肿瘤组织及相邻骨膜从股骨表面剥离（图 10-13）。

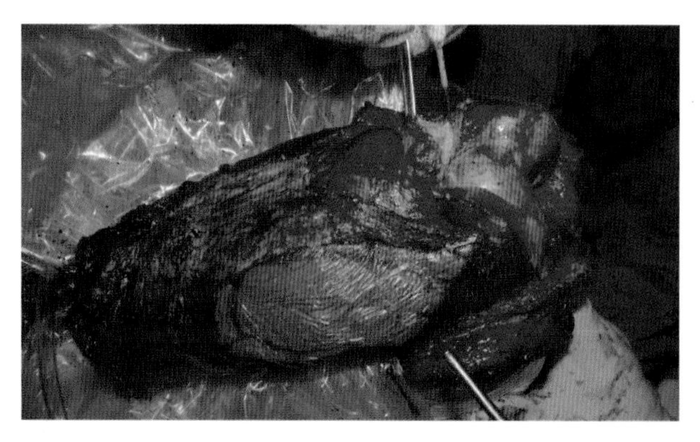

图 10-13A 铺设间隔物，并开始将肿瘤组织及相邻骨膜从股骨表面剥离

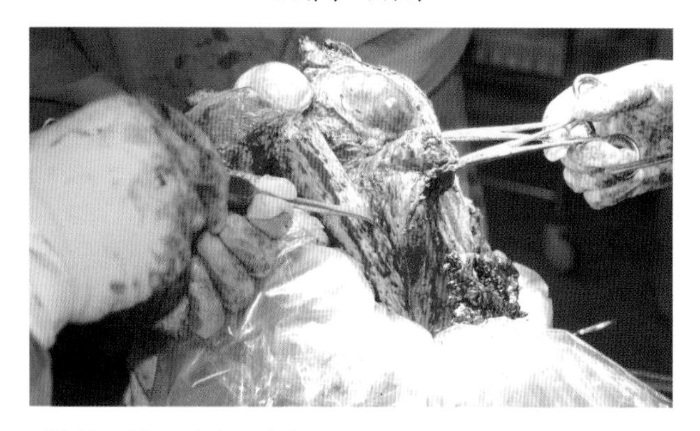

图 10-13B 继续将肿瘤组织及相邻骨膜从股骨表面剥离

10．骨膜下剥离后，在间隔物的隔离保护下去除肿瘤包块（图 10-14）。

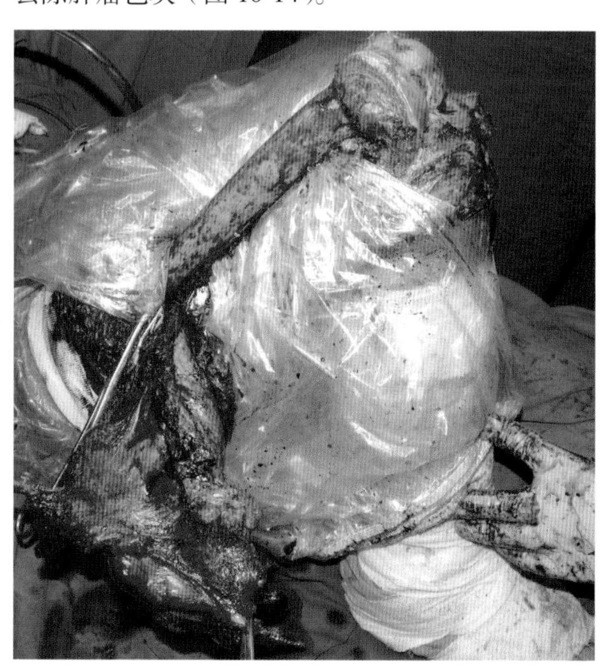

图 10-14 取下肿瘤包块

11．将股骨表面与肿瘤关系紧密之处应用氩气电刀进行烧灼灭活（图 10-15）。

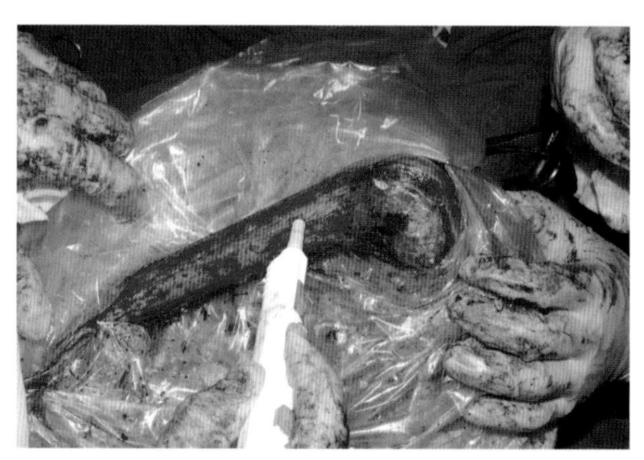

图 10-15A 股骨表面烧灼

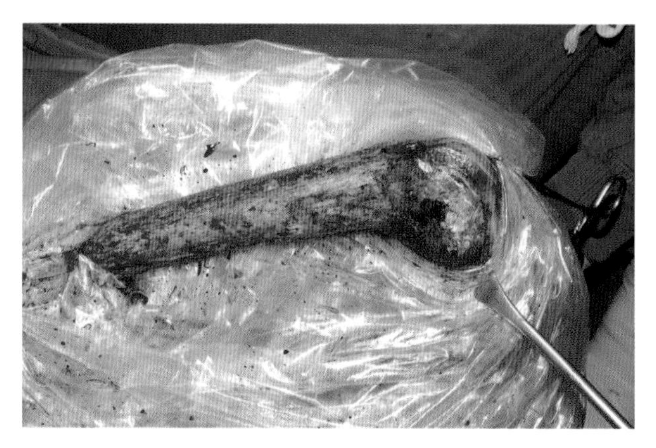

图 10-15B 股骨表面烧灼后

12. 在间隔物的隔离保护下，应用95%酒精浸泡灭活股骨下端骨表面（图10-16）。

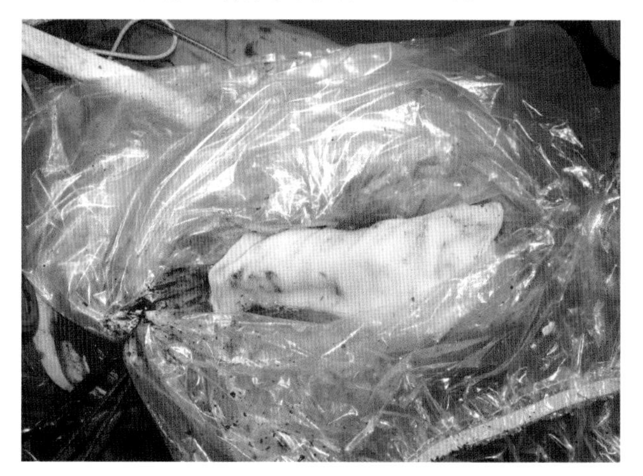

图10-16A　乙醇灭活骨表面

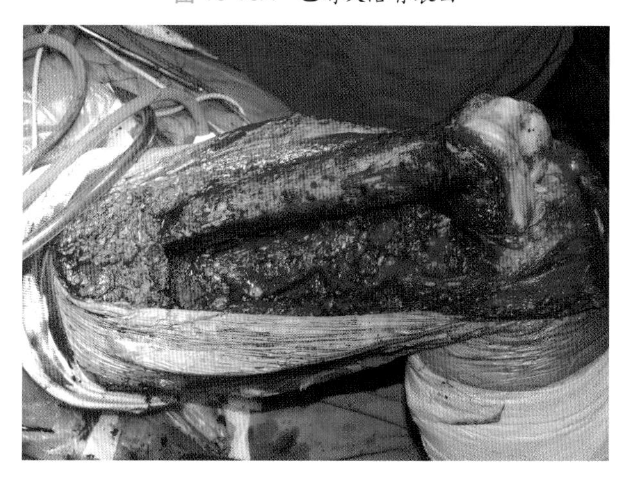

图10-16B　乙醇灭活后的骨表面

13. 从股骨下端关节面钻孔开髓逆行穿入带锁髓内钉，并锁定上下锁钉（图10-17）。

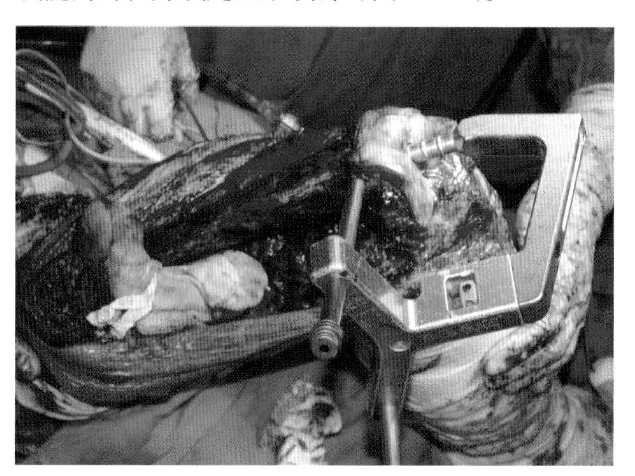

图10-17A　穿入髓内钉

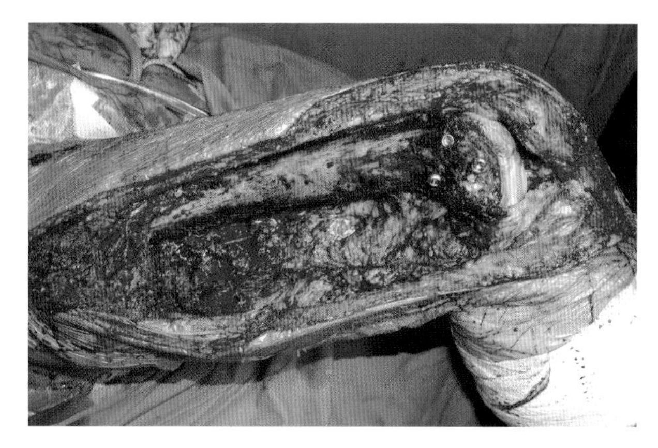

图10-17B　锁定锁钉

14. 止血后冲洗伤口，放置负压引流管2根，逐层缝合髌周扩张部、剩余的股四头肌，缝合皮下组织和皮肤（图10-18）。加压包扎。

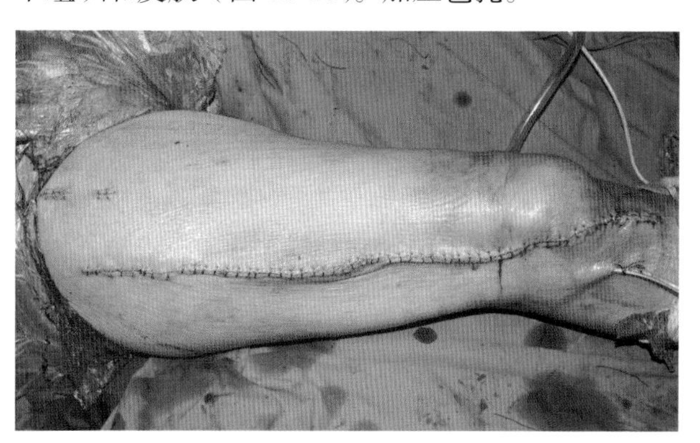

图10-18　缝合后伤口

【术后影像】

见图10-19、图10-20。

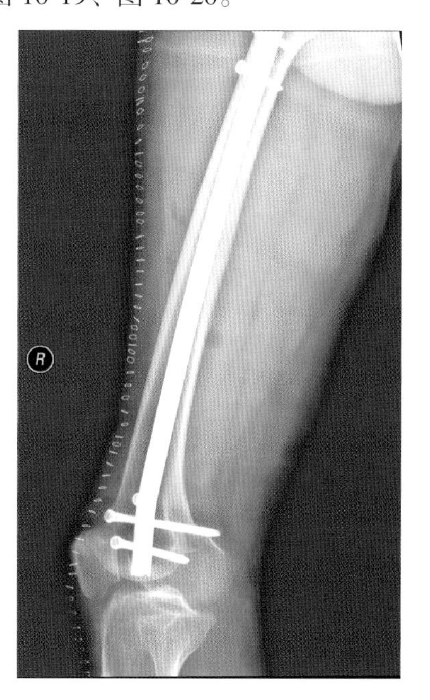

图10-19　术后侧位X线片

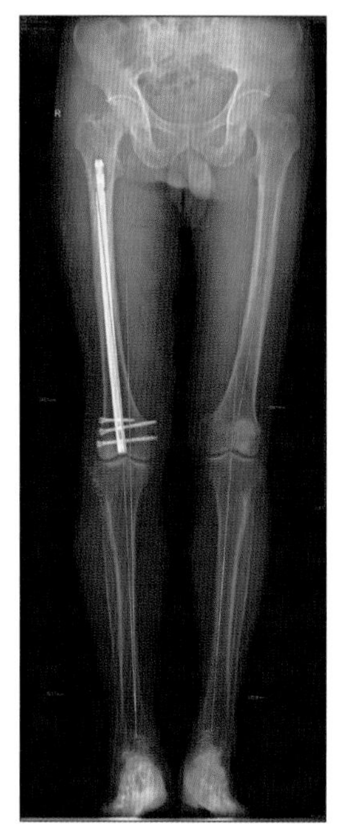

图 10-20　术后下肢全长 X 线片

【术后标本评估】

术后切除标本经福尔马林固定后，从外观和各向剖面，确认是否达到术前计划的外科边界（图 10-21）。

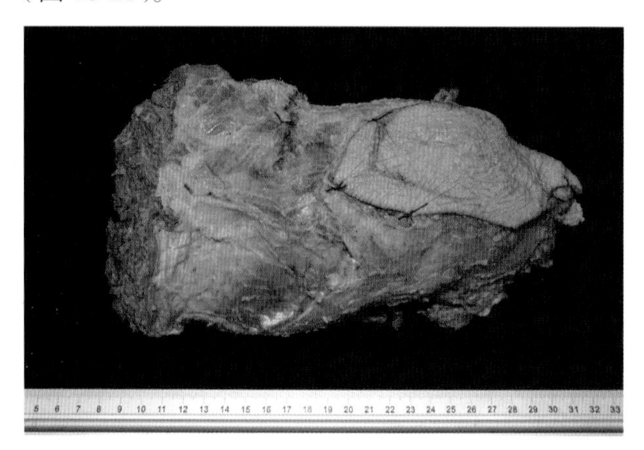

图 10-21A　标本前面

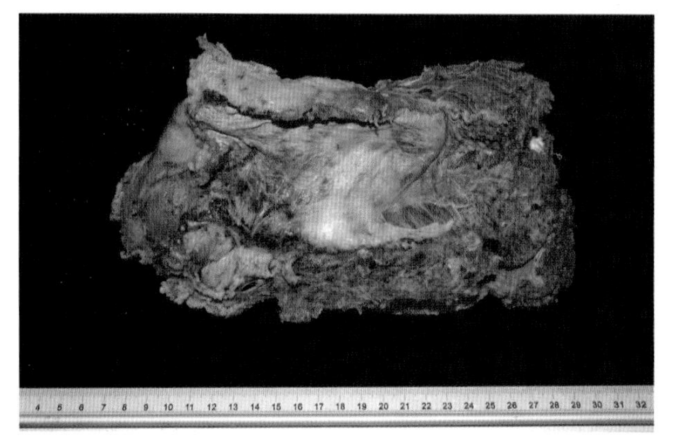

图 10-21B　标本后面，可见切除的骨膜

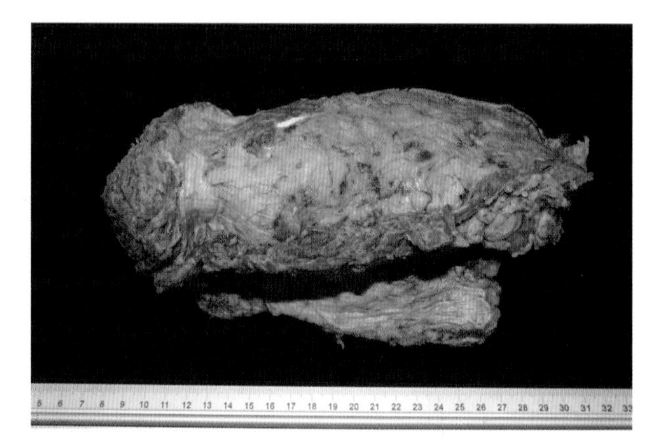

图 10-21C　标本侧面

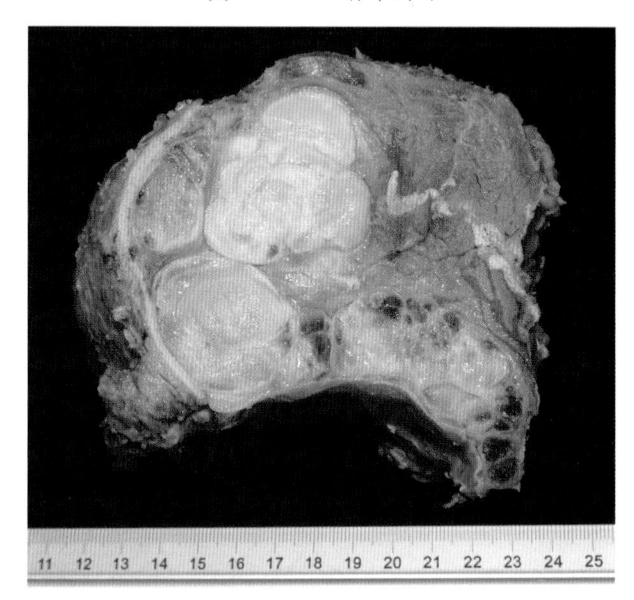

图 10-21D　标本横断面

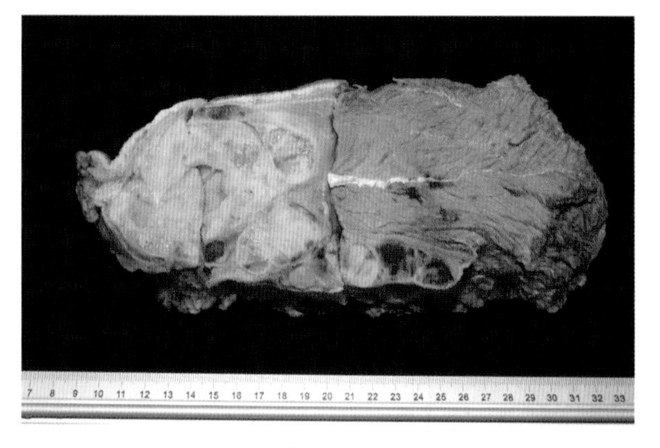

图 10-21E　标本纵剖面

【术后处理】

术后放置负压引流管 1~2 根，待全天（24 小时）引流量少于 20ml 时拔除。术中及术后应用抗生素。术后卧床 4~6 周，待软组织愈合后开始关节屈伸功能锻炼和训练下地行走。卧床期间即可开始肌肉等长收缩的训练。

需要术后化疗的患者，如化验检查无异常，可从术后 2 周（伤口愈合拆线后）开始化疗，如伤口延迟愈合，一般应等到伤口愈合后再开始化疗，因为化疗对于伤口愈合有一定影响。

如认为肿瘤切除范围未达到广泛的外科边界，术后可给予放疗。

【专家点评】

脂肪肉瘤是肢体最常见的软组织肉瘤之一。常发生于深筋膜深层，肌肉组织内或肌肉间隙内。发生在上述部位的脂肪类肿瘤，如果体积较大，即使 MRI 表现为均一的脂肪信号，也不能排除高分化脂肪肉瘤的可能。

对于深筋膜深层软组织肿瘤，体积较大者（一般长径大于 5cm），恶性较为多见。因软组织肿瘤影像学特征多不典型，所以穿刺活检显得更为重要。但对于体积较大的尤其考虑脂肪瘤恶变为脂肪肉瘤的病灶，因组织分化不均，穿刺活检的可靠性较低。

大部分的软组织肉瘤放化疗不很敏感，所以外科治疗，切除达到广泛的外科边界至关重要。放疗一般应用于因解剖或其他原因无法达到边界要求者。近年术前放疗报道较多，但效果得到广泛认可尚需时间。

因大部分的软组织肉瘤化疗不很敏感，所以术后是否化疗，意见不统一。但多数学者认为高恶软组织肉瘤术后应行化疗。

软组织肉瘤除肺转移外，区域淋巴结转移也较为常见，所以术后随诊的重点应放在这两个部位。

（郝　林）

上臂深层软组织肉瘤切除术

【手术适应证】

1. 上臂筋膜深层原发（复发）软组织肉瘤，良性侵袭性软组织肿瘤（如韧带样纤维瘤）；部分转移性软组织肿瘤。

2. 肿瘤水平肱血管束和神经未受侵，位于肿瘤间室外或反应区外，手术中可疏松分离。

3. 关节内无裸露肿瘤，关节液未受侵；或虽有侵犯但可通过关节外切除获得可接受的外科边界。

4. 广泛切除肿瘤后，存留可接受的软组织覆盖；或通过软组织转移获得可接受的软组织覆盖。

【应用解剖】

1. 上臂软组织在两侧发出内、外侧肌间隔，分隔前后群肌肉。臂外侧肌间隔下起肱骨外上髁，沿肱骨外侧缘上续三角肌抵止的后面。隔前面上半有肱肌起始，下半有肱桡肌和桡侧腕长伸肌起始。在中下1/3交界处恰在三角肌止点下外方，桡神经穿臂外侧肌间隔至臂前区，桡神经在此处易受损伤。臂内侧肌间隔下起肱骨内上髁，沿肱骨内内缘与喙肱肌腱交织，终于背阔肌平面的小结节嵴。

2. 头静脉沿肱二头肌外侧沟上行，是保持静脉回流的重要血管，也是该区域手术的重要解剖标志。臂血管神经束包括肱动静脉、正中神经、肌皮神经、桡神经、尺神经和前臂内侧皮神经等行于肱二头肌内侧沟中。当肿瘤于内侧有较大软组织肿块时，常与臂血管束关系紧密。术前应判断好血管处能否取得可接受的外科边界，术中仔细分离，必要时将血管外膜连同肿块一并切除（图 11-1）。

3. 该部位软组织肉瘤切除时，为达到广泛的外科边界，应合理评估取舍术中上臂肌肉的去留量，不应为更多功能的保留而牺牲外科边界。

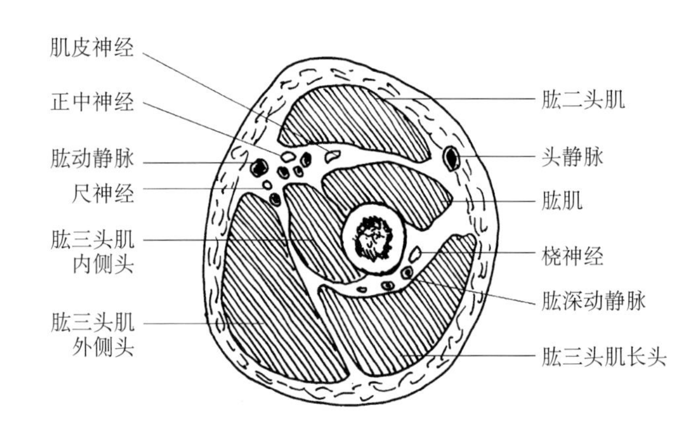

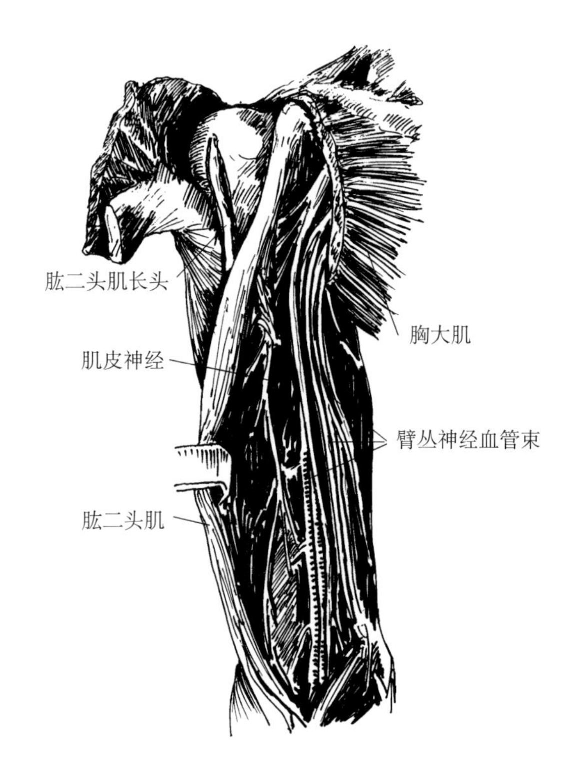

图 11-1　上臂中段横断及血管神经解剖图

4. 肩关节腔有软骨面和滑膜及肩袖肌肉包裹，一般而言肿瘤很少突破这些包裹进入关节腔。但当有通关节病理骨折、不当的手术或活检等因素时，肿瘤有可能进入关节腔，手术时应酌情行关节外切除。

【病例介绍】

男性，39岁，发现左上臂包块6个月，加重伴疼痛、肿胀3个月。患者6个月前无明显诱因发现左上臂前侧包块，约2cm×2cm大小，无疼痛，未在意，未做特殊诊治。包块渐增大，局部胀痛感，在当地医院行切开活检示软组织恶性肿瘤，至我院病理科会诊考虑诊断：横纹肌肉瘤，为进一步诊治收入我科。

入院查体：患者左上臂上段前外侧隆起软组织肿块，可见约2cm长纵行切开活检手术瘢痕，周围皮肤颜色发红，缝线未拆除。触诊局部肿物质韧，活动不明显，轻压痛。肢体远端血运、感觉正常。肩肘关节活动未见明显受限。左上臂肌肉无明显萎缩。

影像学表现：左上臂正侧位X线片肱骨未见异常，但可见上臂中上段前外侧较大软组织肿物影。MRI显示上臂深筋膜深层中上段前外侧较大软组织肿物，切开活检后肿瘤侵及皮下区域。肿物内信号欠均匀，伴增强后不均匀强化。三角肌及肱二头肌受推挤但基本正常。肿物虽较大但局限于上臂前间室，主要血管神经并未受侵（图11-2 ~图11-4）。

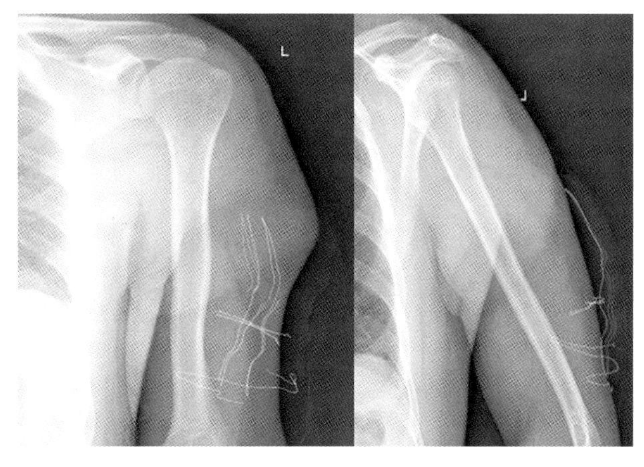

图11-2 左肱骨正侧位X线平片，可见软组织肿物影

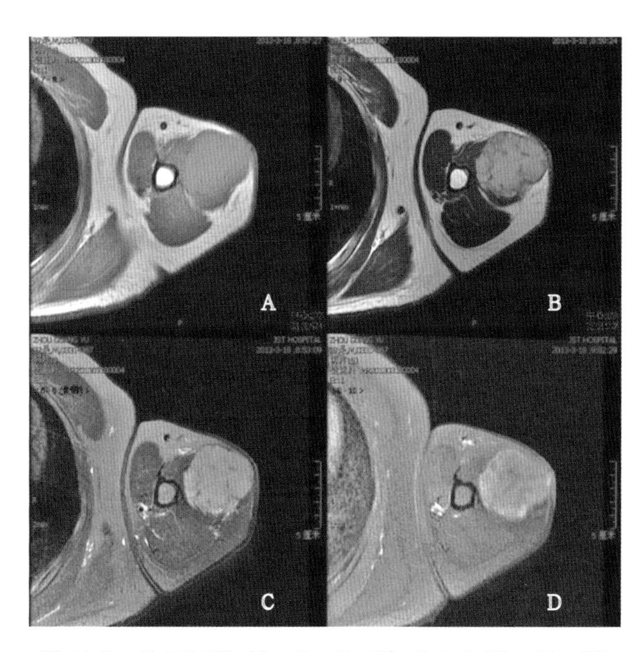

图11-3 横断MRI（A、B、C、D）依次为T1、T2、T2抑脂及T1增强抑脂加权像显示肿瘤范围及与周围结构关系，肱骨信号未见异常，上臂血管神经束未受侵

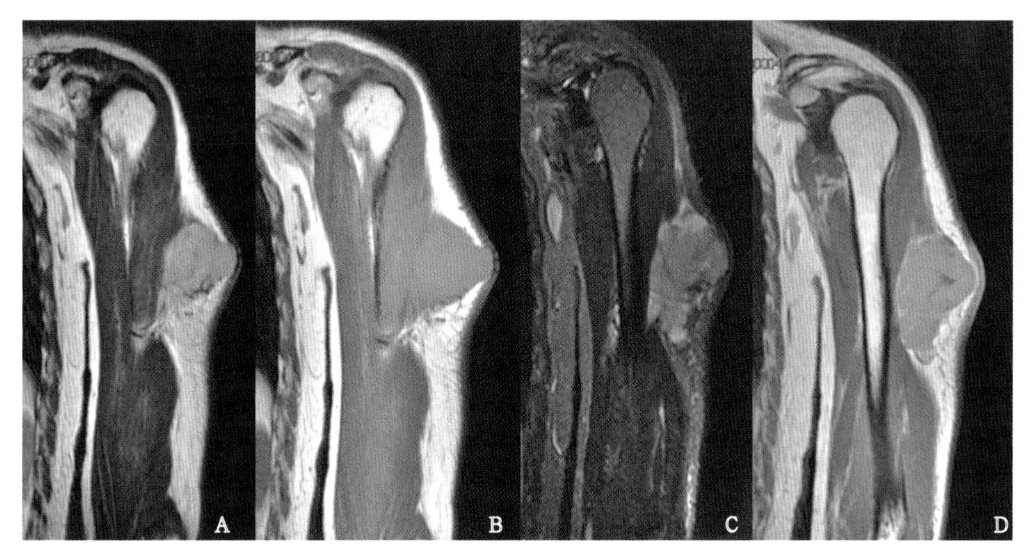

图11-4 冠状位MRI（A、B、C、D）依次为T2、T1、TI抑脂、T1增强加权像显示三角肌及肱二头肌受压，病变侵及皮下组织

【术前设计】

此病例肿瘤处于上臂前侧肌间隔内，肿瘤深层压迫三角肌及肱二头肌，故切除应包括部分三角肌及肱二头肌。肿瘤浅层侵及皮下浅层组织，并由于切开活检造成活检周围皮肤发红，有肿瘤浸润可能，应于受侵皮肤外5cm切除。长轴方向上应远离肿瘤5cm以上正常肌肉内横断。肿瘤未侵及肱骨及上臂血管神经束。如图11-5所示。

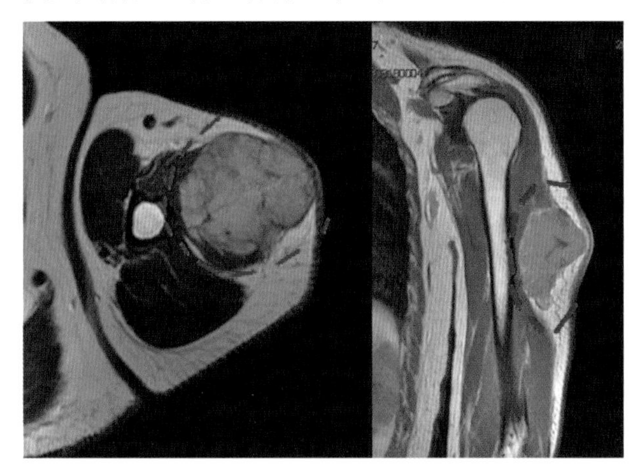

图11-5 广泛切除范围模式图

【手术过程】

1. 患者麻醉后取平卧位，肿瘤位于上臂近段未上止血带。

2. 因肿块偏于前外侧，故取上臂中上段前外侧梭形切口。切口经过原手术瘢痕，并梭形切除此瘢痕及皮肤软组织受侵区域（图11-6）。

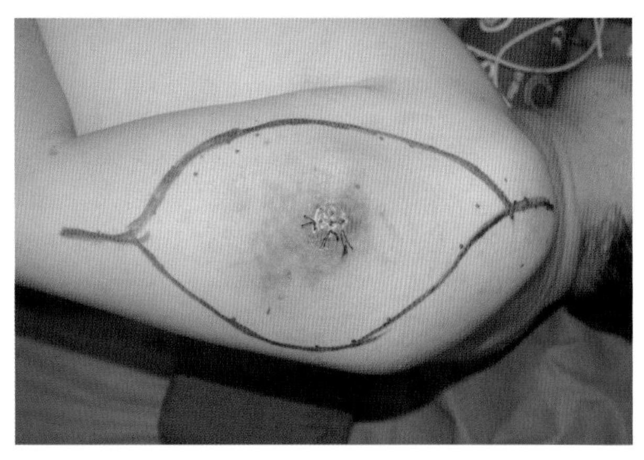

图11-6 手术切口

3. 沿切口线逐层切开皮肤及皮下组织，将原手术瘢痕及周围与肿块较邻近的经过的皮肤及深层组织全层连同肿瘤一并切除。为防止脱落，将切除的皮肤皮下与深层组织全层边缘缝合（图11-7）。

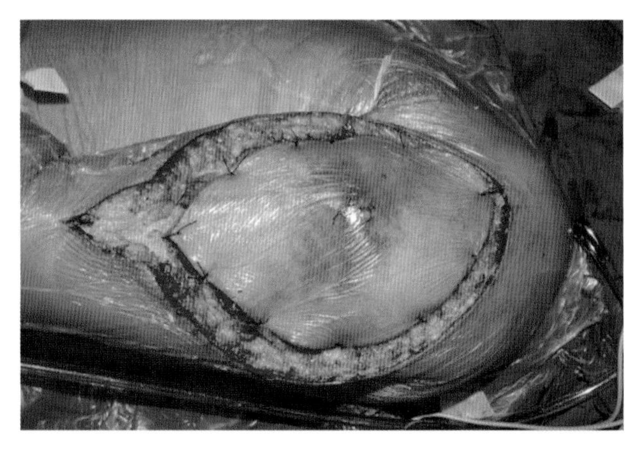

图11-7 切开皮肤及皮下组织，缝合固定要切除的皮肤及深层组织

4. 切开深筋膜，向四周游离，显露病变近段的三角肌及外后侧的肱三头肌及前内侧肱二头肌，并离断受侵之肌肉（图11-8、图11-9）。

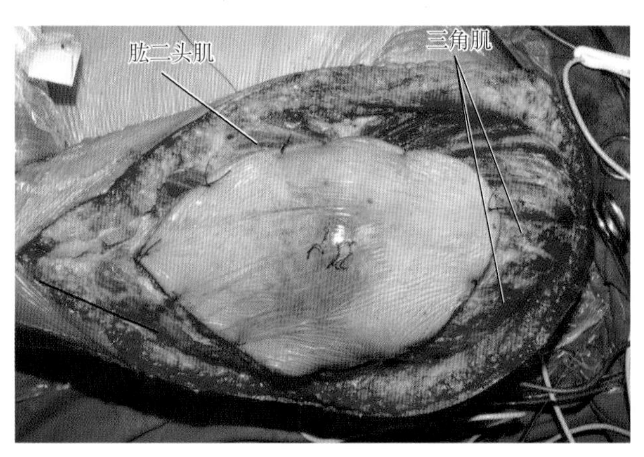

图11-8 显露游离深层的肌肉组织

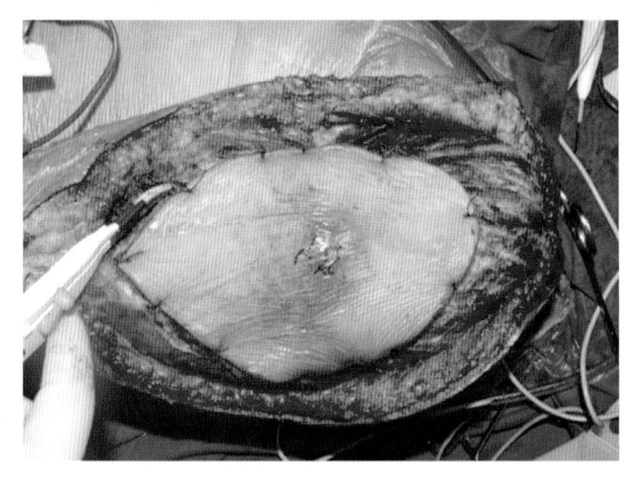

图11-9 使用LIGASURE切断深层受侵肌肉，避免由于肌肉收缩影响肿瘤切除边界

5. 游离保护桡神经及其伴行血管（图11-10）。

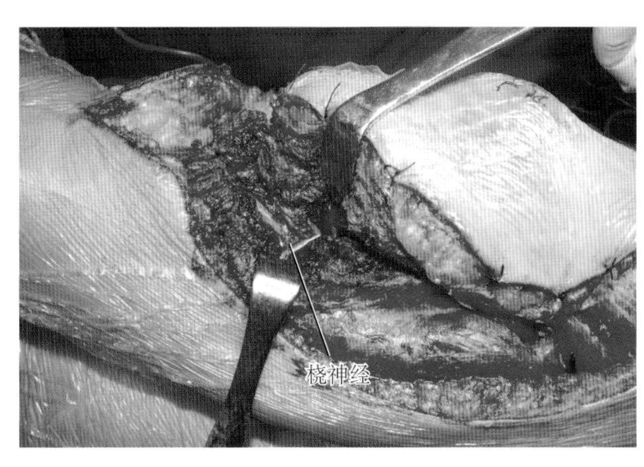

图 11-10　切断病变远端三角肌，游离保护未受侵的桡神经及其伴行的肱深血管

6．显露三角肌不同起点，离断三角肌起点。显露并离断支配三角肌的腋神经及其伴行血管（图 11-11、图 11-12）。

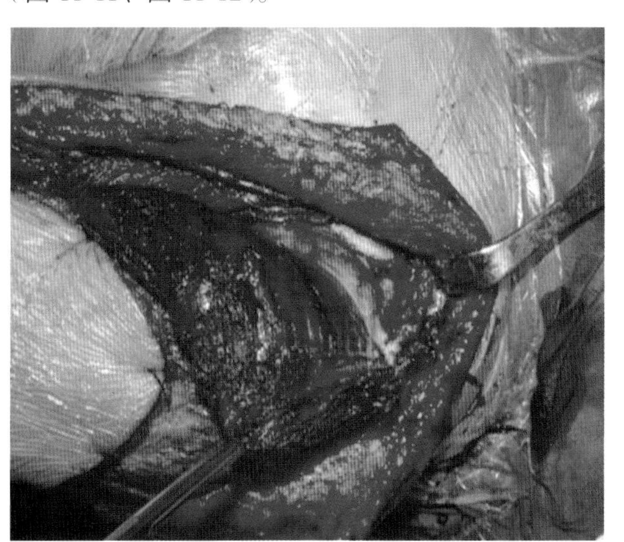

图 11-11　从前侧锁骨、峰离及后侧肩胛冈离断三角肌起点

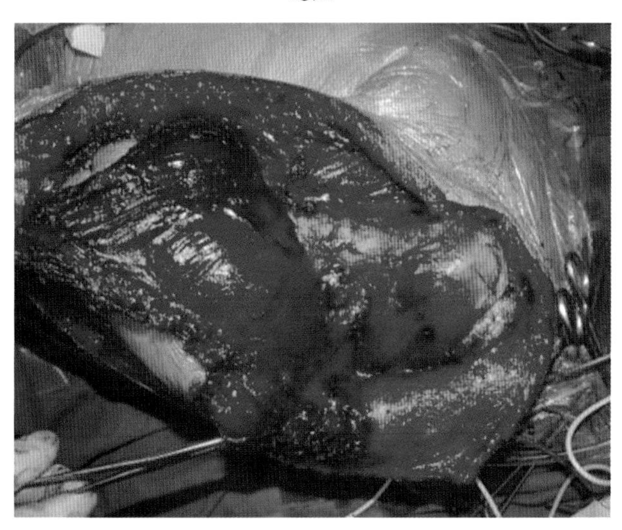

图 11-12　离断支配三角肌的腋神经及伴行的旋肱后血管

7．从肱骨骨膜下剥离，作为肿瘤切除的外科边界（图 11-13）。

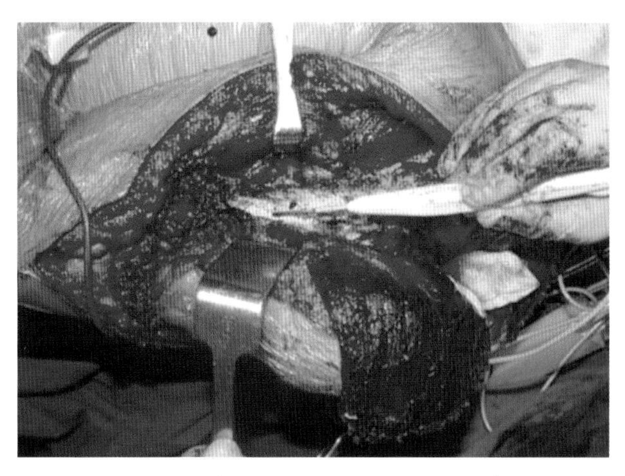

图 11-13　肱骨未受侵，从肱骨骨膜下剥离，作为肿瘤切除的外科边界

8．肿瘤切除后手术区域外观（图 11-14）。

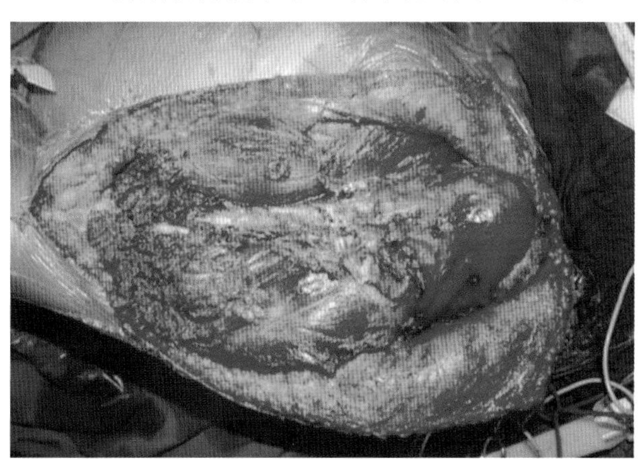

图 11-14　肿瘤切除后手术区域外观

9．将内外侧肌肉缝合固定，覆盖肱骨。缝合伤口远近端深筋膜及皮下组织（图 11-15、图 11-16）。

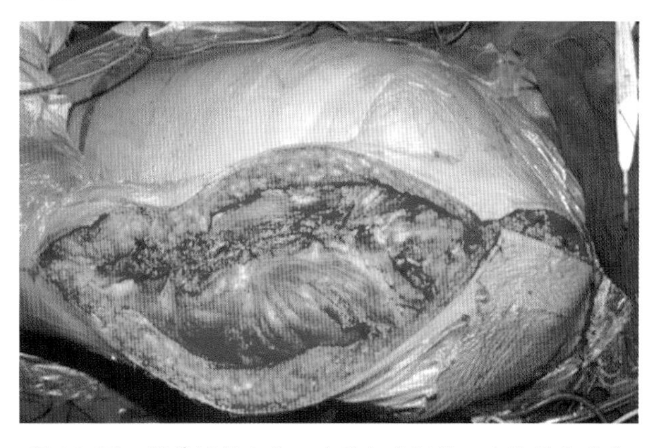

图 11-15　将前侧剩余肱二头肌与后侧肱三头肌缝合以覆盖肱骨暴露区域

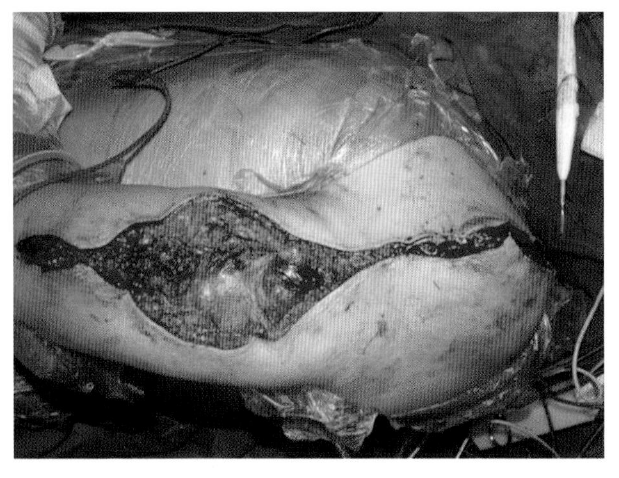

图 11-16 缝合远近端深筋膜及皮下，伤口中段皮肤软组织缺损

10. 游离取皮植皮覆盖伤口中段皮肤软组织缺损（图 11-17）。

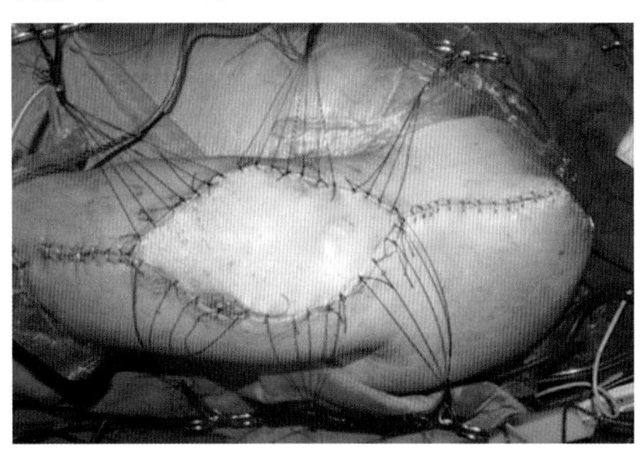

图 11-17 后背游离取皮植皮覆盖皮肤软组织缺损区，打包缝合固定

【术后影像】

见图 11-18。

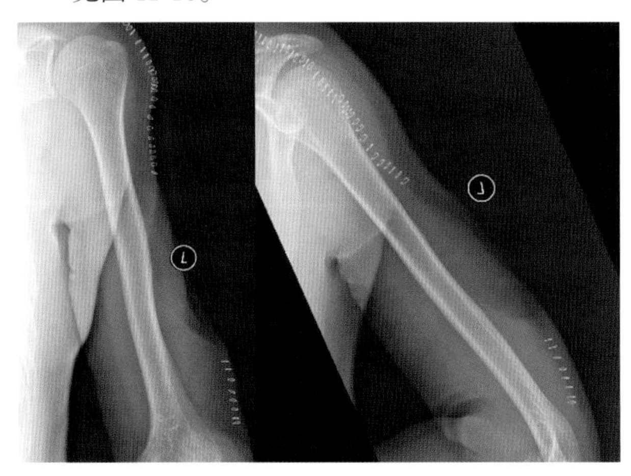

图 11-18 术后正侧位 X 线片

【术后标本评估】

术后切除标本经福尔马林固定后，从外观和各向剖面，确认是否达到术前计划的广泛外科边界（图 11-19）。

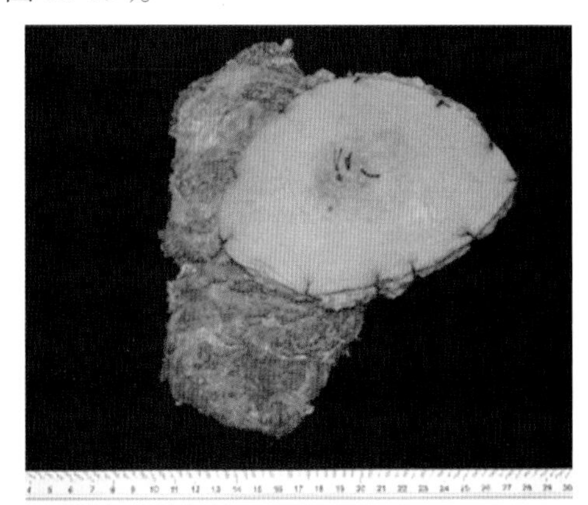

图 11-19A 标本前面

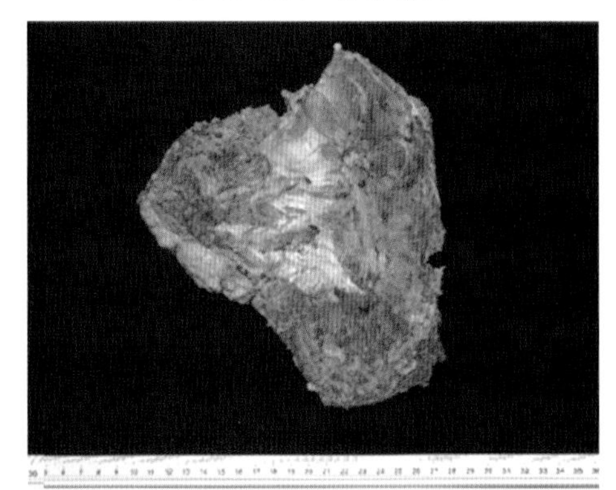

图 11-19B 标本后面

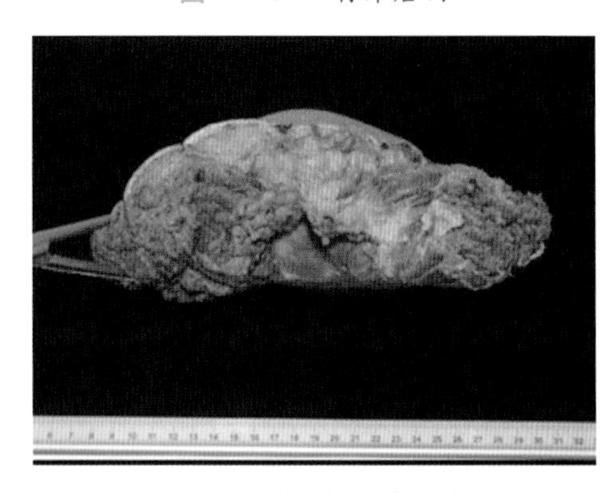

图 11-19C 标本内侧面

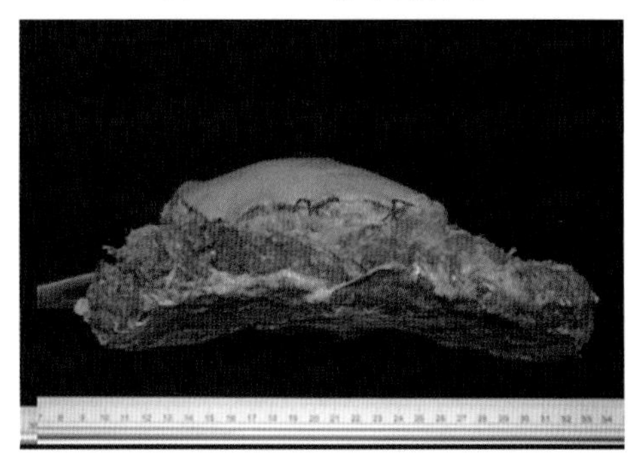

图 11-19D 标本外侧面

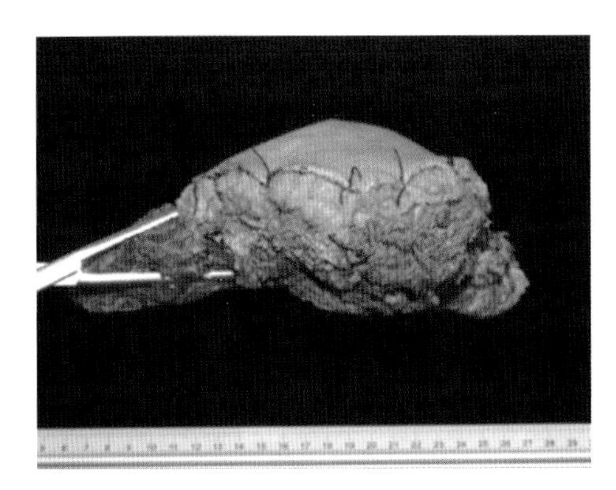

图 11-19E　标本远端

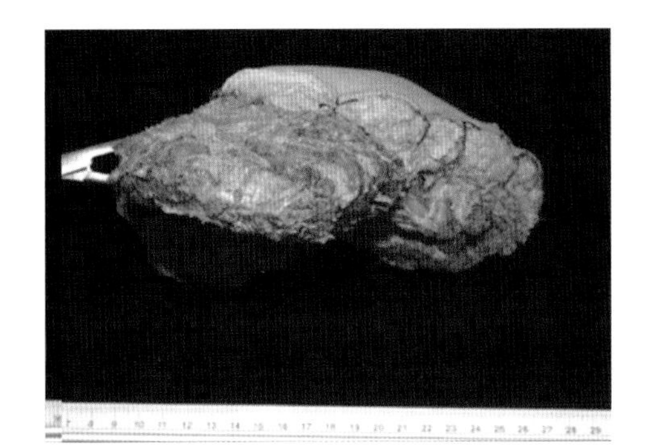

图 11-19F　标本近端

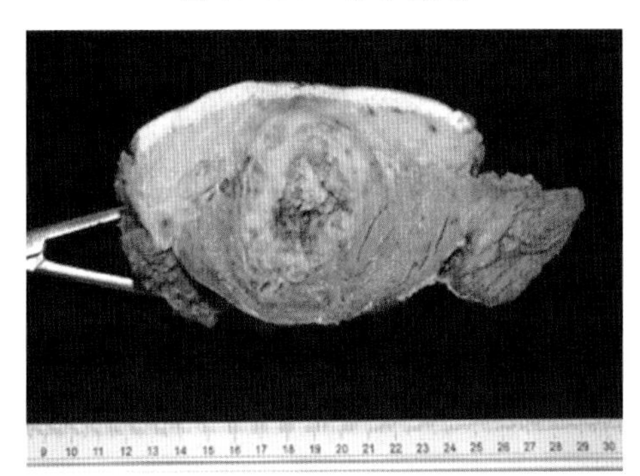

图 11-19G　标本横剖面

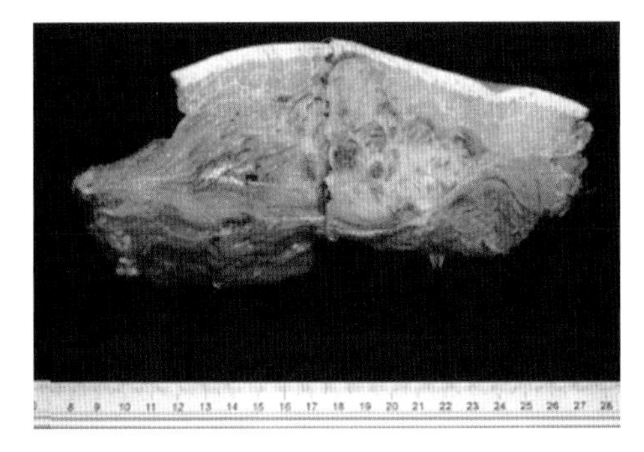

图 11-19H　标本纵剖面

【术后处理】

术后放置负压引流管 1~2 根，待全天（24 小时）引流量少于 20ml 时拔除。术中及术后应用抗生素。术后待软组织愈合后开始关节屈伸功能锻炼。

需要术后放化疗的患者，如化验检查无异常，可从术后 2~3 周（伤口愈合拆线后）开始放化疗，如伤口延迟愈合，一般应等到伤口愈合后再开始放化疗，因为放化疗对于伤口愈合有一定影响。

如认为肿瘤切除范围不够广泛边界，术后可给予放疗。

【专家点评】

对于深筋膜深层软组织肿瘤，体积较大者（一般长径大于 5cm），恶性较为多见。软组织肿瘤影像学特征多不典型，虽然近年来 MRI 的进展对软组织肿瘤的诊断帮助越来越大，但术前活检仍是诊断常规，首选穿刺活检。

横纹肌肉瘤是肢体常见的软组织肉瘤之一。常发生于深筋膜深层的肌肉组织内。根据分型不同，分别可见于儿童和成年人。横纹肌肉瘤属高度恶性软组织肉瘤，多发生血行转移，但也可出现淋巴结转移。

外科手术切除仍然是横纹肌肉瘤最有效的治疗手段，能够达到广泛的外科边界，是减少肿瘤复发的重要因素。放疗一般应用于因解剖或其他原因无法达到广泛切除边界要求者。因大部分的软组织肉瘤对化疗不很敏感，所以术后是否化疗，意见不统一。但多数学者认为高度恶性软组织肉瘤术后应行化疗。化疗方案并未统一，常用的药物包括异环磷酰胺、阿霉素等化疗药。

（赵海涛）

12 骨盆后侧深层软组织肉瘤切除术

【手术适应证】

1．骨盆后侧深层区域内原发（复发）软组织肉瘤，良性侵袭性软组织肿瘤（如韧带样纤维瘤）；部分转移性软组织肿瘤。

2．肿瘤水平重要血管束和神经未受侵，位于肿瘤间室外或反应区外，手术中可疏松分离。

3．关节内无裸露肿瘤，关节液未受侵；或虽有侵犯但可通过关节外切除获得可接受的外科边界。

4．广泛切除肿瘤后，存留可接受的软组织覆盖；或通过软组织转移获得可接受的软组织覆盖。

【应用解剖】

1．臀髋外侧区皮下组织比臀区稍薄，此区肌肉前为阔筋膜张肌，后为臀大肌，中为臀中肌。臀筋膜向下前移行于阔筋膜。覆盖臀中肌的筋膜坚厚致密，臀中肌肌束起于其上，实为髂胫束的一部分。阔筋膜张肌夹于两层阔筋膜中间。

2．阔筋膜张肌从髂前上棘下行，臀大肌从髂嵴后 1/3 和骶骨背面斜向下前行，两肌分别止于髂胫束前后缘，覆盖髋区外面，与肩部三角肌相似。因此，两肌合称髋三角肌。该部位软组织肉瘤切除时，为达到广泛的外科边界，应合理评估取舍术中肌肉的去留量，不应为更多功能的保留而牺牲外科边界（图 12-1）。

3．臀部主要的血管、神经均经过坐骨大孔出盆腔。坐骨神经一般经梨状肌下缘出坐骨大孔离开骨盆，为人体最粗的神经。坐骨神经在股骨大转子与坐骨结节之间下行，在臀部位于臀大肌的覆盖下。臀上动脉起于髂内动脉，与臀上神经伴行，其浅支主要供应臀大肌。臀上神经主要支配臀中小肌及阔筋膜张肌。臀下动脉分支支配臀大肌。臀下神经为骶丛分支，支配臀大肌。由髂内动脉分出的臀上下动脉及由股深动脉分出的旋股外侧动脉及第一穿动脉在臀后部做成十字吻合。

【病例介绍】

男性，29 岁，发现右髋前外侧肿物，逐渐增大伴轻度疼痛 4 个月。患者 4 个月前无明显诱因发现右髋前外侧肿物，无明显症状，自觉肿物逐

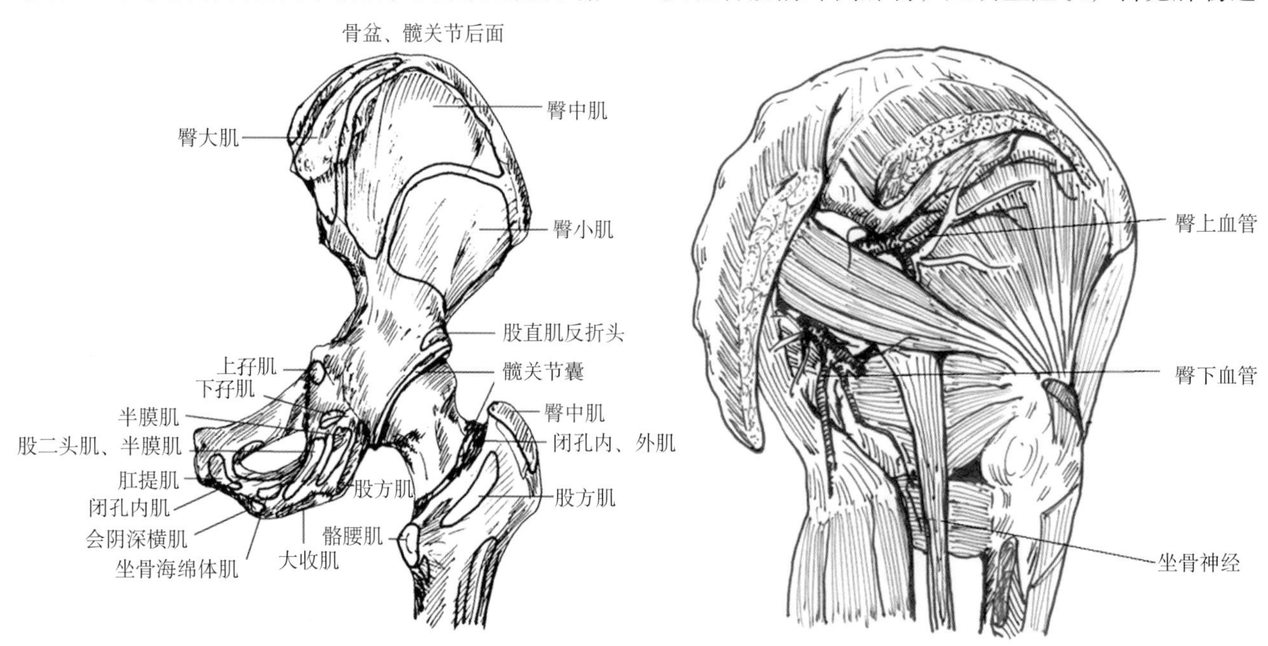

图 12-1　骨盆后侧解剖示意图

渐增大。于外院影像学检查发现右骨盆区软组织肿物，为进一步诊治，收入我院。

入院查体：右侧骨盆区前外侧肿胀，未见静脉曲张及破溃，皮温较健测相同部位略高，局部可及一质韧肿物，约 15cm×15cm 大小，边界欠清，质韧，活动度差，无压痛，未及血管杂音。右髋关节活动基本正常，髋关节内收、后伸略受限。

影像学表现：骨盆 X 线片股骨未见异常，但可见右骨盆髋部外侧较大软组织肿物影。MRI 显示阔筋膜张肌下段较大软组织肿物，肿瘤远段主要位于阔筋膜张肌内，向近段延伸臀中肌逐渐受侵，与缝匠肌、股直肌及髂腰肌相邻，但未受侵。肿物内信号基本均匀，T1 呈低信号，T2 呈不均匀中高信号，伴不均匀强化（图 12-2、图 12-3）。

入院诊断为软组织恶性肿瘤，经穿刺活检病理诊断为：恶性外周神经鞘瘤。

【术前设计】

此病例肿瘤右侧骨盆区及髋部前外侧。肿瘤位于深筋膜深层，肿瘤远段主要位于阔筋膜张肌内，向近段延伸臀中肌逐渐受侵，与缝匠肌、股直肌及髂腰肌相邻，但未受侵。病变侵及大部阔筋膜张肌，应于阔筋膜张肌起止点离断去除肌肉，同时去除受侵之臀中肌。肿瘤远端临近股骨粗隆处，但骨质未受侵。如图 12-4 所示。

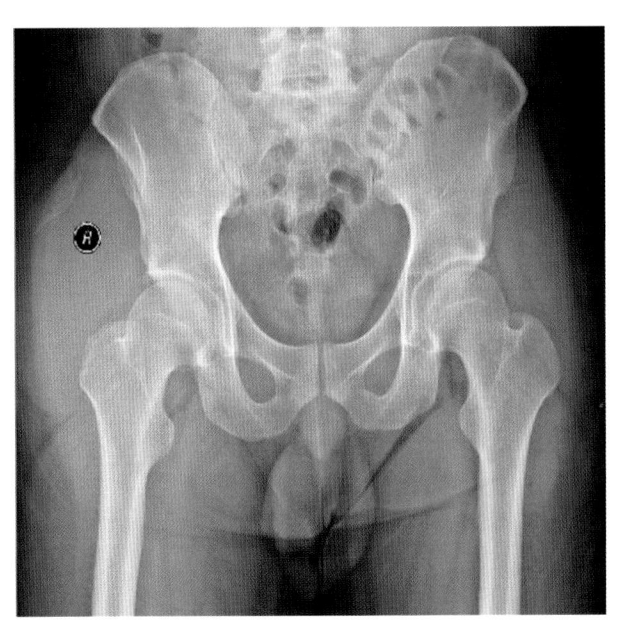

图 12-2　骨盆正位 X 线片，可见软组织肿物影

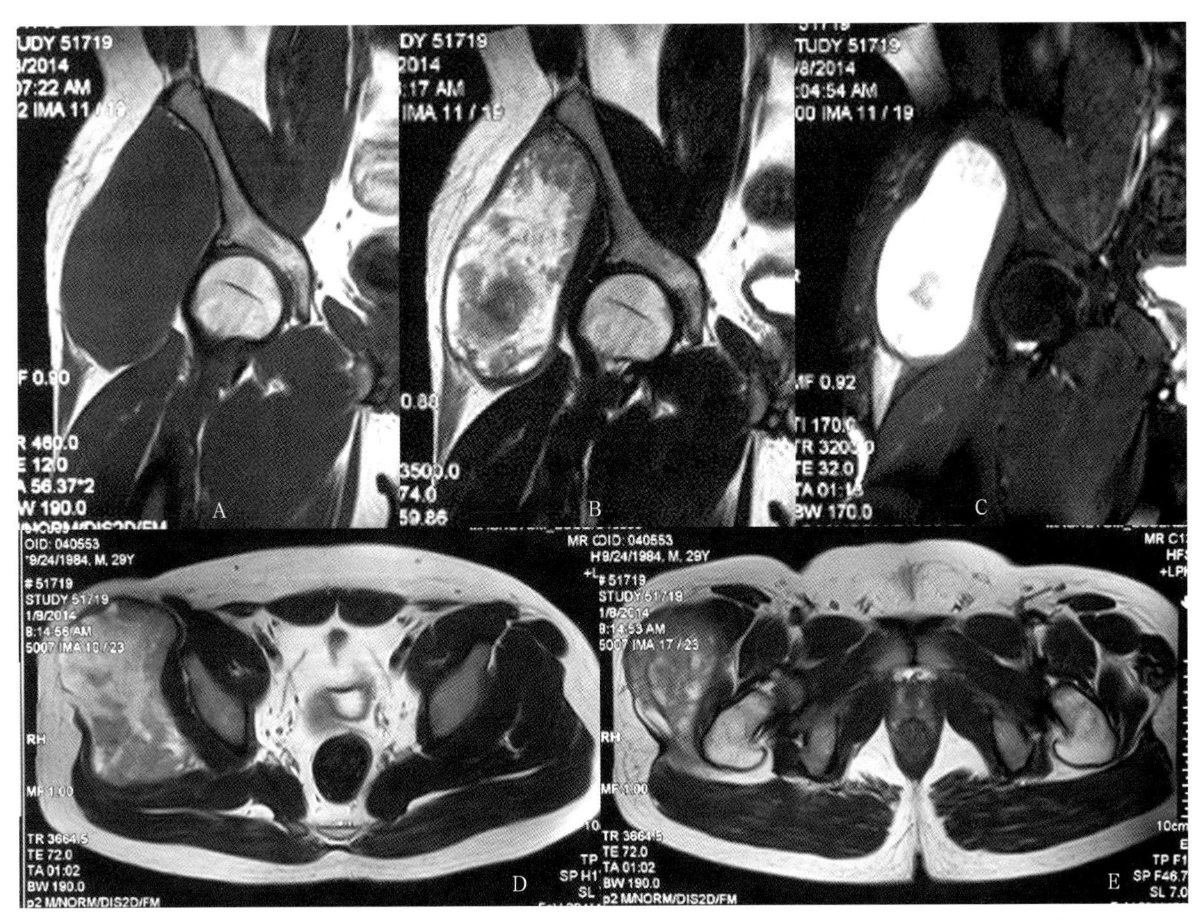

图 12-3　MR 冠状位（A、B、C）依次为 T1、T2、T2 抑脂加权像显示肿瘤范围。MR 横断位（D、E）T2 加权像显示肿瘤范围

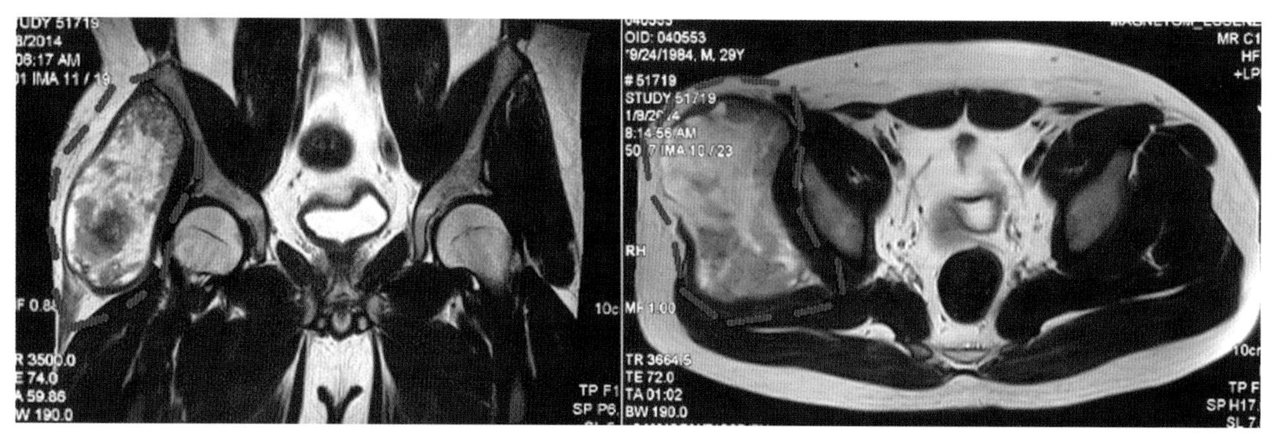

图 12-4 广泛切除范围模式图

【手术过程】

1. 患者麻醉后取左侧卧位。

2. 因肿块偏于右骨盆髋部前外侧，故取右髋部前外侧切口。梭形切口去除穿刺活检道（图 12-5）。

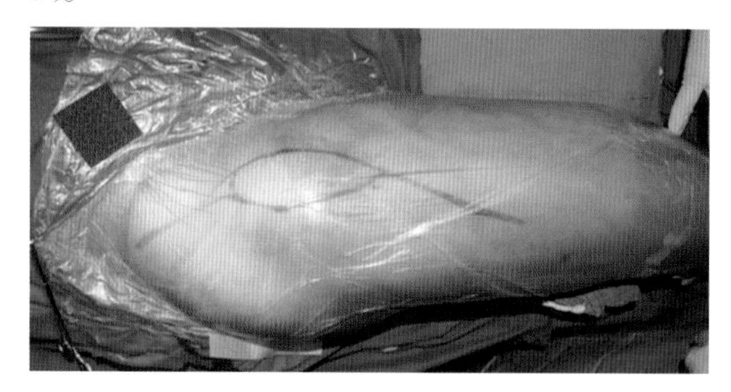

图 12-5 手术切口

3. 沿切口线逐层切开皮肤皮下，将穿刺活检道及周围与肿块较邻近的经过的皮肤及深层组织全层连同肿瘤一并切除（图 12-6）。

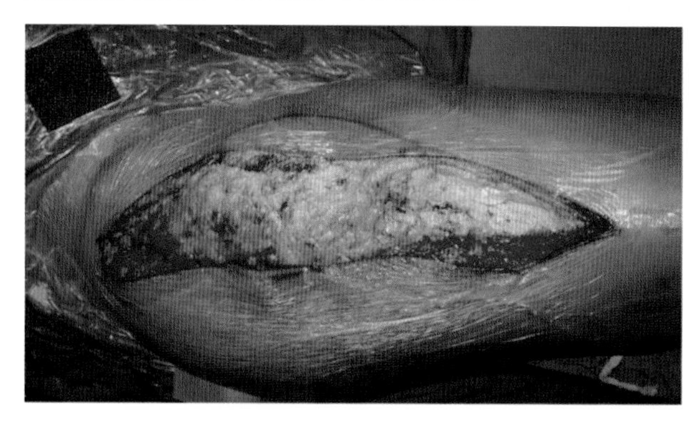

图 12-6 切开皮肤皮下

4. 后侧于臀大肌前缘切开深筋膜，于臀大肌与阔筋膜张肌间隙游离，注意保护坐骨神经。（图 12-7、图 12-8）。

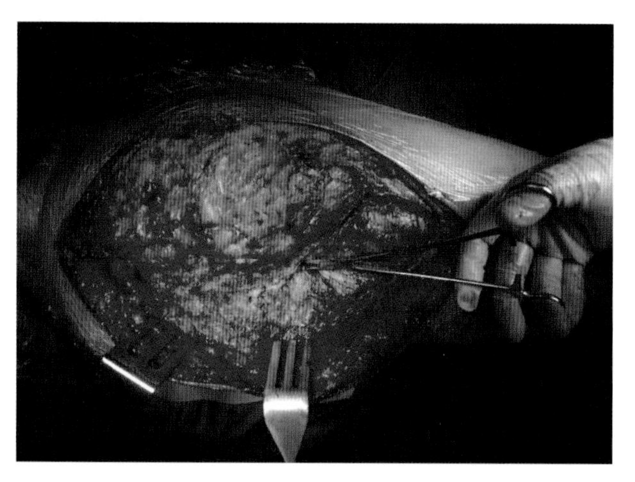

图 12-7 后侧于臀大肌前缘切开深筋膜

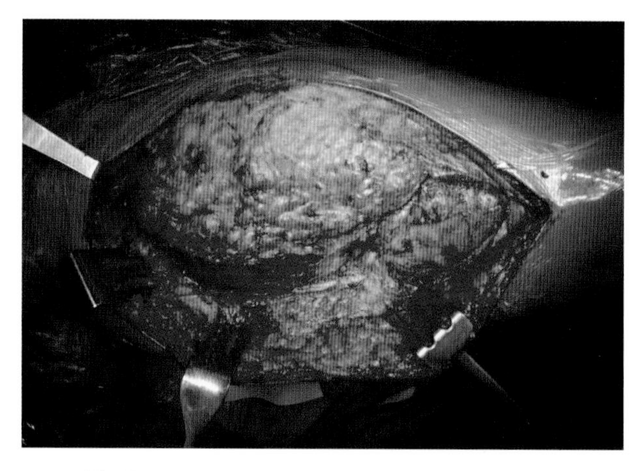

图 12-8 于臀大肌与阔筋膜张肌之间间隙分离

5. 前侧于缝匠肌边缘切开深筋膜，于阔筋膜张肌与缝匠肌、股直肌及股外侧肌间隙游离（图 12-9）。

6. 分别于阔筋膜张肌起止点离断肌肉附丽（图 12-10、图 12-11）。

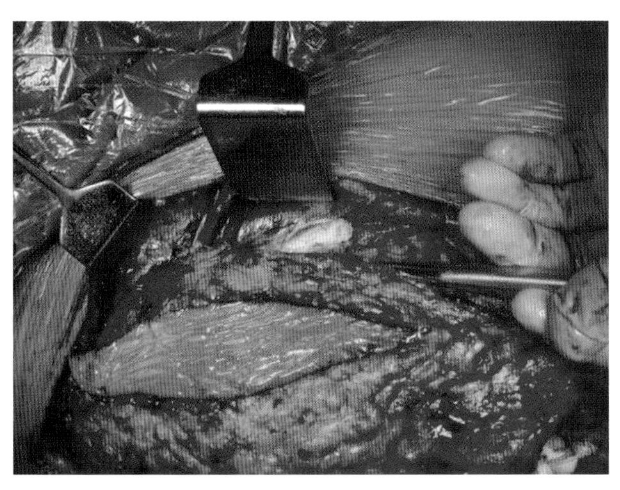

图 12-9　前侧也于深筋膜浅层分离，向内见缝匠肌切开深筋膜，于阔筋膜张肌与缝匠肌、股直肌及股外侧肌之间间隙分离

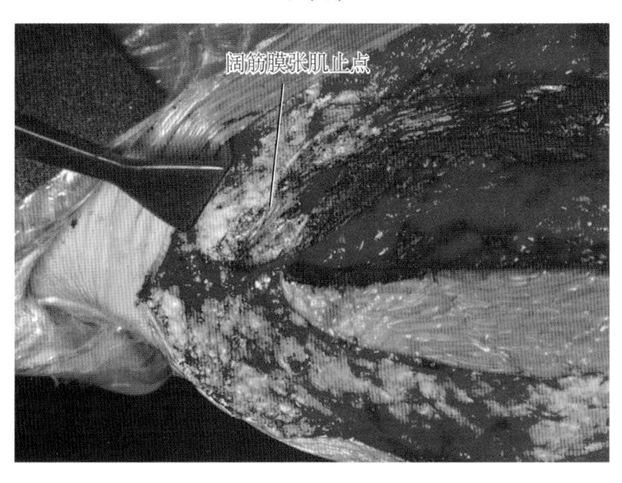

图 12-10　于髂前上棘离断阔筋膜张肌起点

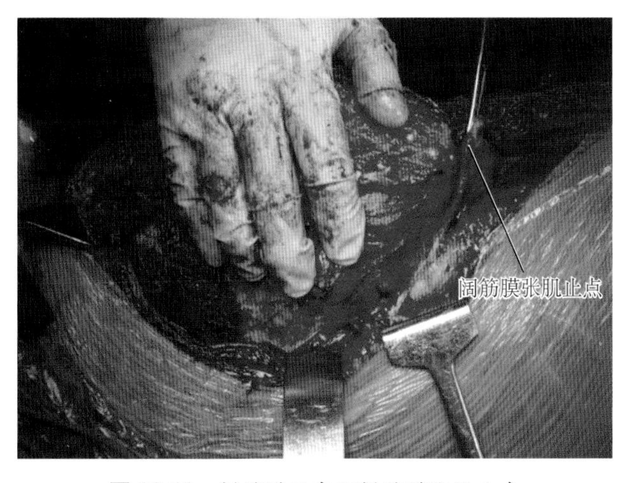

图 12-11　阔筋膜处离断阔筋膜张肌止点

7．于髋关节囊表面游离，使用 LIGASURE 离断受侵之臀中肌，避免因肌肉收缩影响切除边界（图 12-12、图 12-13）

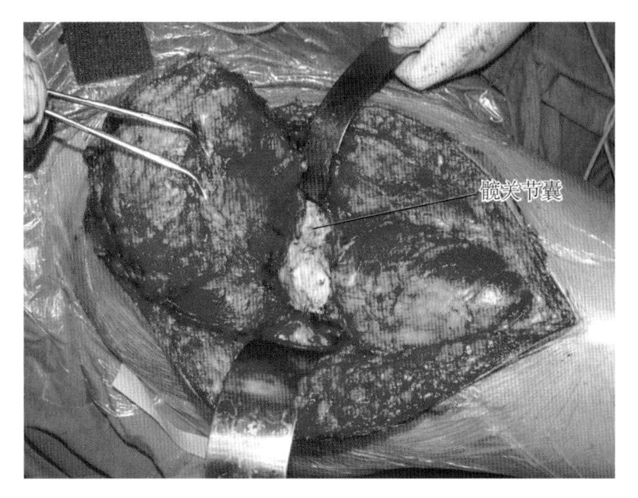

图 12-12　深层游离至髋关节囊前外侧表面

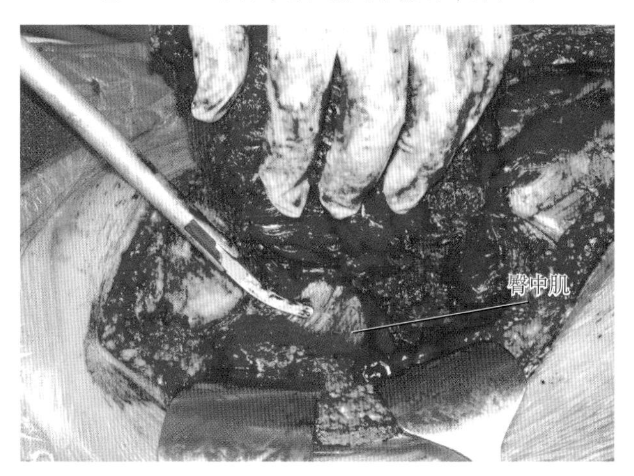

图 12-13　使用 LIGASURE 离断受侵之臀中肌

8．肿瘤去除后伤口情况（图 12-14）

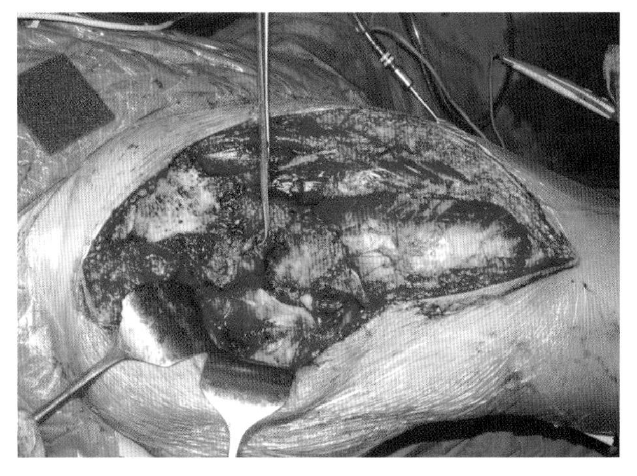

图 12-14　肿瘤切除后伤口情况

9．止血后冲洗伤口，放置负压引流管 2 根，逐层缝合皮下组织和皮肤（图 12-15）。加压包扎伤口。

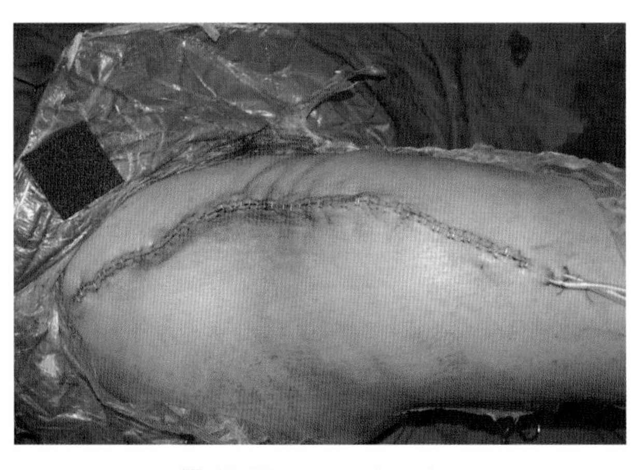

图 12-15 伤口缝合后情况

【术后标本评估】

术后切除标本经福尔马林固定后，从外观和各向剖面确认是否达到术前计划的外科边界（图 12-16）。

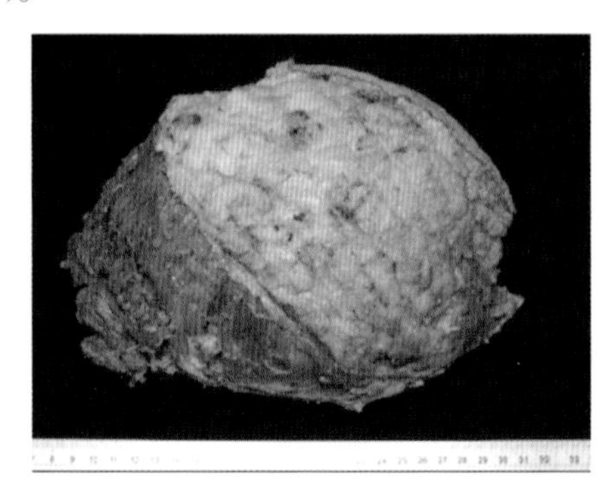

图 12-16A 标本前面

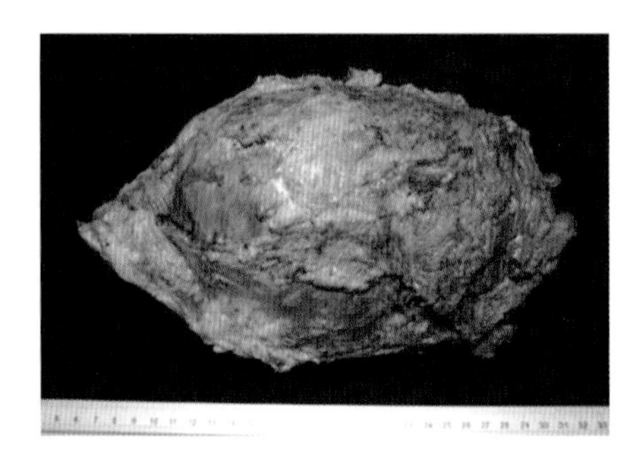

图 12-16B 标本后面

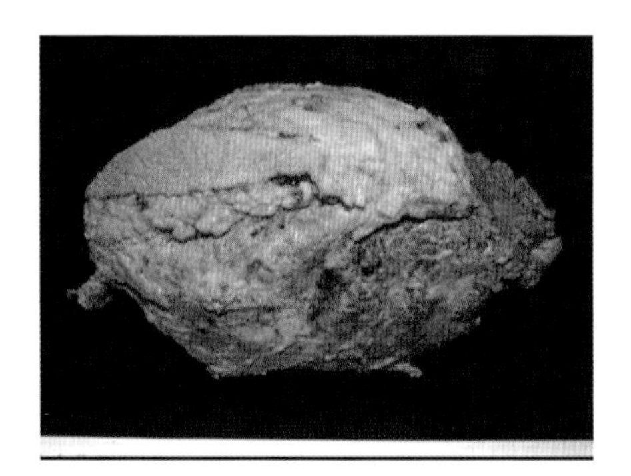

图 12-16C 标本内侧面

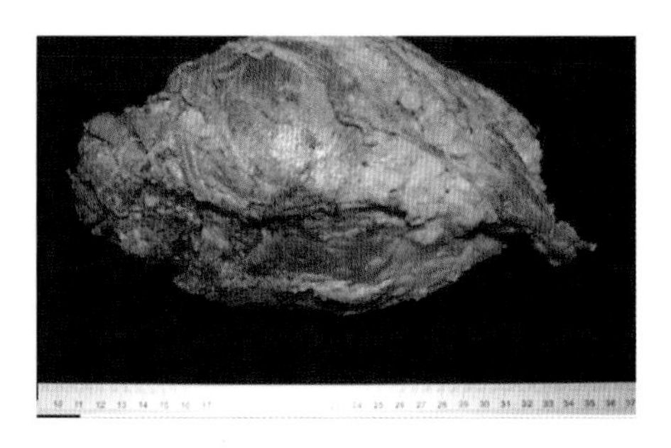

图 12-16D 标本外侧面

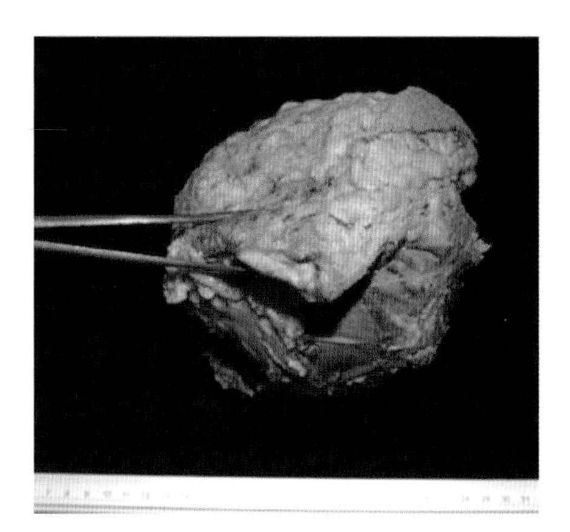

图 12-16E 标本远端

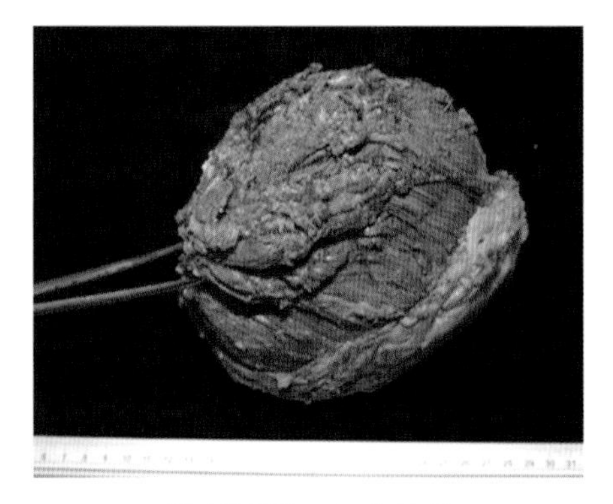

图 12-16F 标本近端

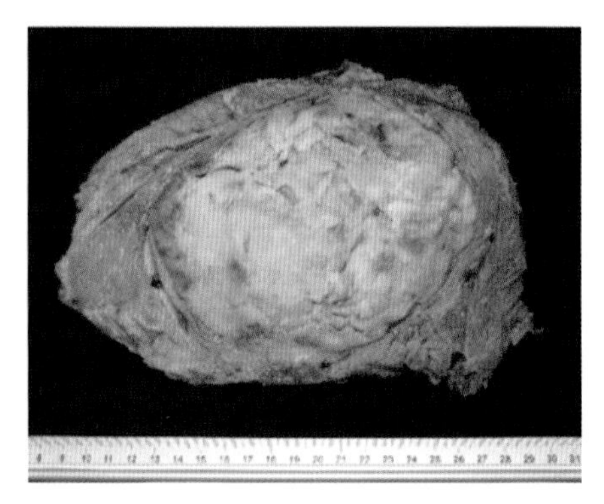

图 12-16G 标本横剖面

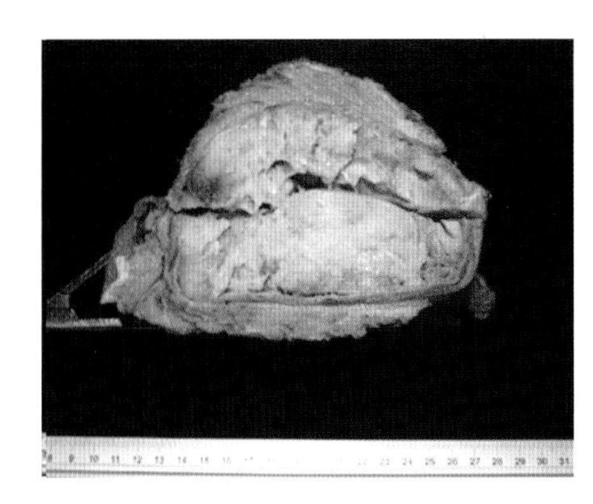

图 12-16H 标本纵剖面

【术后处理】

术后放置负压引流管 1~2 根，待全天（24 小时）引流量少于 20ml 时拔除。术中及术后应用抗生素。术后卧床 3~4 周，待软组织愈合后开始关节屈伸功能锻炼和训练下地行走。卧床期间即可开始肌肉等长收缩的训练。

需要术后化疗的患者，如化验检查无异常，可从术后 2 周（伤口愈合拆线后）开始化疗，如伤口延迟愈合，一般应等到伤口愈合后再开始化疗，因为化疗对于伤口愈合有一定影响。

如认为肿瘤切除范围未达到广泛的外科边界，术后可给予放疗。

【专家点评】

骨盆区解剖结构复杂，功能重要，毗邻重要组织器官，如下肢重要的血管神经均通过骨盆。骨盆区肿瘤切除的手术难度较大，切除后也会对患者的功能造成一定的影响，骨盆区肿瘤相对肢体肿瘤切除后复发率及各种并发症发生率更高。正因为如此，对于骨盆区软组织肉瘤，更应做好术前计划，详细了解肿瘤的范围与重要神经血管及器官的关系，为达到广泛的外科边界，应合理评估肌肉等组织的去留，不应为更多地保留功能而牺牲外科边界。

恶性外周神经鞘瘤常见于成年人，多为无痛性逐渐生长的肿块，也可因压迫神经而出现神经刺激症状。可位于肌肉间隙，也可位于肌肉内，常难与其他肉瘤鉴别。

手术仍然是主要的治疗手段，需要达到广泛的外科边界。放化疗指征与其他软组织肉瘤相同。

（赵海涛）

腘窝部软组织肉瘤切除术

【手术适应证】

1．腘窝附近软组织肉瘤，部分转移性软组织肿瘤。

2．肿瘤水平的腘血管、胫神经和腓总神经未受侵，位于肿瘤间室外或反应区外，手术中可疏松分离。

3．关节内无裸露肿瘤，关节液未受侵。

4．广泛切除肿瘤后，存留可接受的软组织覆盖；或通过软组织转移获得可接受的软组织覆盖。

【应用解剖】

1．腘窝是位于膝关节后方的解剖结构，呈菱形结构，上界内侧为半腱肌、半膜肌，上界外侧为股二头肌，下界为腓肠肌内外侧头。腘窝底部为股骨远端、关节囊和腘肌，顶部为腘窝深筋膜附着。

2．腘动静脉走行于腘窝中，腘动脉位于腘静脉的深方。

3．胫神经和腓总神经由坐骨神经分支，在腘窝中腓总神经走行于外侧（图 13-1）。

4．腘窝中填充了疏松的结缔组织，对肿瘤生长的抑制作用较弱，肿瘤可在腘窝中迅速增大。

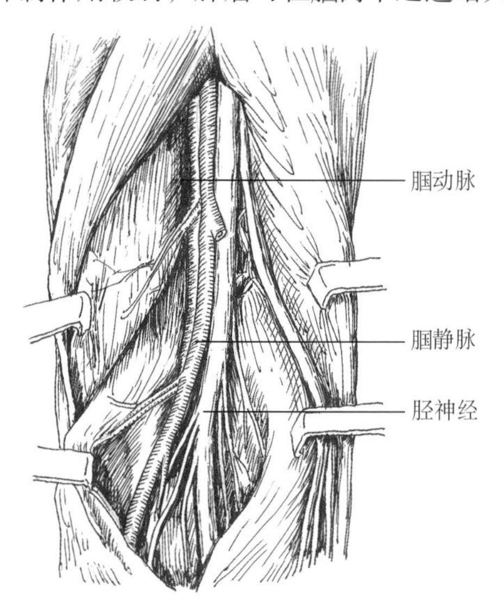

图 13-1　腘窝及其血管神经解剖图

【病例介绍】

女性，55 岁，右小腿上段后外侧疼痛肿胀 3 个月，夜间痛明显，肿胀逐步加重，无关节活动受限，为进一步诊治门诊以“软组织肿瘤”收入院。

入院查体：右小腿上段后外侧颜色正常，无静脉曲张及破溃，皮温增高，压痛明显。膝关节无肿胀，无畸形及强迫体位。小腿无发麻，感觉及肌力正常。足背动脉搏动正常。未触及肿大淋巴结。

影像学表现：X 线片上可见小腿后方软组织肿块影。MRI 上可见软组织肿块。PET-CT 可见肿瘤摄取增加（图 13-2 ～图 13-4）。

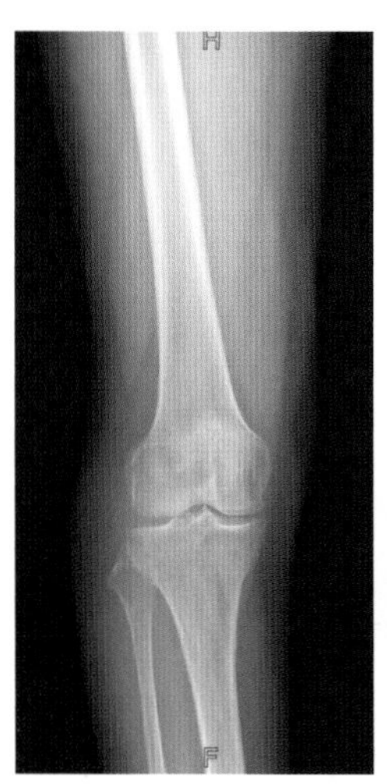

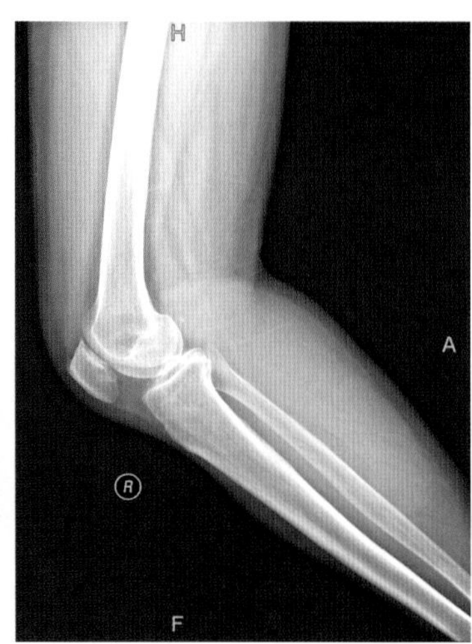

图 13-2　患者正侧位 X 线片。右小腿后方可见软组织肿块影

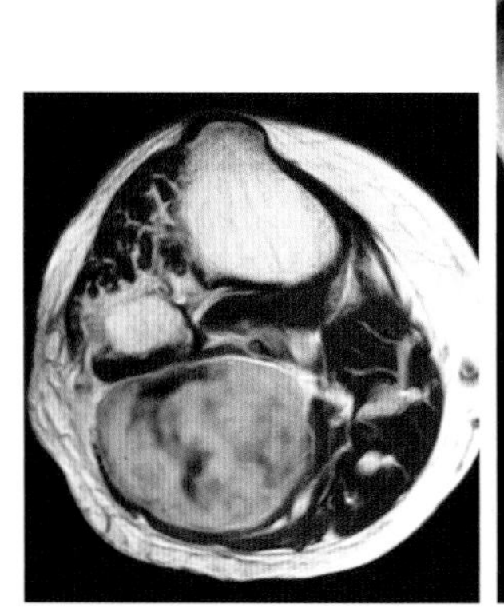

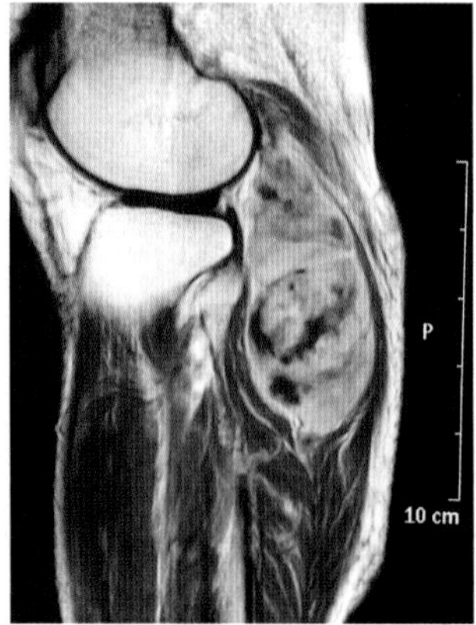

图 13-3　MRI 横断位和矢状位，可见肿瘤位于腓肠肌外侧头

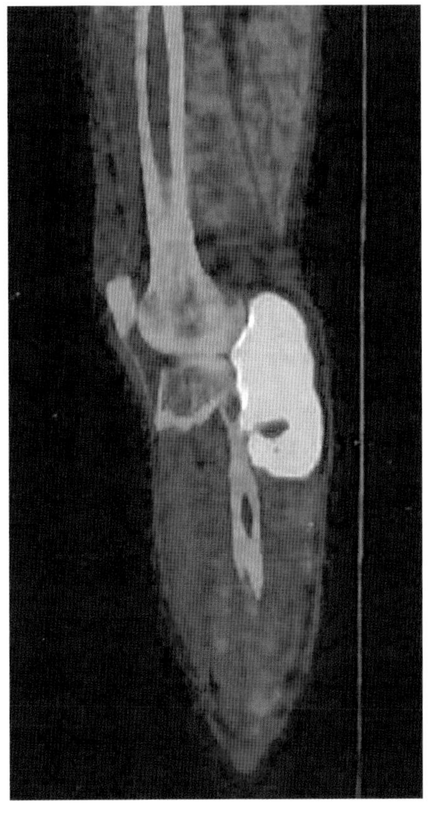

图 13-4　PET-CT 可见肿瘤摄取增高

入院诊断为软组织肉瘤，经穿刺活检病理诊断为：梭形细胞肉瘤。

【术前设计】

此病例肿瘤处于小腿后方间室内，腓肠肌外侧头受肿瘤侵及。切除范围应包括腓肠肌外侧头，自股骨髁以下将外侧头全部切除，远端应远离肿瘤 5cm 以上正常肌肉内横断。肿瘤紧贴腓总神经，应在切除肿瘤后对腓总神经进行灭活。原活检道及周围皮肤紧邻肿瘤，应将活检道完整切除。如图 13-5 所示。

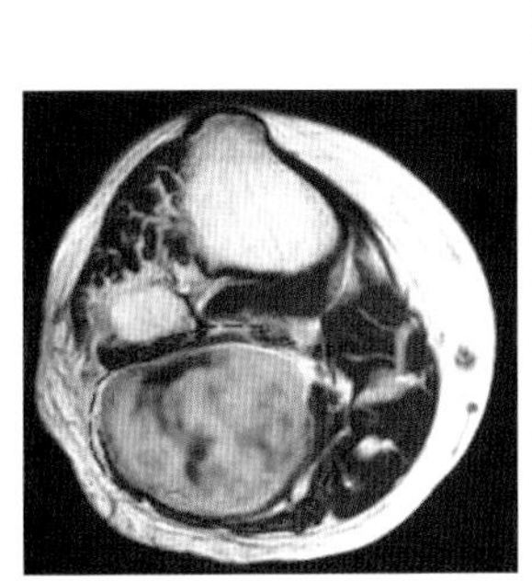

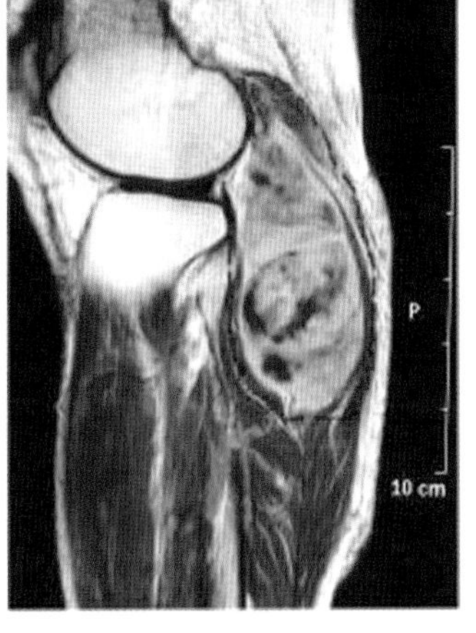

图 13-5　广泛切除范围模式图

【手术过程】

1. 患者麻醉后取俯卧位，手术在止血带下进行以减少出血。

2. 因肿块偏于后外侧，故取大腿下段后外侧切口，延长至腘窝横行切口，向远端延长至小腿后正中切口。切口经过原穿刺活检道并梭形切除（图 13-6）。

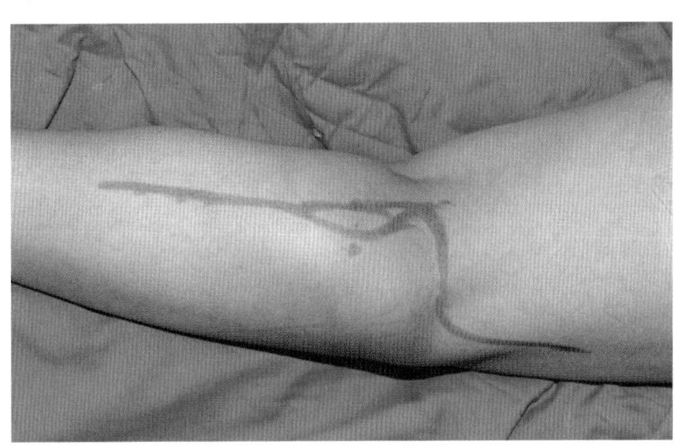

图 13-6　皮肤切口设计

3. 逐层切口皮肤及皮下组织达深筋膜（图 13-7）。

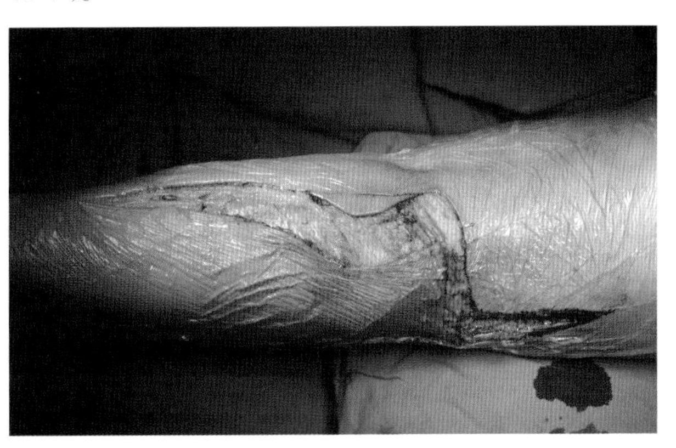

图 13-7　切开皮肤及皮下组织

4. 继续分离皮下组织至术前设计的肿瘤边缘（图 13-8）。

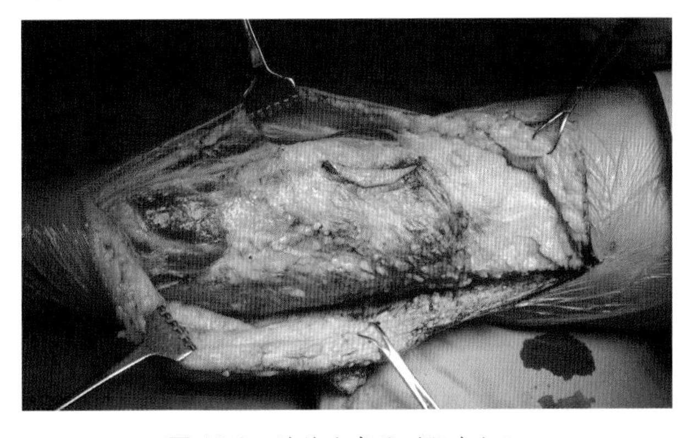

图 13-8　继续分离见到肌肉组织

5. 在伤口近端分离显露出胫神经和腓总神经，并对神经进行保护，继续在肿瘤外的肌肉中进行分离（图 13-9、图 13-10）。

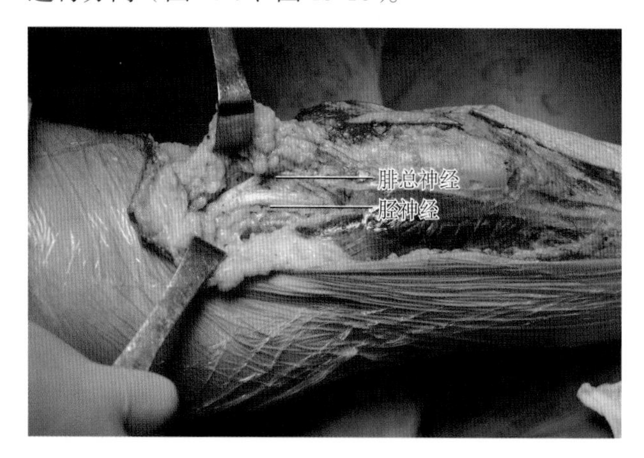

图 13-9 显露出胫神经及腓总神经

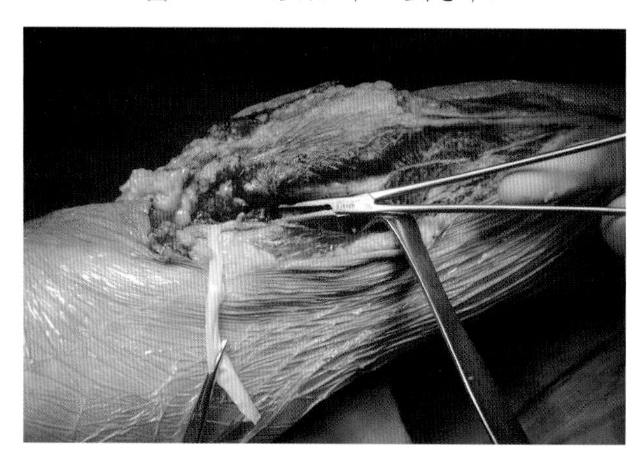

图 13-10 保护神经后继续在肿瘤外的肌肉组织中进行分离

6. 显露并保护胫后动静脉，在胫神经和动静脉的浅层进行分离（图 13-11）。

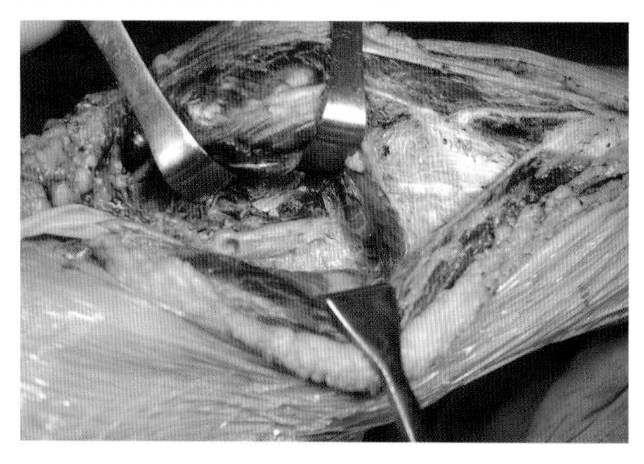

图 13-11 可见胫神经和胫后血管

7. 将腓肠肌继续向远端分离，保护胫神经，直到距肿瘤约 5cm 水平（图 13-12）。

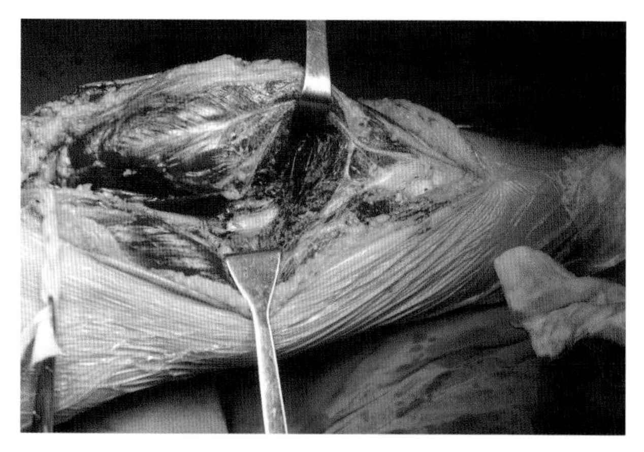

图 13-12 保护胫神经分离肌肉至远离肿瘤约 5cm 水平

8. 分离至腓肠肌远端，在远离肿瘤 5cm 水平切断腓肠肌（图 13-13）。

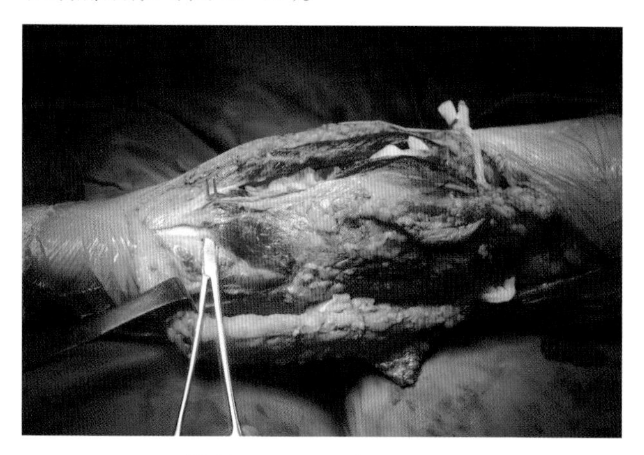

图 13-13 切断腓肠肌远端

9. 往近端分离肿物至腓肠肌外侧头在股骨后髁上的附着（图 13-14）。

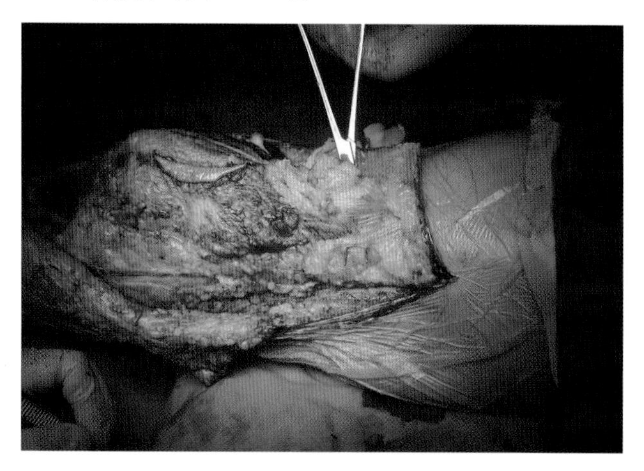

图 13-14 近端分离至股骨髁水平

10. 自腘窝中分离并保护腓总神经（图 13-15）。

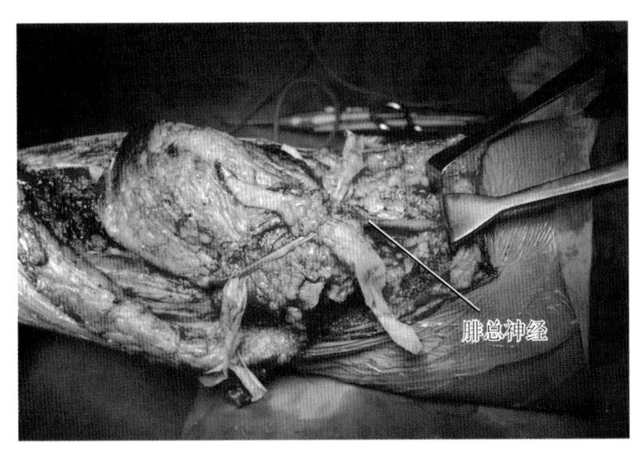

图 13-15　分离并保护腓总神经

11. 自腓肠肌远端切断后保护肌肉组织并在胫神经和胫后动静脉的浅层向近端分离（图 13-16）。

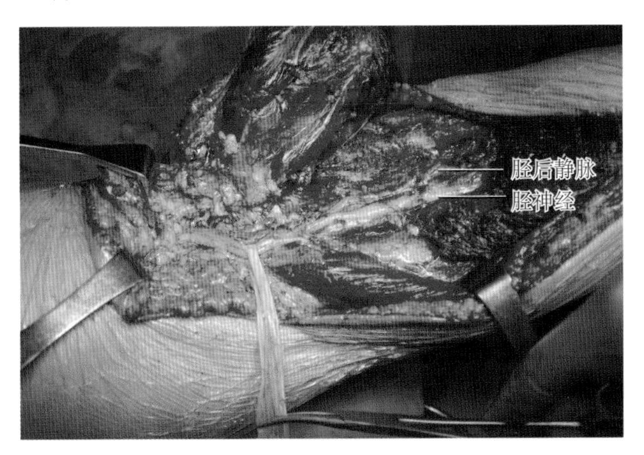

图 13-16　切断腓肠肌远端

12. 分离至股骨髁水平，在腓肠肌外侧头附着处切断，注意保护腓总神经（图 13-17）。

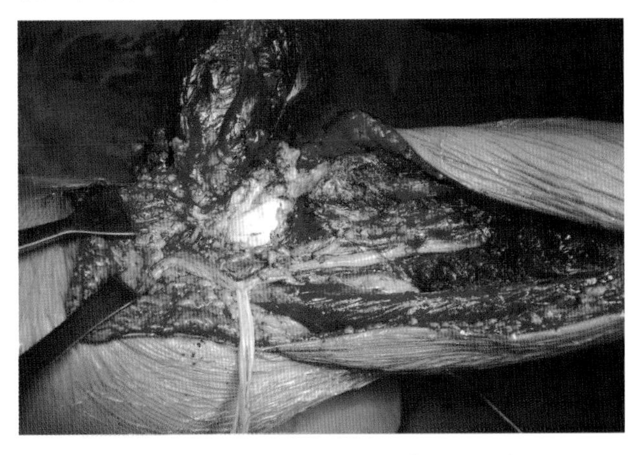

图 13-17　于腓肠肌外侧头附着处切断肿物

13. 仔细在手术创面止血，见胫神经、腓总神经、胫后血管保留完好（图 13-18）。

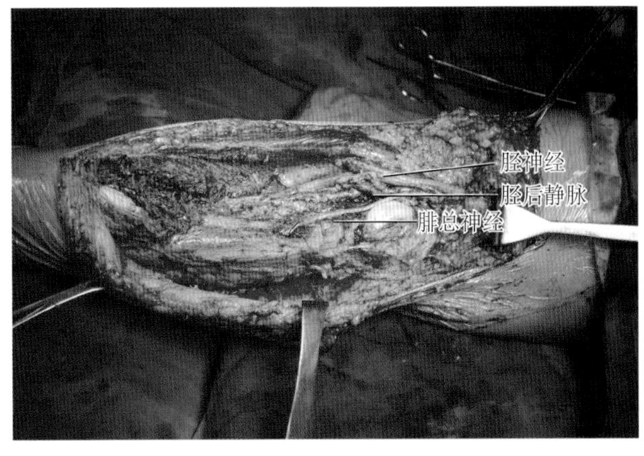

图 13-18　切除肿瘤后可见神经及胫后血管

14. 腓总神经离肿瘤距离近，使用 95% 酒精对腓总神经进行灭活（图 13-19）。

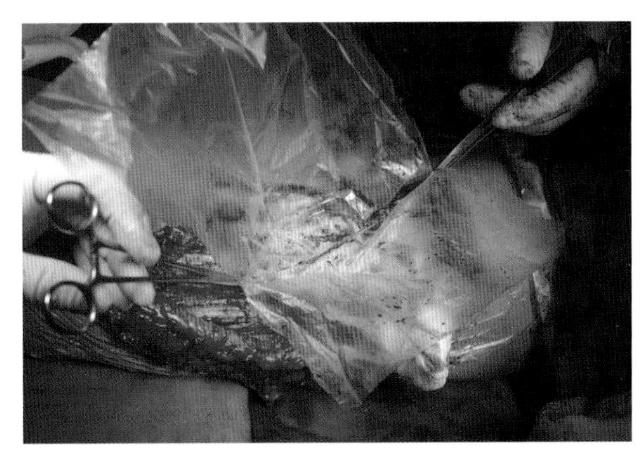

图 13-19　酒精灭活腓总神经

15. 仔细冲洗伤口后留置引流管，逐层缝合关闭伤口（图 13-20）。

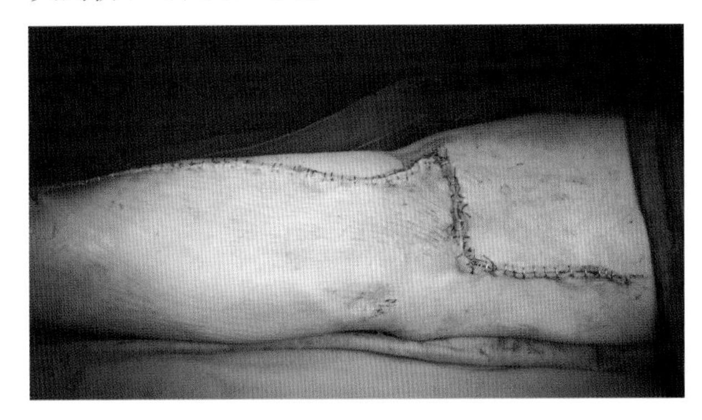

图 13-20　关闭伤口

【术后标本评估】

术后切除标本经福尔马林固定后，从外观和各向剖面，确认是否达到术前计划的外科边界（图 13-21）。术后病理诊断为高级别多形性未分化肉瘤。

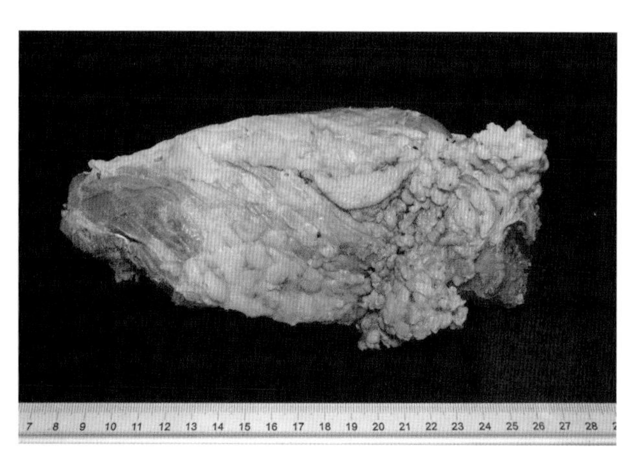

图 13-21A 标本后面，可见活检道被一并切除

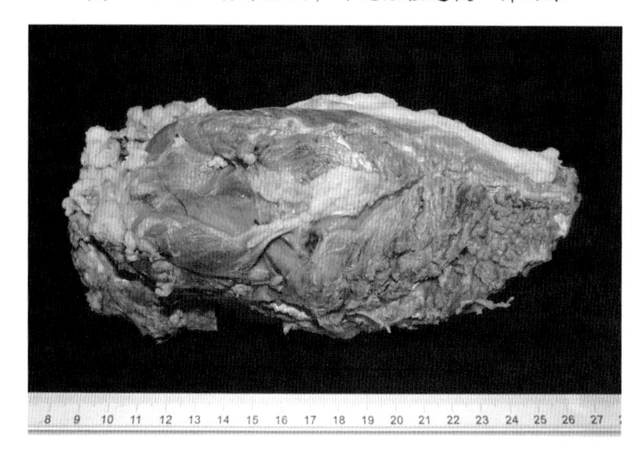

图 13-21B 标本前面

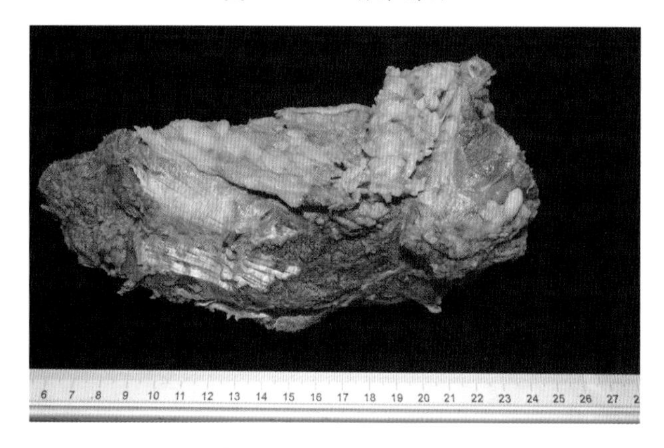

图 13-21C 标本侧面

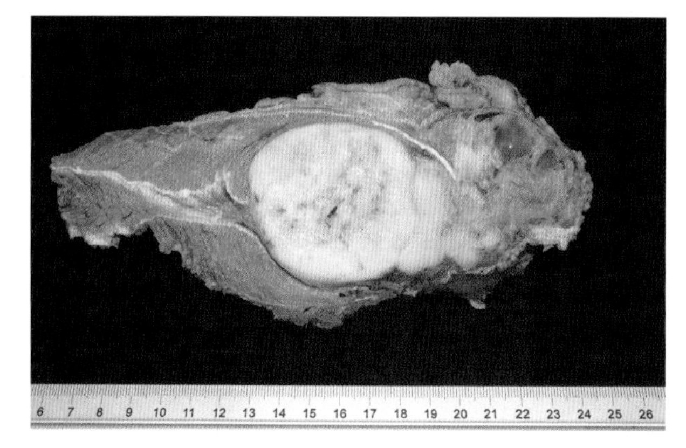

图 13-21D 标本纵剖面

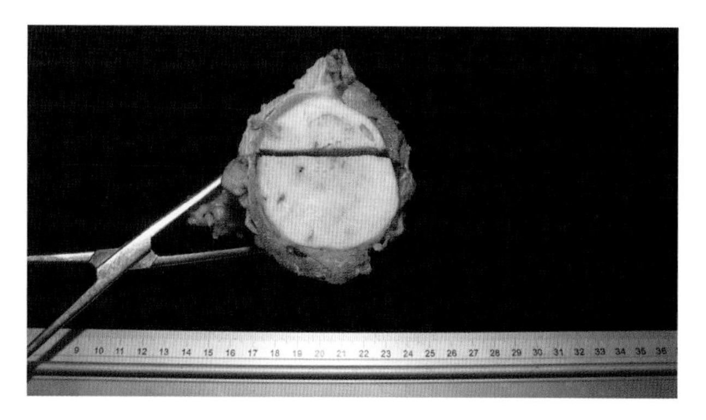

图 13-21E 标本横断面

【术后处理】

术后放置负压引流管 1~2 根，待全天（24 小时）引流量少于 20ml 时拔除。术中预防性使用抗生素，如使用内置物可延长抗生素使用时间。术后卧床 4 周，待软组织愈合后开始关节屈伸功能锻炼和训练下地行走。卧床期间即可开始肌肉等长收缩的训练。

部分高度恶性的软组织肉瘤需行术后化疗，如化验检查无异常，可于术后 2 周（伤口愈合拆线后）开始化疗，如伤口延迟愈合，一般应等到伤口愈合后再开始化疗，因为化疗药物使用对伤口愈合有影响。

术后放疗可提高肿瘤的局部控制率，对于难以达到满意外科广泛边界的患者可予以术后放疗。

【专家点评】

高级别多形性未分化肉瘤是肢体最常见的软组织肉瘤之一，以往也叫做恶性纤维组织细胞瘤。肿瘤常位于深筋膜深层，肌肉组织内或肌肉间隙内。MRI 上表现为典型的长 T1、长 T2 信号，MRI 对于高级别多形性未分化肉瘤诊断并没有特异性。

对于老年患者、深筋膜深层、直径大于 5cm 的软组织肿瘤，恶性较为多见，术前穿刺活检对于确定肿瘤性质非常重要。

高度恶性的软组织肉瘤可发生肺转移及区域淋巴结转移，术前完善胸部 CT、区域淋巴结 B 超等检查非常重要，如果条件允许可行 PET-CT 检查。术后随访应包括手术局部、肺部及淋巴结的检查。

（张 清 邓志平）

14 下肢内收肌群软组织肉瘤切除术

【手术适应证】

1. 软组织肉瘤直接侵及邻近骨膜或骨骼，邻近骨位于软组织肉瘤的反应区内。

2. 肿瘤水平主要血管束和神经未受侵，位于肿瘤间室外或反应区外，手术中可疏松分离。

3. 广泛切除软组织肿瘤及临近骨后，存留足够的软组织覆盖；或通过皮瓣及肌瓣转移获得可接受的软组织覆盖。

【应用解剖】

1. 大腿近端内收肌群包括耻骨肌、股薄肌、长收肌、短收肌及大收肌，均起于耻骨及坐骨。大腿近端内收肌群的软组织肉瘤可向近端蔓延，累及收肌群的起点甚至耻骨及坐骨。

2. 股三角的上缘为腹股沟韧带，外侧界为缝匠肌内缘，内侧界为长收肌内缘。股动、静脉经腹股沟内侧的血管腔隙进入股三角。股动脉为下肢主要的供血动脉，在软组织肉瘤手术时应加以保护，如果肿瘤包绕股动脉需切除动脉进行血管移植。股神经走行于股三角内的外侧，支配股四头肌运动及大腿前面、小腿前内侧面的感觉（图14-1）。

3. 软组织肉瘤侵及邻近骨膜或骨骼时，需将相邻骨膜或骨骼一同切除。如果单纯切除骨膜可进行预防性内固定，如果骨骼切除则根据解剖部位决定是否进行重建。

【病例介绍】

男性，62岁，发现右大腿近端内侧肿物3个月。入院前3个月无意中触及右大腿近端肿物，无明显疼痛，无放射性疼痛，自觉3个月来肿物逐渐增大。

入院查体：患者可正常行走，右大腿近端内侧隆起软组织肿块，表面皮肤颜色正常，触及肿物为中等硬度，活动度差，压痛明显。右大腿肌肉较左侧轻度萎缩，髋关节及膝关节活动未见明显受限。

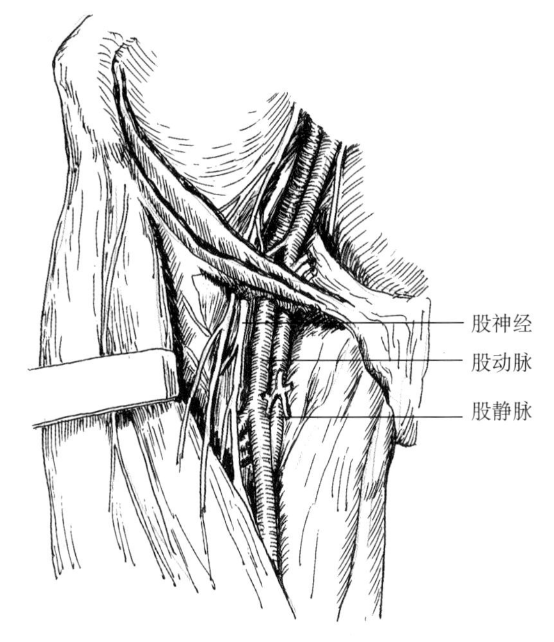

图 14-1　大腿近端血管神经解剖图

影像学表现：右股骨近端正侧位X线平片可见软组织肿物影（图14-2）。MRI显示肿瘤位于大腿近端，邻近的坐骨及耻骨信号异常（图14-3）。增强CT显示肿物内部血运丰富，呈不均匀强化，右侧坐骨及耻骨受侵（图14-4）。

入院诊断为软组织恶性肿瘤，经穿刺活检病理诊断为：纤维肉瘤。

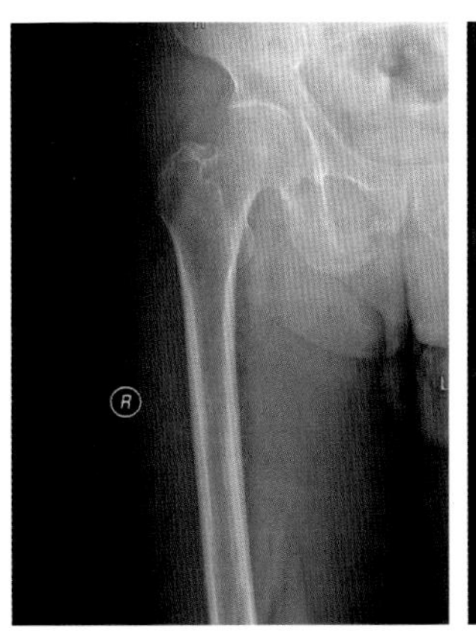

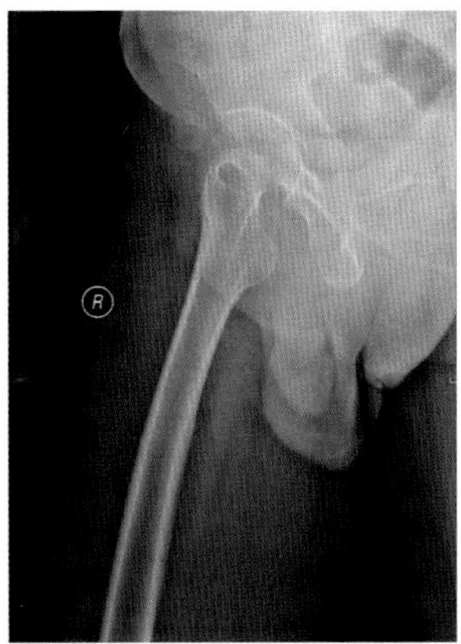

图 14-2　右股骨近端正侧位X线平片可见软组织肿物影

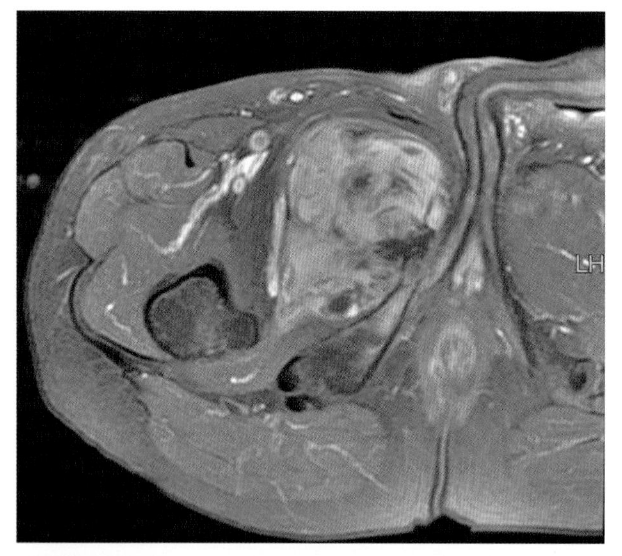

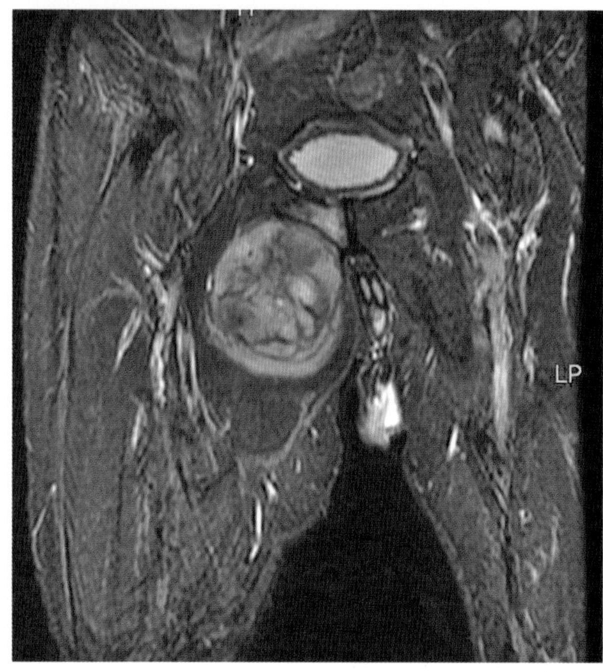

图 14-3 MRI 显示肿瘤范围及与周围结构关系，可见右侧坐骨及耻骨信号异常

【术前设计】

此病例肿瘤位于右大腿近端，内收肌群起点处，故切除范围应包括大收肌、长收肌、短收肌、耻骨肌等，肿瘤外侧紧邻股动、静脉，内侧肿瘤侵犯耻骨及坐骨，故手术时应将耻骨及坐骨受侵部分一并切除。长轴方向上应远离肿瘤 5cm 以上自正常肌肉横断。如图 14-5 所示。

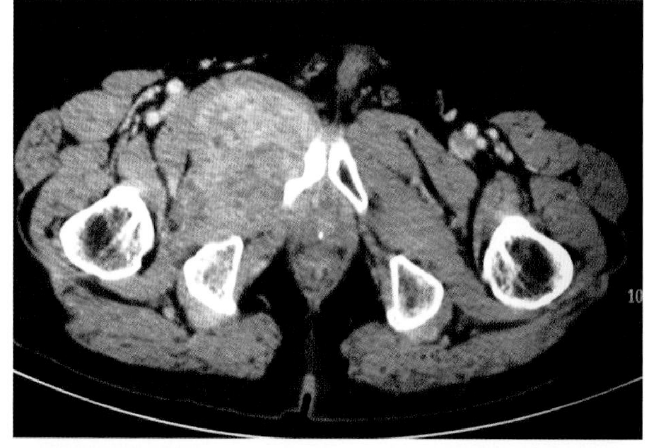

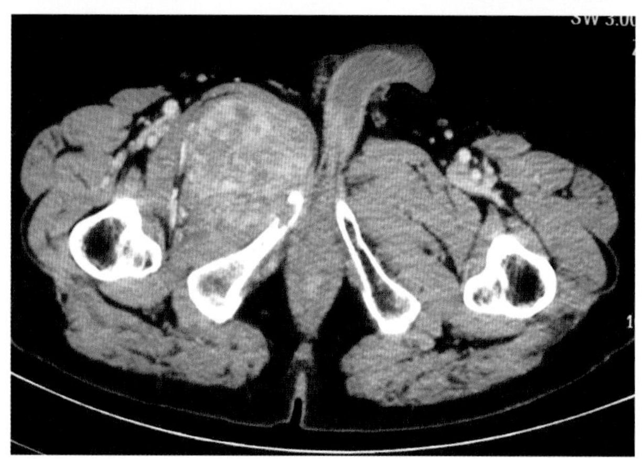

图 14-4 增强 CT 显示肿物血运丰富，不均匀强化，右侧坐骨及耻骨受侵

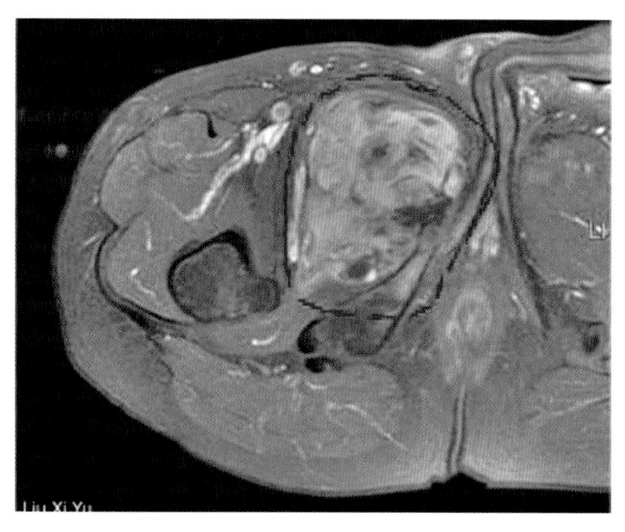

图 14-5 广泛切除范围模式图

【手术过程】

1. 患者麻醉后取平卧位。

2. 因肿块位于大腿内侧近端，故以肿块为中心取大腿近端前内侧纵行切口。切口经过穿刺活检道并将其梭形切除（图 14-6）。

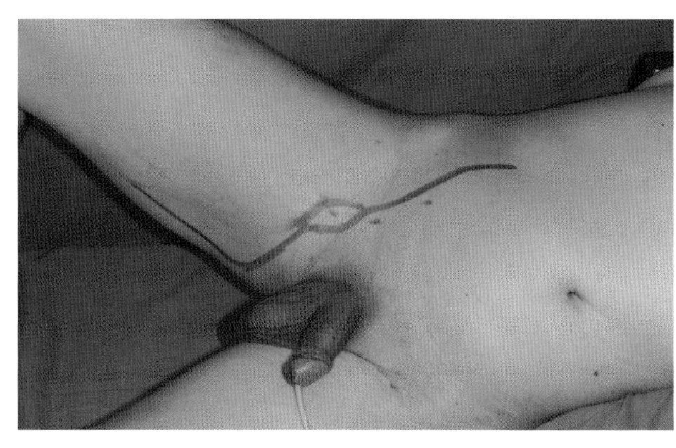

图 14-6　手术切口

3．沿计划切口逐层切开皮肤及皮下组织，显露至肌层（图 14-7）。

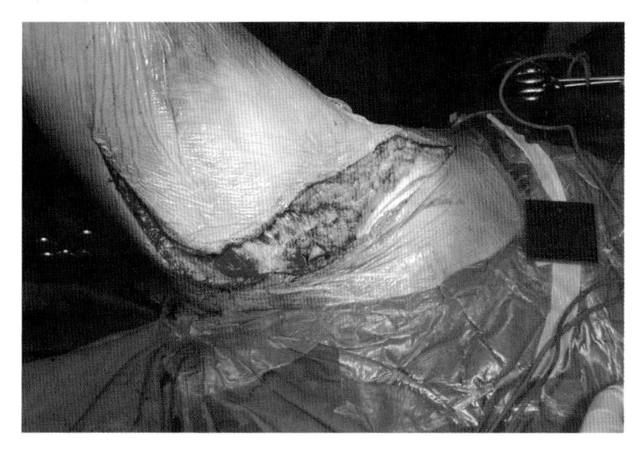

图 14-7　逐层切开显露肌肉

4．继续显露分离深层组织，显露拟切除的外侧边界，向远端分离，显露出拟切除的远端边界（图 14-8）。

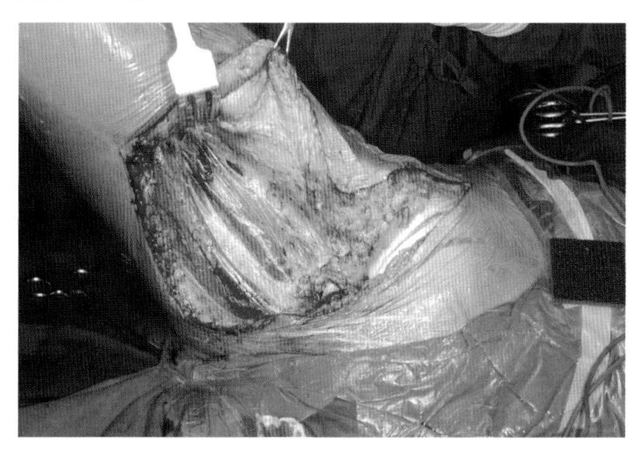

图 14-8　继续分离显露拟切除的外侧及远端边界

5．使用 LigaSure 在设计的边界逐层切断内收肌群的远端，让肌肉处于自然切断状态而不发生回缩（图 14-9）。

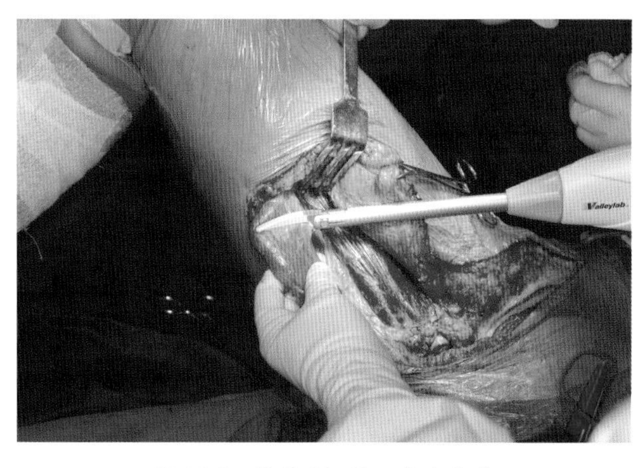

图 14-9　使用 LigaSure 切断肌肉

6．将拟切除的远端边界各肌肉逐层切断，分离肿瘤的远端外侧边界。此时肿瘤的内侧及近端仍未分离，内侧与耻骨、坐骨相邻（图 14-10）。

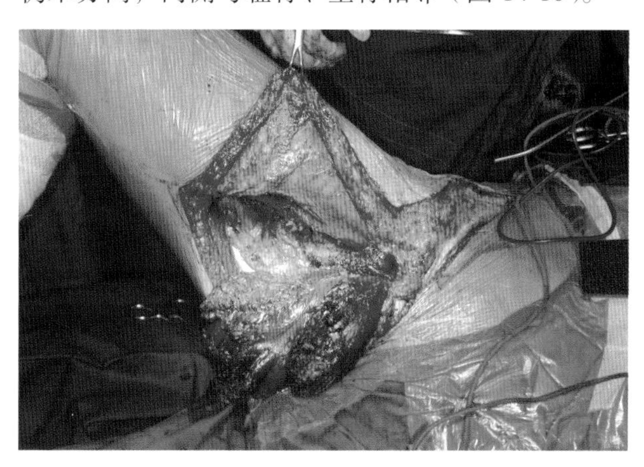

图 14-10　肿瘤的远端及外侧边界切断，近端和内侧仍未分离

7．切口近端分离深层肌肉，显露近端外侧的血管神经束（图 14-11）。

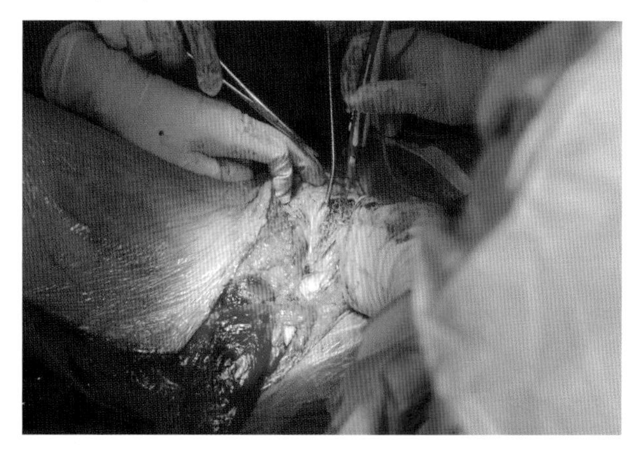

图 14-11　分离近端深层，显露血管神经束

8．显露股动、静脉，可见血管位于肿瘤的近

端外侧，血管与肿瘤之间仍有疏松的组织，可沿此界面进行分离，注意保护血管（图 14-12）。

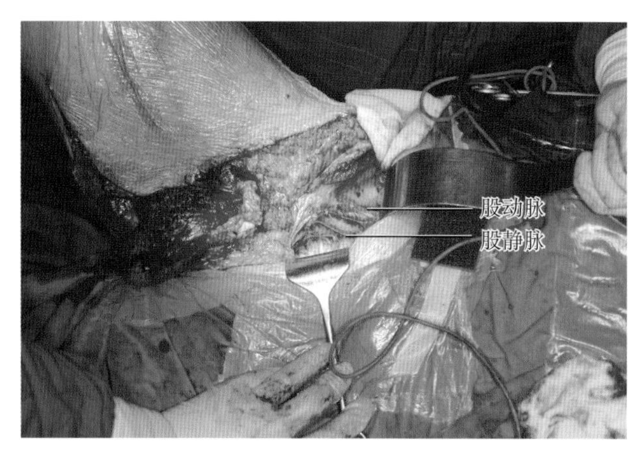

图 14-12 显露股动、静脉并进行保护

9．保护股、动静脉后分离出肿瘤近端外侧边界，确保在正常肌肉组织中进行切除，在肿瘤外保留正常的软组织袖（图 14-13）。

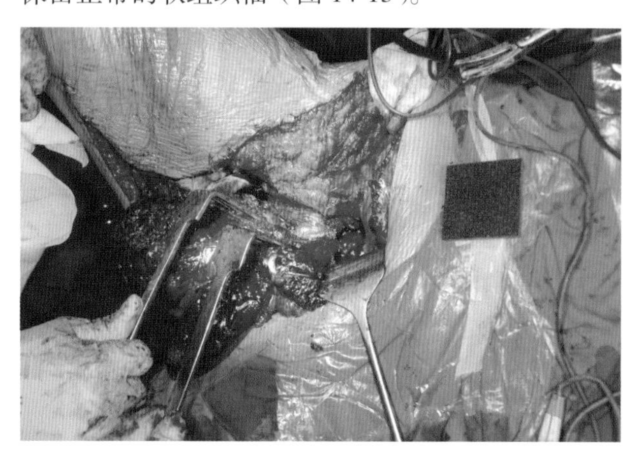

图 14-13 分离肿瘤的近端外侧边界

10．分离显露耻骨联合，肿瘤的内侧切除边界为耻骨联合，使用骨刀分离耻骨联合（图 14-14）。

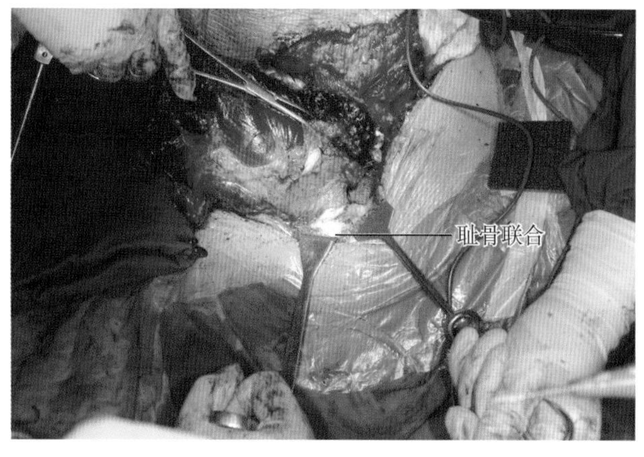

图 14-14 显露并分离耻骨联合

11．显露耻骨在髋臼侧的截骨端，使用骨刀进行耻骨截骨，注意保护周围的血管神经（图 14-15）。

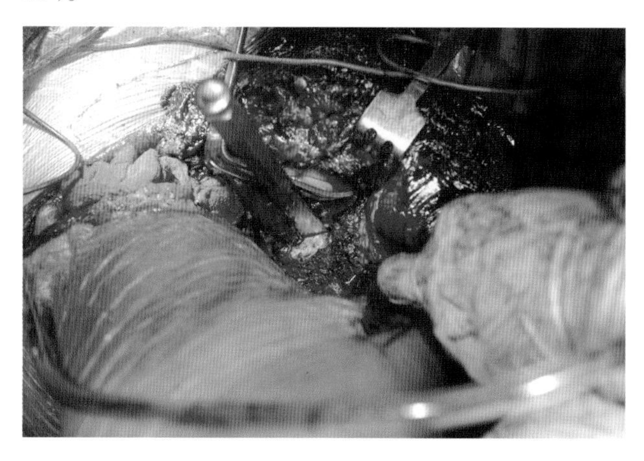

图 14-15 显露耻骨在髋臼侧的截骨端并用骨刀截骨

12．耻骨截骨后牵向前方，此时仍有坐骨相连，显露坐骨后在靠近坐骨结节处使用骨刀进行坐骨截骨（图 14-16）。

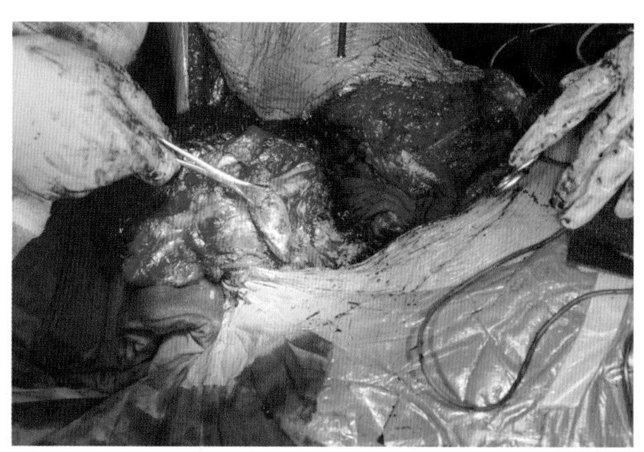

图 14-16 显露并进行坐骨截骨

13．肿瘤切除后可见耻骨断端，无肿瘤组织残留（图 14-17）。

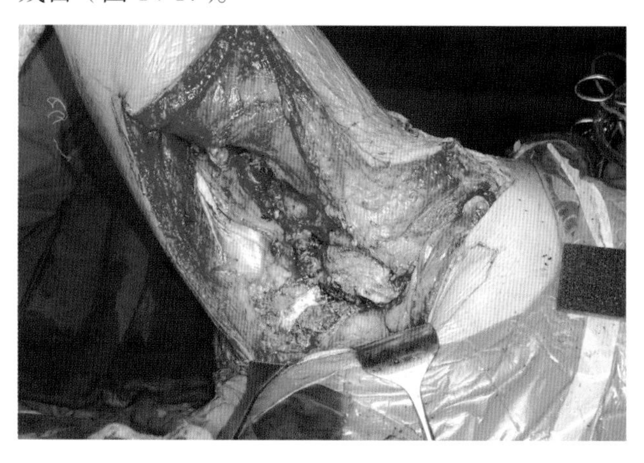

图 14-17 肿瘤切除后的空腔

14. 逐层缝合伤口（图 14-18），并留置负压引流管 2 条。

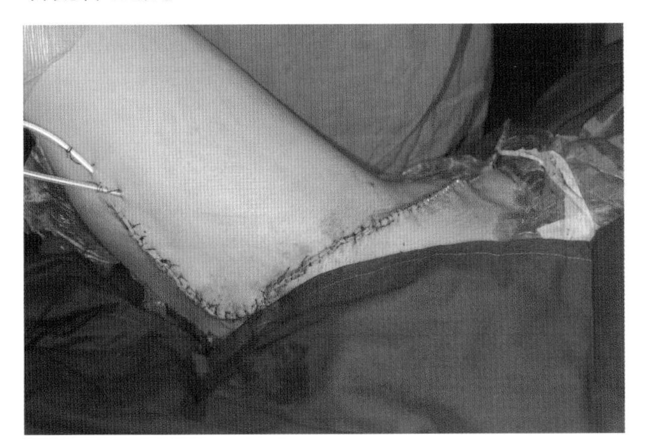

图 14-18　逐层缝合伤口

15. 将标本拍摄 X 线平片，可见部分耻骨及坐骨随肿瘤一并切除（图 14-19）。

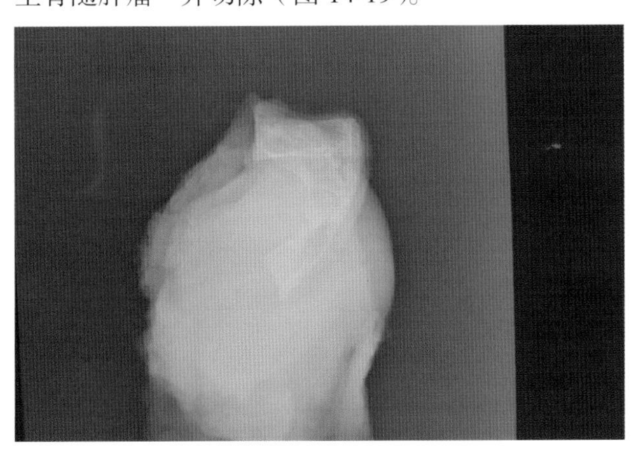

图 14-19　切除标本拍摄 X 线平片

【术后影像】

见图 14-20。

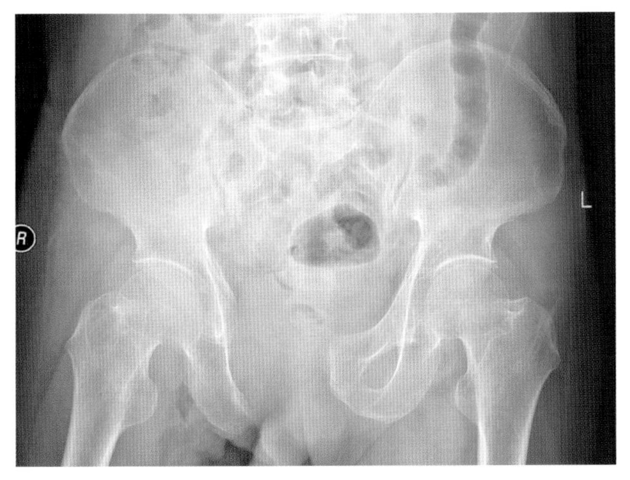

图 14-20　术后正位 X 线片

【术后标本评估】

术后切除标本经福尔马林固定后，从外观和各向剖面，确认是否达到术前计划的外科边界（图 14-21）。

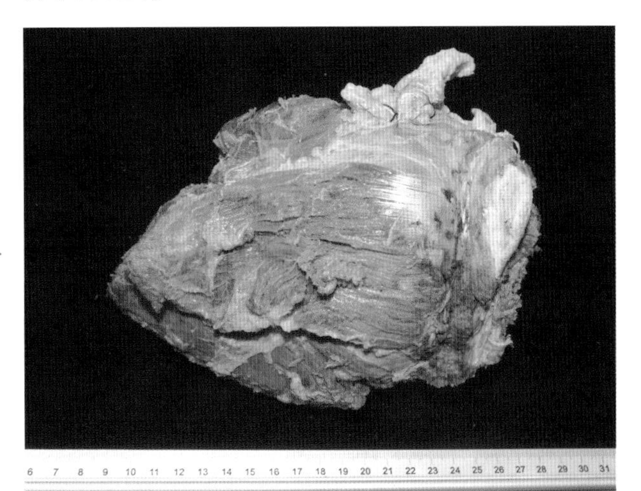

图 14-21A　标本前面

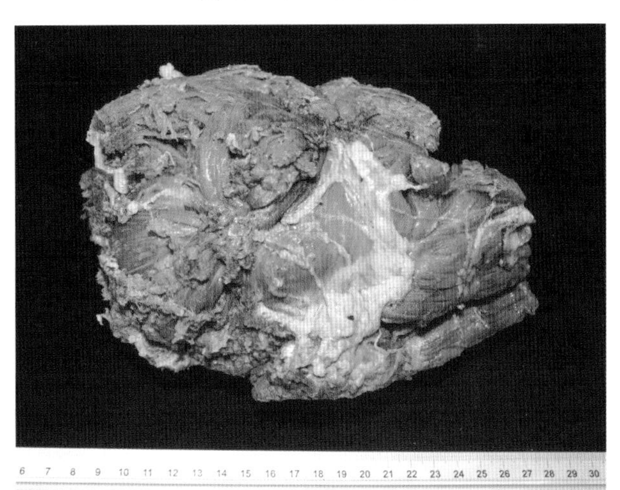

图 14-21B　标本后面

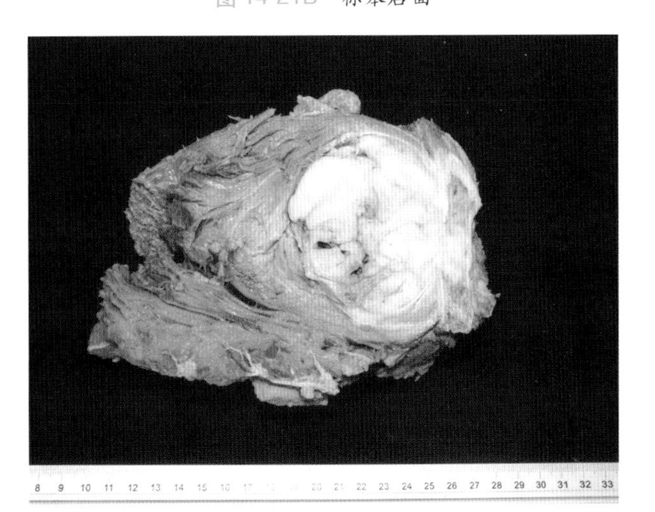

图 14-21C　标本纵剖面，可见软组织肉瘤侵犯邻近骨骼

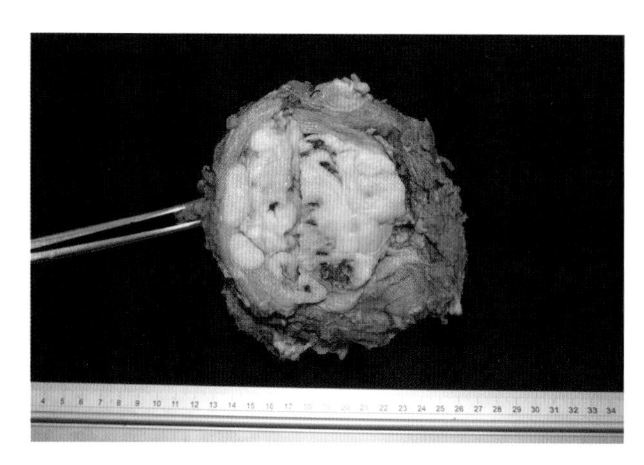

图 14-21D 标本横断面，可见肿瘤周围均有正常的软组织覆盖

【术后处理】

术后放置抗压负压引流管 1~2 根，待全天（24 小时）引流量少于 20ml 时可拔除。术前 30 分钟预防性使用抗生素。术后卧床 4~6 周，待软组织愈合后开始髋关节屈伸功能锻炼和训练下地行走。卧床期间即可开始大腿及小腿肌肉等长收缩的训练。

需要术后化疗的软组织肉瘤患者，如化验检查无明显异常，可从术后 2 周（伤口愈合拆线后）开始化疗。如伤口延迟愈合，一般应等到伤口愈合后再开始化疗，因为化疗药物会影响伤口愈合。

如肿瘤切除范围未达到广泛的外科边界，可对危险的部位追加术后放疗以减少复发的风险。

【专家点评】

纤维肉瘤是肢体常见的软组织肉瘤之一，多位于深筋膜深层，可位于肌肉组织内或肌肉间隙内。MRI 上表现为长 T1、长 T2 信号，为典型的软组织肉瘤表现，但纤维肉瘤本身影像学上并无特异性。

位于深筋膜深层的软组织肿瘤如果直径大于 5cm，则恶性可能性大。软组织肿瘤在影像学上往往缺乏特异性，因此对于组织学诊断需要进行穿刺活检，由病理医生来报告肿瘤类型及恶性程度的高低。

纤维肉瘤对放化疗不很敏感，所以手术切除达到广泛的外科边界至关重要。放疗一般应用于因解剖或其他原因无法达到边界要求者。也有学者进行术前放疗以缩小肿瘤的反应区，然后进行手术切除。软组织肉瘤化疗给患者的受益并不明显。

软组织肉瘤最常见的转移仍然是肺转移，术后随访时应完善胸部 CT，此外区域淋巴结转移也较为常见，可用 B 超进行随访，必要时行 MRI 检查。

（张 清 邓志平）

第四部分

软组织肉瘤非计划切除后扩大切除术

下肢浅层扩大切除术

【手术适应证】

1. 软组织肉瘤按照良性肿瘤进行切除后。

2. 软组织肿物切除活检后病理证实为肉瘤。

3. 距离前次手术 3 个月以内。

4. 肿瘤未侵及主要神经血管束。

5. 广泛切除肿瘤后，存留可接受的软组织覆盖；或通过软组织转移获得可接受的软组织覆盖。

【应用解剖】

1. 膝关节前方可触及髌骨，两侧可触及股骨内侧髁和股骨外侧髁。髌骨下极可触及髌韧带，髌韧带远端止于胫骨结节。

2. 大腿远端浅层为大腿阔筋膜覆盖包裹缝匠肌和股四头肌远端，外侧增厚为髂胫束。股四头肌四块肌肉覆盖股骨前方，远端汇成股四头肌腱，经髌骨止于胫骨结节。大腿阔筋膜在髌骨两侧延续为髌内侧支持带和髌外侧支持带，其深层为膝关节囊（图 15-1）。

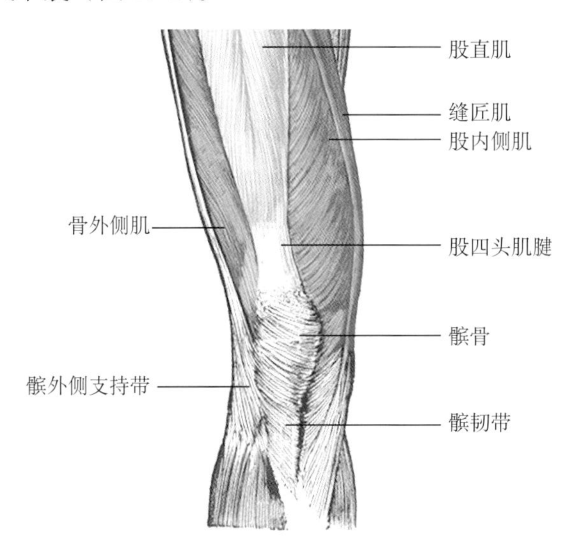

图 15-1　大腿远端前侧

【病例介绍】

男性，51 岁，主因“左膝软组织肿瘤术后 2 年余”就诊。患者 2 年多前无意间发现左膝有一花生米大小包块，可推动，无压痛，在当地医院就诊，考虑为纤维瘤，至 9 月份包块增至鹌鹑蛋大小，在当地医院行包块切除术，术后未行病理检查。15 个月前在原包块旁边再次发现一约花生米大小包块，12 个月前包块增至鹌鹑蛋大小，在当地医院行包块切除术，术后行病理检查，回报：腱鞘纤维瘤。4 个月前在原包块旁边再次发现一约花生米大小包块，2 个月前包块增至鹌鹑蛋大小，在当地医院行包块切除术，术后行病理回报为：非典型组织细胞瘤。在当地病理会诊考虑为恶性纤维组织细胞瘤。为进一步诊治来我院，病理会诊诊断为：恶性纤维组织细胞瘤（图 15-2）。

入院查体：左膝外侧可见一弧形手术瘢痕，约 10cm，局部无红肿及渗出。未触及包块。压痛（—）。膝关节屈伸活动正常。

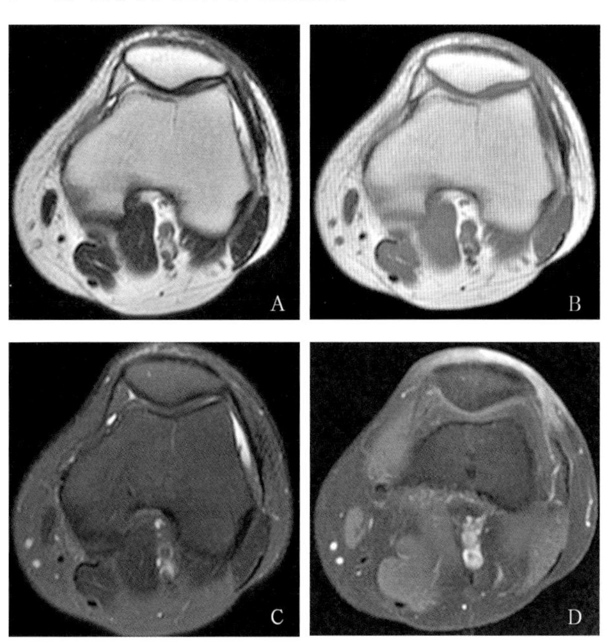

图 15-2　膝关节 MRI。A.T1 像；B.T2 像；C.T2 抑脂像；D.T1 强化抑脂像

【术前设计】

由于患者前次手术并没有进行局部影像学检查，无法确定肿瘤术前的侵犯范围。根据术后的MRI可以看到，血肿范围位于皮下，部分股外侧肌扩张部有血肿信号，切除应包括浅层的皮肤、深层的阔筋膜以及受侵的股外侧肌扩张部。皮肤切口距离原手术瘢痕应不少于1cm。手术污染范围未累及重要神经血管束，切除范围可获得广泛切除的外科边界。切除后局部将缺乏软组织覆盖（图15-3）。由于基底为髌骨以及腱性组织，植皮不易成活，可考虑行阔筋膜岛状筋膜皮瓣覆盖。

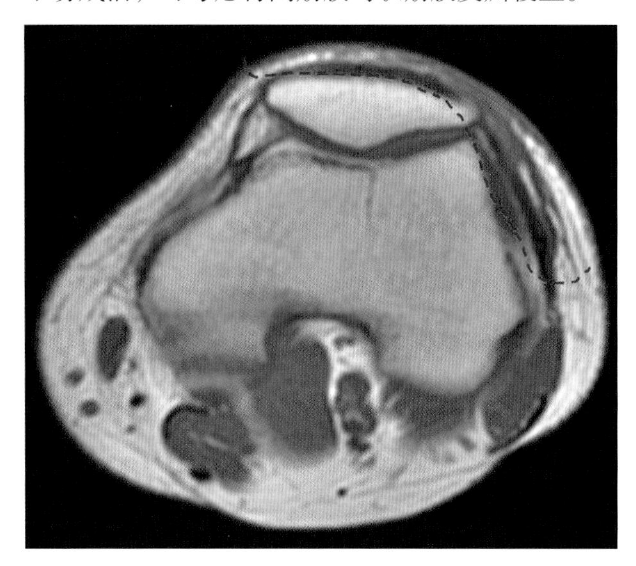

图15-3 扩大切除示意图

【手术过程】

1. 因切除后需要使用大腿外侧的筋膜瓣覆盖软组织缺损，患者麻醉后取右侧卧位，手术在止血带下操作以减少出血。

2. 切口（图15-4）。

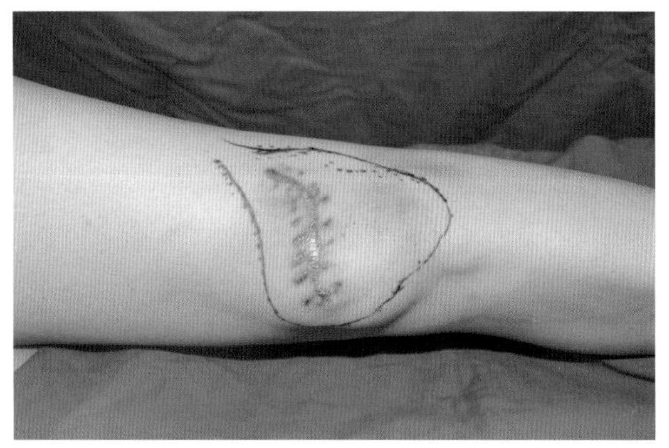

图15-4 手术切口

3. 沿切口线逐层切开皮肤皮下至深筋膜，深筋膜下游离，切除部分股外侧肌扩张部及髌外侧支持带（图15-5）。

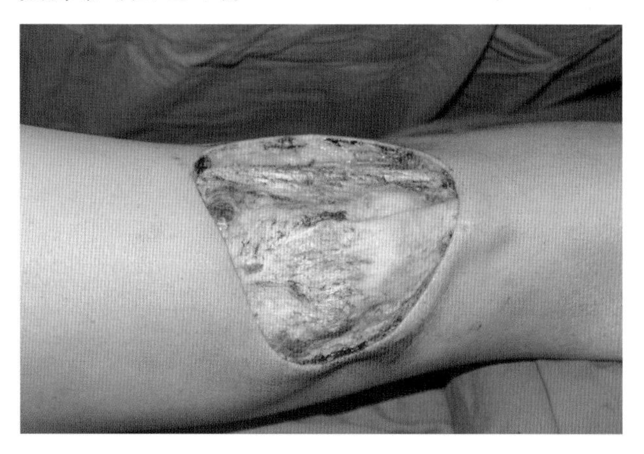

图15-5 切除皮肤皮下及深筋膜，包括部分髌外侧支持带

4. 设计阔筋膜逆行岛状筋膜瓣（图15-6）。股外侧阔筋膜的动脉来自穿动脉的外侧肌间隔分支。

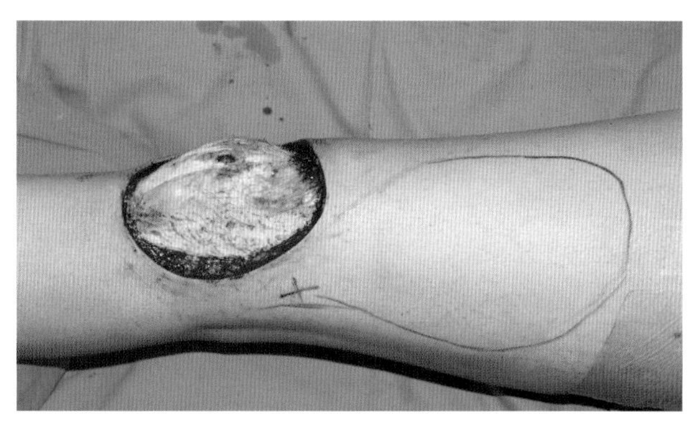

图15-6 设计阔筋膜逆行岛状筋膜瓣切口

5. 沿设计切口切开皮下及阔筋膜，于阔筋膜深面游离（图15-7）。远端注意保护蒂部的血管。

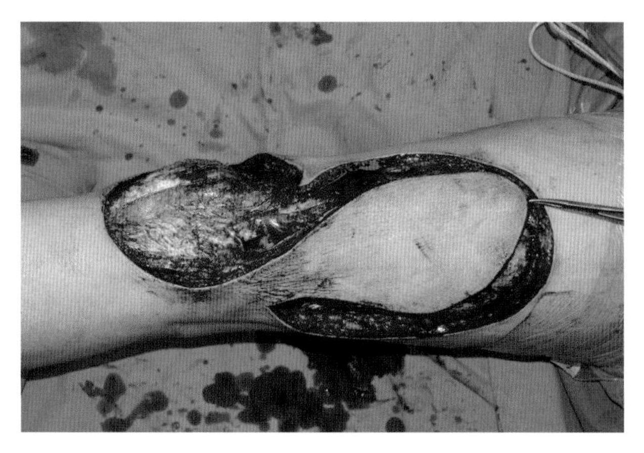

图15-7 切取阔筋膜逆行岛状筋膜瓣

6. 充分游离筋膜瓣的蒂部（图 15-8）。

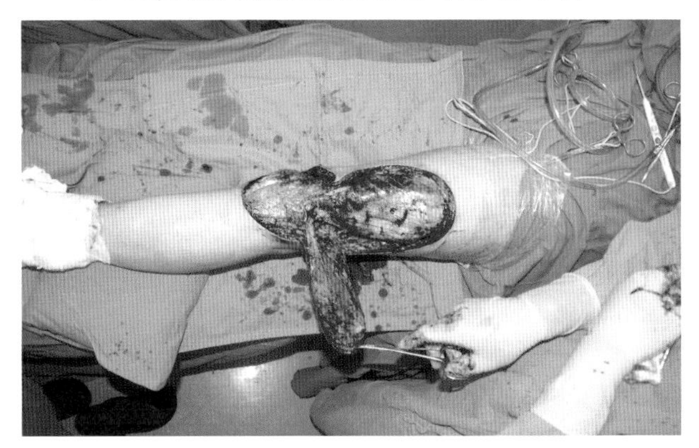

图 15-8　充分游离筋膜瓣的蒂部

7. 逆时针旋转筋膜瓣覆盖膝关节前方皮肤缺损（图 15-9）。

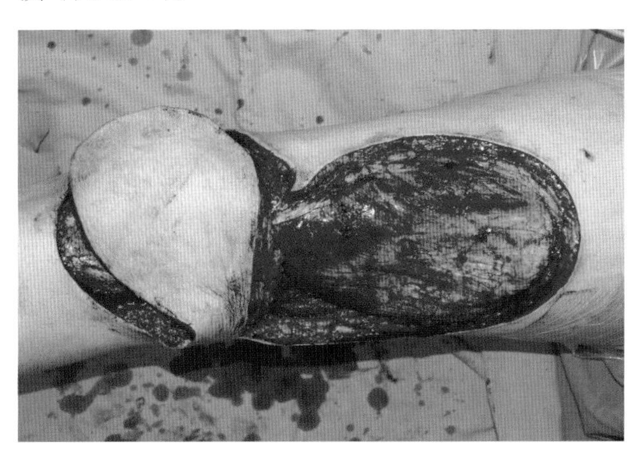

图 15-9　逆时针旋转筋膜瓣

8. 把筋膜瓣与膝关节伤口周围皮肤皮下及深筋膜对缘缝合。同侧大腿内侧取皮植皮覆盖于大腿外侧筋膜瓣供区，并打包加压（图 15-10）。

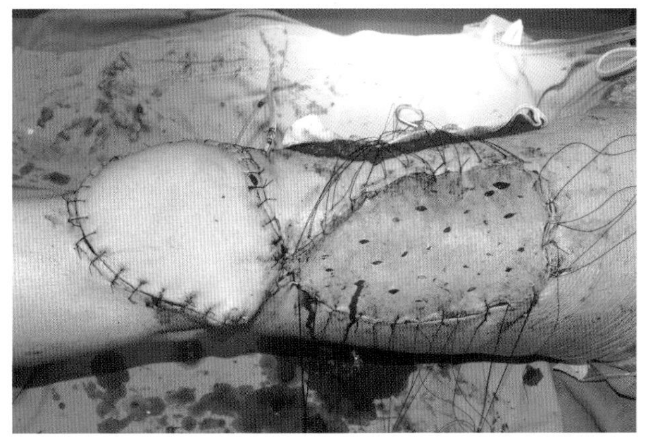

图 15-10　缝合固定筋膜瓣；同侧大腿取皮覆盖筋膜瓣供区，并打包加压

【术后标本评估】

术后切除标本经福尔马林固定后，前、后面和横向及纵向断面判断肿瘤切除范围是否完成广泛切除的外科边界（图 15-11~ 图 15-14）。

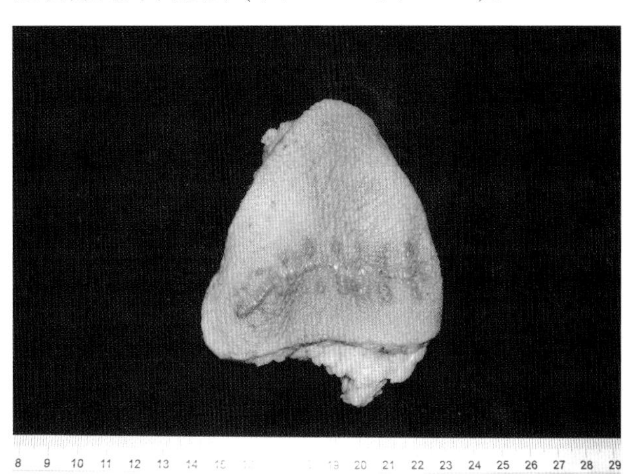

图 15-11　前面

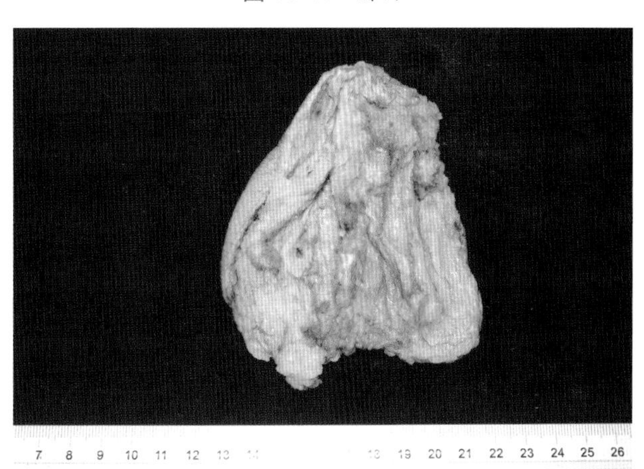

图 15-12　后面

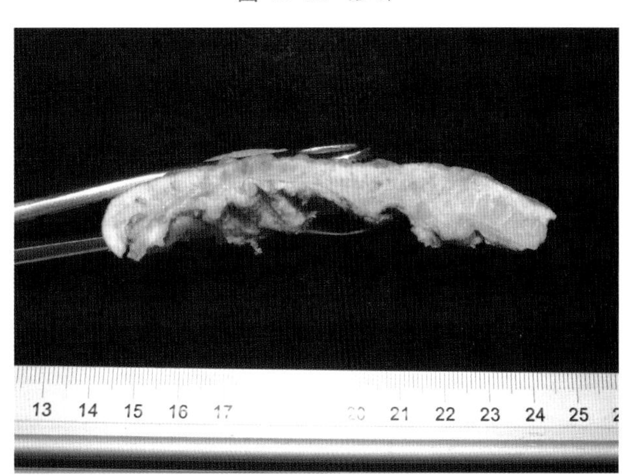

图 15-13　横断面

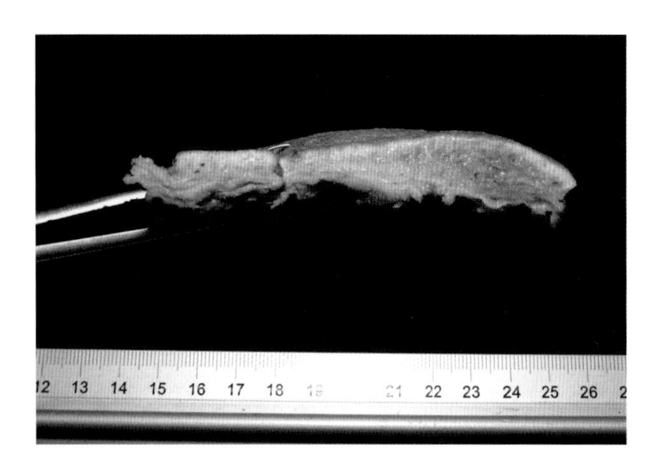

图 15-14 纵断面

【术后处理】

转移肌皮瓣深层放置引流条，植皮区域打包加压包扎。术后 48~72 小时拔除引流条。术后 7 天植皮区域拆包，观察植皮成活情况。术后 14 天拆线，间断开始下肢肌肉等长收缩和直腿抬高等动作，逐渐开始关节屈伸功能锻炼及下地行走。

【专家点评】

软组织肉瘤相对少见，可发生在身体各个部位，按照骨与软组织肉瘤 Ennecking 分期的外科治疗原则，应进行广泛切除。如怀疑为软组织肉瘤，应在完成肿瘤分期后再进行治疗。诊断上应按照临床影像及病理三结合的原则进行，完成包括疾病病名的诊断和疾病范围的诊断。首先搜集临床病史及查体资料，完成影像学检查，了解病变局部侵袭范围，有无多发或转移病灶。最后穿刺活检明确病理，并完成分期。根据分期进行术前计划，达到广泛切除的外科边界。

而 40% 的软组织肉瘤病例在没有完成肿瘤分期的情况下，医生仅仅根据 B 超或者查体的结果，就按照良性肿瘤进行切除。这种情况下 40%~50% 病例的术区会残留肿瘤细胞，从而导致高复发率并降低了患者长期存活率。这种非计划切除术还破坏了肿瘤的自然屏障，局部血肿污染往往会增大进一步切除的困难。在肢体，切除骨与软组织肿瘤时切口均应平行于肢体长轴。在本例中，非专科医生采用了斜行切口，导致扩大切除时需要切除更多的软组织。

术前应根据已有的术前影像学资料及前次手术的手术记录来确定肿瘤的范围以及可能累及的结构。术前计划时应根据广泛切除的外科边界的需要来确定切除范围，对于邻近的重要的神经血管束应进行局部灭活处理（见下一节），术后还应咨询放疗科辅助治疗。同时，还应切除前次手术的手术瘢痕、引流管通道以及可能被血肿污染的腔隙和组织，有时软组织及皮肤的缺损需要进行局部转移皮瓣或者植皮进行重建。然而非计划切除后进行扩大切除术后局部复发率仍要高于计划切除的病例，所以应尽量避免软组织肉瘤的非计划切除。对于软组织肿瘤应首先进行临床影像学的评估，如怀疑为肉瘤，应进行活检明确病理类型及级别，完成肿瘤的分期后再进行计划手术。

术后伤口愈合后可联系放疗科辅助治疗，对于高度恶性的软组织肉瘤可考虑进行化疗。化疗方案并未统一，常用的药物包括异环磷酰胺、阿霉素等广谱化疗药。

（徐立辉）

16 下肢深层扩大切除术

【手术适应证】

1. 大腿前内侧或后侧原发（复发）软组织肉瘤，部分转移性软组织肿瘤。肿瘤与股动静脉或坐骨神经邻近。

2. 肿瘤水平股血管束或神经未受侵，但位于肿瘤间室内或反应区内，手术中可疏松分离，或者切开血管鞘、坐骨神经外膜后，可以完整分出神经血管。

3. 广泛切除肿瘤后，由于神经血管在反应区内，必须对保留的神经血管进行处理，否则达不到广泛的外科边界。

【应用解剖】

1. 股血管束位于股管内，经过大收肌裂孔绕至股骨下端后方，位于缝匠肌深层，紧邻股内侧肌和大收肌、长收肌。坐骨神经位于大腿后侧间室内。当肿瘤位于内侧时，常与股血管束关系紧密。位于后侧间室时，与坐骨神经关系密切（图 16-1、图 16-2）。

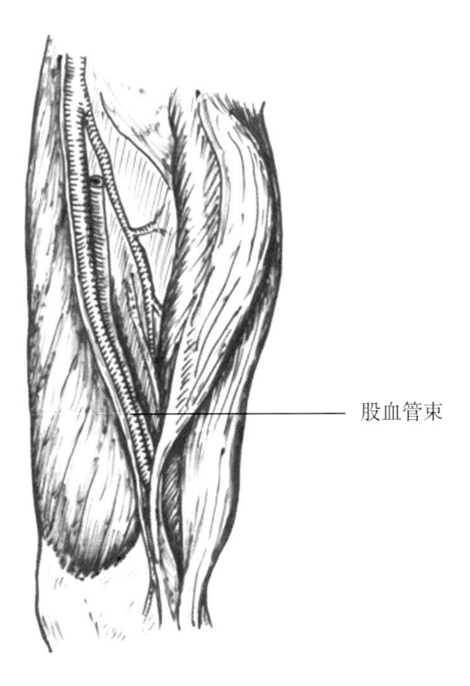

图 16-1　股骨下端肌肉及血管神经解剖图

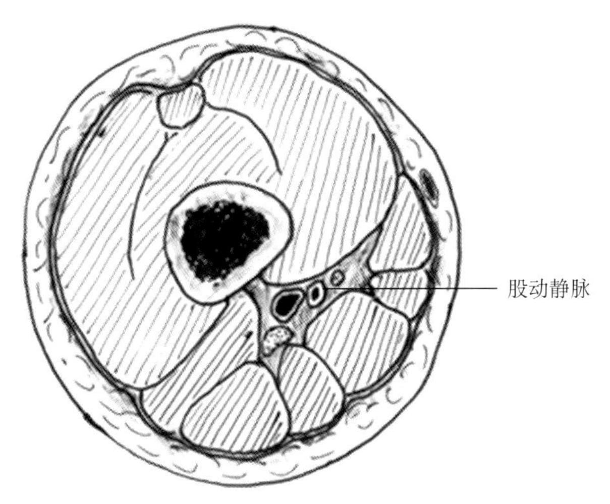

图 16-2　股骨下端肌肉及血管神经解剖图

2. 肿瘤与神经血管束关系紧密，有两种情况：一种情况是肿瘤与血管神经紧密，但未受侵，术中可以分离。另一种情况是肿瘤侵犯神经血管，术中若保留神经血管，则不能完整切除肿瘤。

3. 术前应判断好血管神经与肿瘤的关系，术中能否完整切除肿瘤，取得可接受的外科边界。术中仔细分离，必要时将神经血管鞘膜连同肿块一并切除。

【病例介绍】

女性，17 岁，左大腿内侧软组织肿物外院切除术后 4 年，再次发现包块 3 个月。

患者 4 年前发现左大腿包块 2 个月，在当地医院就诊，行 B 超检查，结果为软组织实性肿物，直接行肿物切除（手术在肿瘤包膜外完整切除），术后病理回报：滑膜肉瘤。行 AI 化疗 2 个周期。未行放疗。

3 个月前复查 B 超发现肿物，边界不清，考虑复发，来我院就诊。门诊以滑膜肉瘤术后复发收入院。

入院查体：患者左大腿中段内侧纵切口手术瘢痕，长约 6cm，愈合好。局部皮肤颜色正常，瘢痕深层可触及直径约3cm肿物，中等硬度，活动，边界不清，轻压痛。膝关节活动未见明显受限（图16-3）。

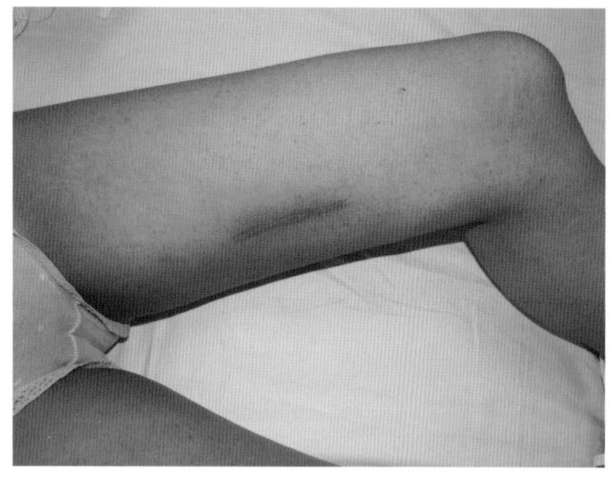

图16-3 左大腿中段内侧切口瘢痕，长约6cm，愈合好。皮肤颜色正常

影像学表现：右大腿正侧位X线片股骨未见异常。CT、MRI显示大腿内侧深层，紧邻股血管处多发软组织肿物，最大者直径约3cm，肿物紧邻股血管。CT增强后肿物有强化（图16-4～图16-6）。

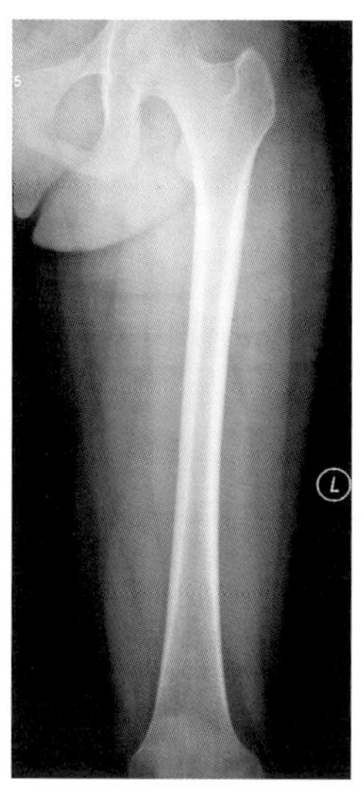

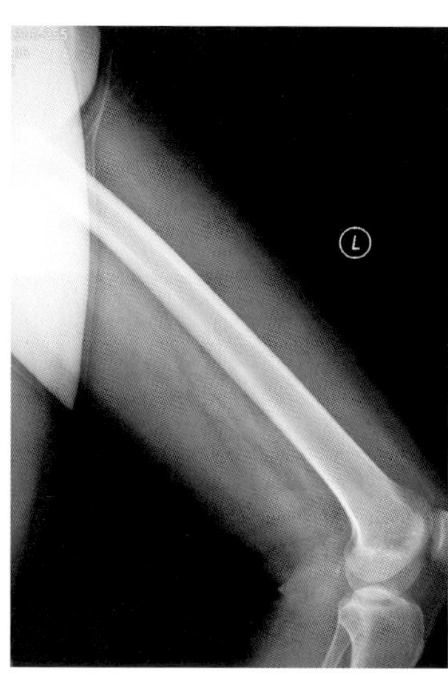

图16-4 右股骨下段正侧位X线平片，骨质无破坏，未见软组织肿物影

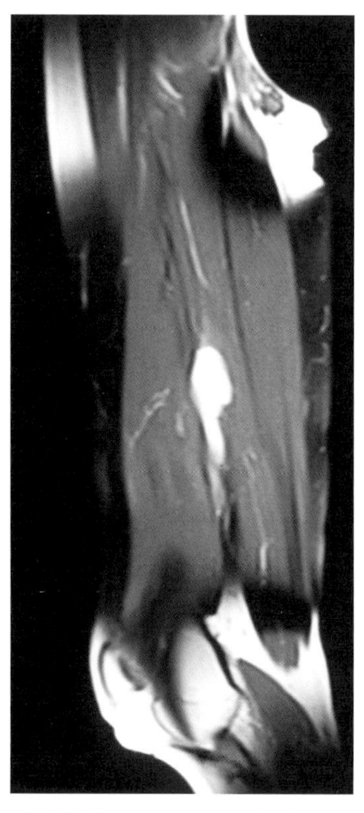

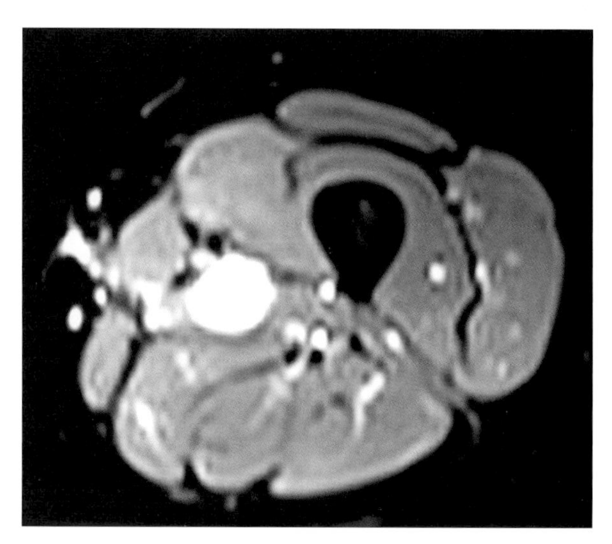

图16-5 MRI显示肿瘤范围及与周围结构关系，肿物紧邻股血管，股骨信号未见异常。原手术瘢痕位于缝匠肌下方

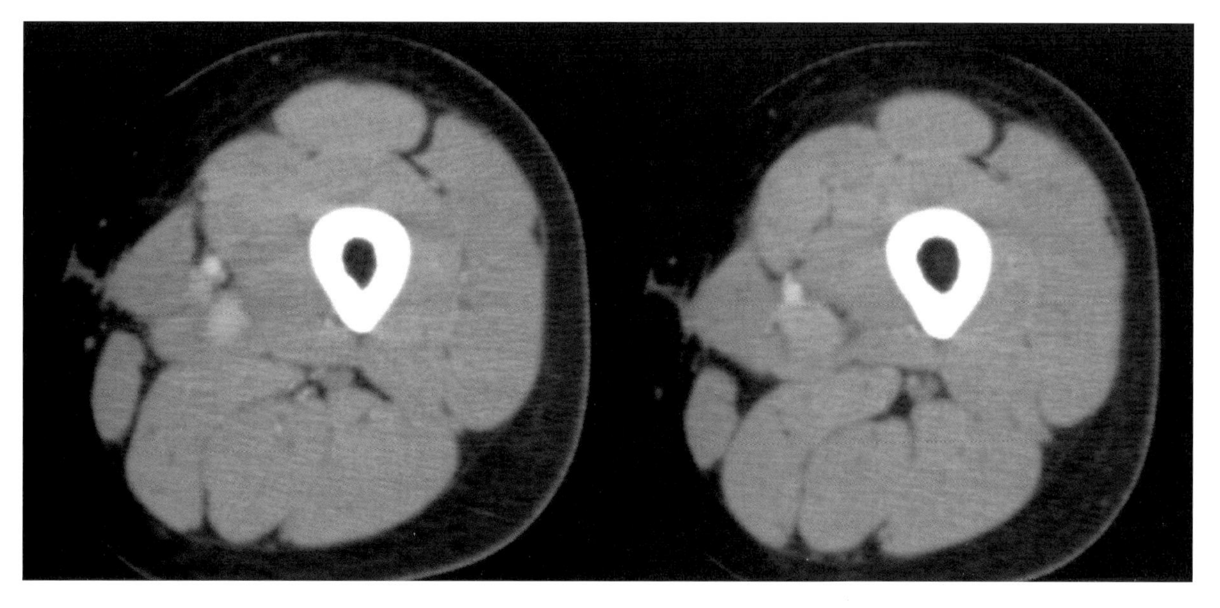

图 16-6　增强 CT 显示肿物有强化，紧邻股血管，但未受侵

入院后会诊第一次手术病理，诊断为滑膜肉瘤。本次入院诊断：大腿滑膜肉瘤术后复发。行腹股沟淋巴结 B 超和胸部 CT 检查，未见转移。

【术前设计】

此病例肿瘤处于大腿内侧，紧邻股动静脉，但未侵及血管。肿物紧邻的肌肉是股内侧肌、缝匠肌、长收肌。故切除应包括股内侧肌、缝匠肌、长收肌。长轴方向上应远离肿瘤 5cm 以上正常肌肉内横断。由于股血管位于肿瘤反应区，此设计范围必须切除股血管才能达到广泛的外科边界，如果我们对股血管进行特殊处理，在保留血管的同时，达到广泛的外科边界。措施有：从前方打开股血管鞘，结扎血管分支，将血管主干游离，保护，将血管鞘连同肿瘤一并切除；最后再对血管进行酒精灭活处理，杀灭可能残留的肿瘤细胞。如图 16-7 所示。

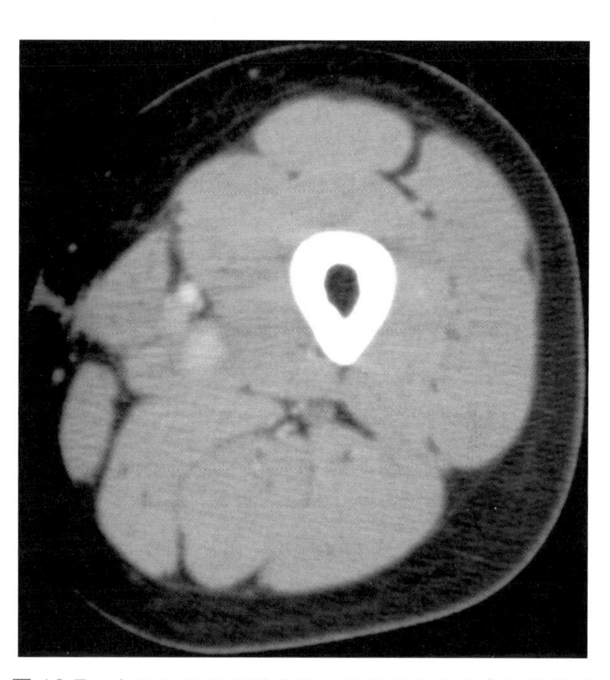

图 16-7　广泛切除范围模式图。从缝匠肌和股内侧肌间进入，显露股血管并打开血管鞘。

【手术过程】

1. 患者麻醉后取平卧位。常规碘酊、酒精消毒，铺无菌巾，膝关节屈曲，髋关节外旋。

2. 因肿块偏于内侧，故取大腿中段内侧切口。切口经过原手术瘢痕并梭形切除此瘢痕（图 16-8）。

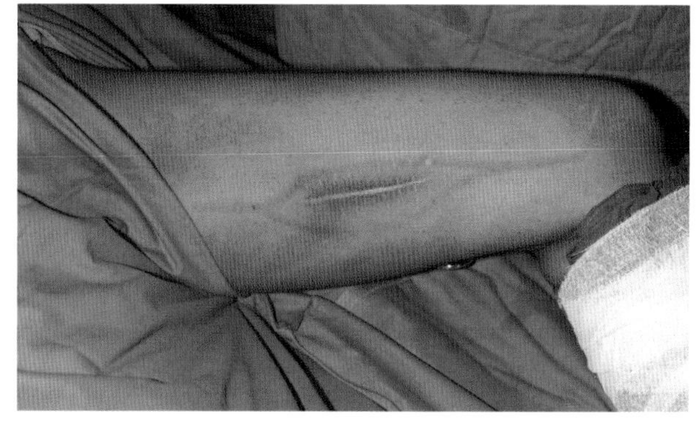

图 16-8　手术切口，梭形切除原手术瘢痕

3. 沿切口线逐层切开皮肤皮下，前方从缝匠肌和股内侧肌间进入。为防止脱落，将切除的皮肤皮下与深层组织边缘缝合（图 16-9）。

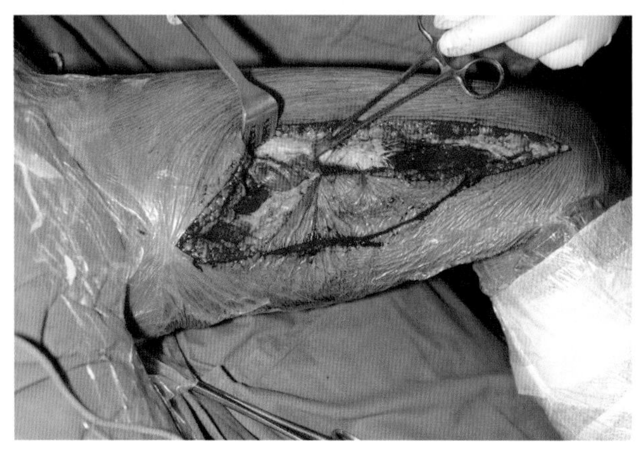

图 16-9　切开皮肤皮下，缝合固定要切除的皮肤及深层组织。从缝匠肌和股内侧肌间进入

4. 显露股管，打开股血管鞘，结扎分支，游离股血管，把血管鞘随肿瘤一并切除（图 16-10、图 16-11）。

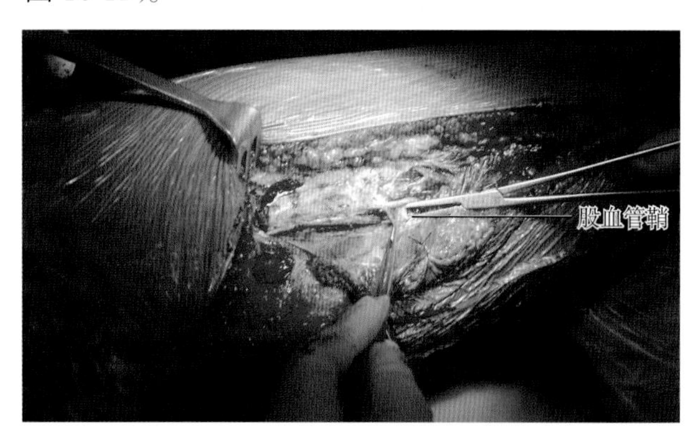

图 16-10　打开股血管鞘，结扎分支

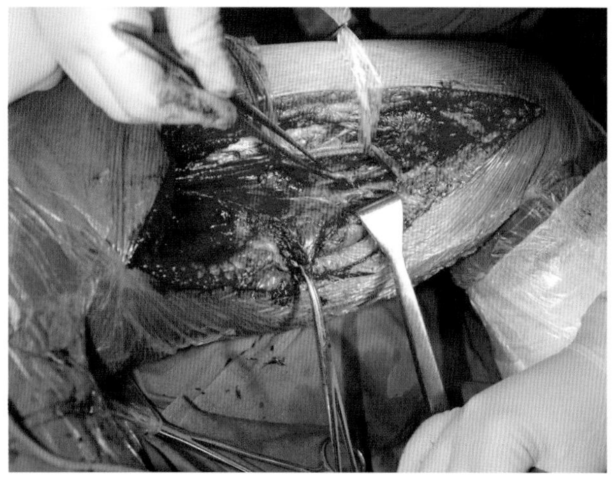

图 16-11　游离股血管神经

5. 牵开股血管神经，前侧切除部分股内侧肌至股骨处（图 16-12）。

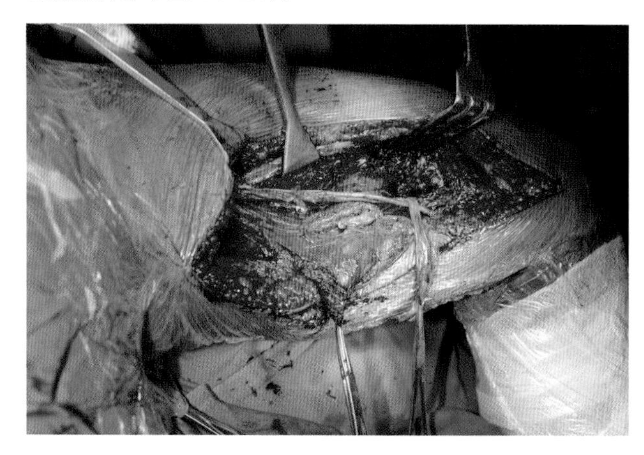

图 16-12　牵开股血管神经，切除部分股内侧肌

6. 内后侧切除缝匠肌；长收肌（图 16-13）。

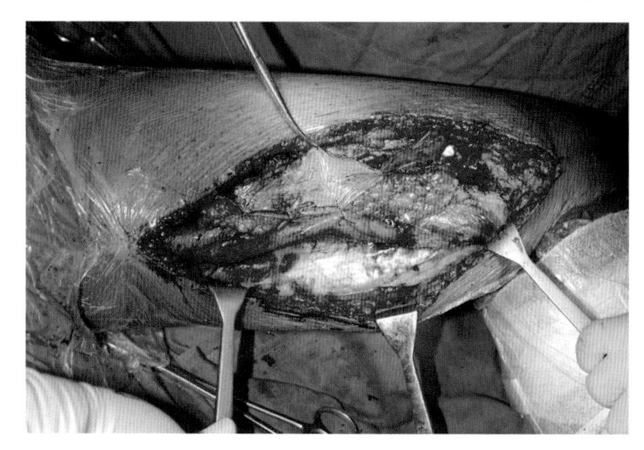

图 16-13　内后侧切除缝匠肌、长收肌

7. 距肿瘤 5cm 横断肌肉（图 16-14）。

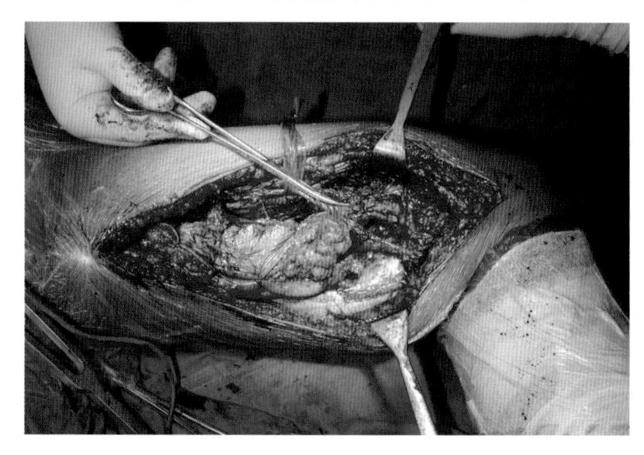

图 16-14　横断肌肉

8. 完整切除肿瘤（图 16-15）。

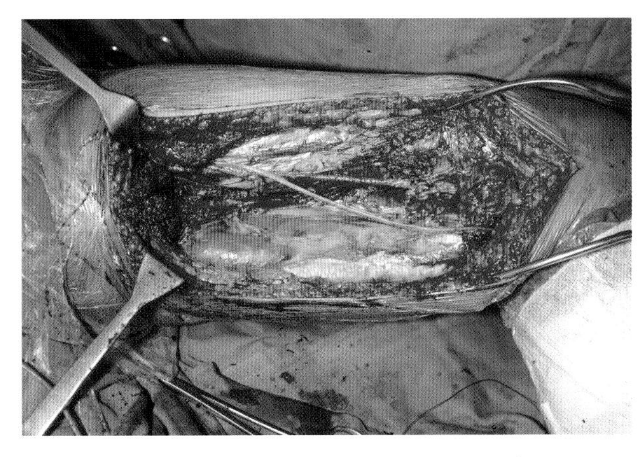

图 16-15　完整切除肿瘤后，肌肉断端及股神经血管

9. 将一长方形无菌聚乙烯薄膜铺于股神经血管束下方，两端用血管钳钳紧，使聚乙烯薄膜形成一个容器，血管神经束位于容器内，用 95% 酒精灭活 20 分钟。注意保护正常软组织，防止酒精外漏（图 16-16）。

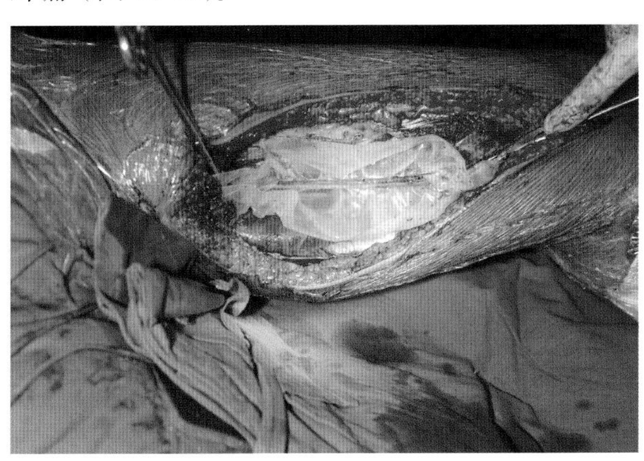

图 16-16　铺设聚乙烯薄膜，保护正常组织，95% 酒精灭活神经血管束

10. 生理盐水冲洗伤口后，放引流管 2 根，缝合深筋膜、皮下、皮肤（图 16-17），加压包扎，术毕。

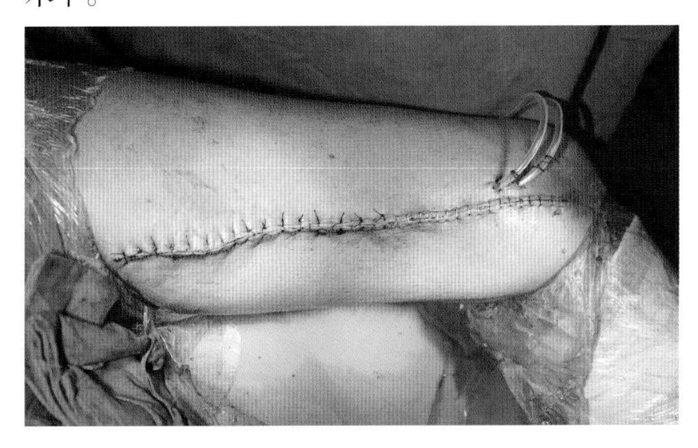

图 16-17　放引流管 2 根，缝合深筋膜、皮下、皮肤

【术后影像】

术后常规拍摄大腿 X 线平片（图 16-18、图 16-19）。

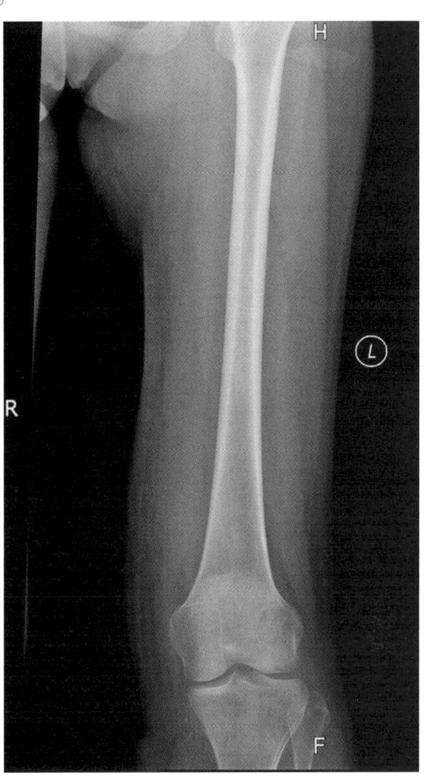

图 16-18　术后正位 X 线片

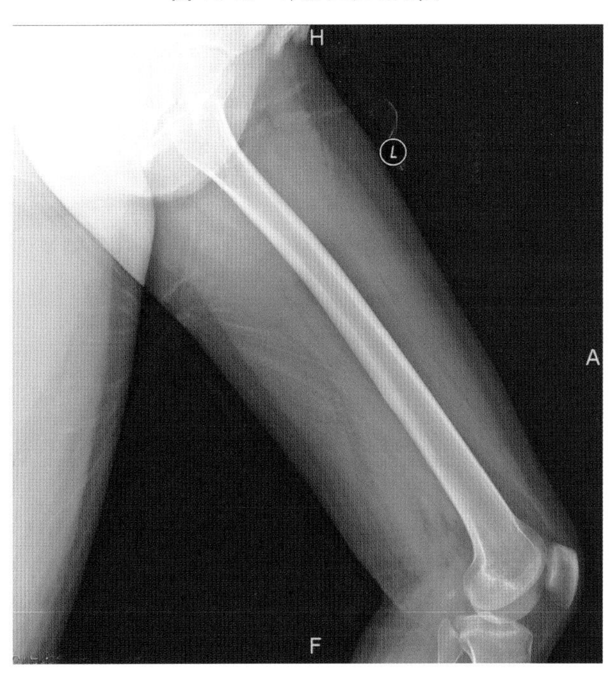

图 16-19　术后侧位 X 线片

【术后标本评估】

术后切除标本经福尔马林固定后，从外观和各向剖面，确认是否达到术前计划的外科边界（图 16-20 ~ 图 16-22）。

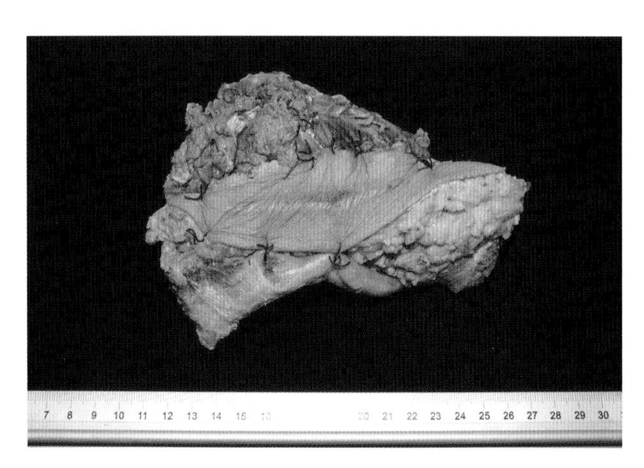

图 16-20 标本外侧面，可见切除的原手术瘢痕

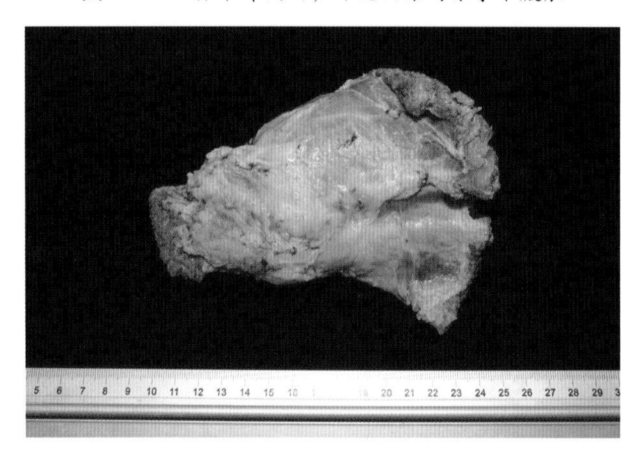

图 16-21 标本内侧面

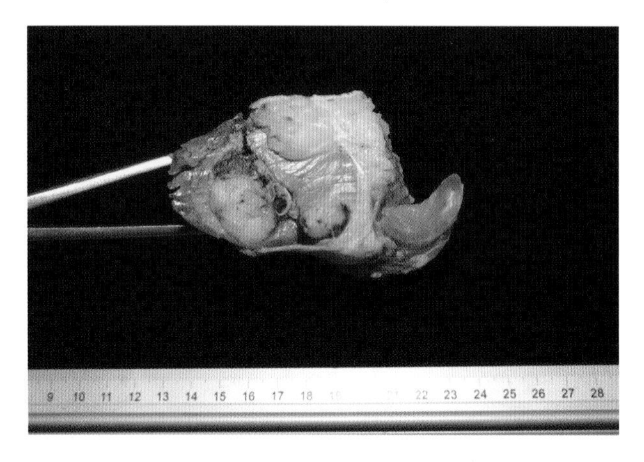

图 16-22 标本横断面，可见股血管鞘和肿瘤关系紧密，血管鞘随肿瘤一并切除（血管鞘内蓝色物为照相时标记的血管位置）

【术后处理】

术后放置负压引流管 1~2 根，待 24 小时引流量少于 20ml 时拔除。术前及术后应用抗生素预防感染，术后预防深静脉血栓。术后练习股四头肌，待软组织愈合后开始关节屈伸功能锻炼和训练下地行走。

术后 3 周，伤口愈合良好后，开始放疗。如伤口延迟愈合，应等到伤口愈合后再开始放疗。

【专家点评】

滑膜肉瘤是肢体最常见的软组织肉瘤之一。常发生于深筋膜深层，既可以发生于肌肉组织内或肌肉间隙内，也可以发生在手足等关节周围，为高度恶性肿瘤，生长迅速。

对于深筋膜深层软组织肿瘤，体积较大者（一般长径大于 5cm），恶性较为多见。因软组织肿瘤影像学特征多不典型，所以活检显得更为重要。术前活检是诊断常规，首选穿刺活检。

滑膜肉瘤首选外科治疗，切除应达到广泛的外科边界。但肿瘤与神经血管关系紧密时，此处很难达到广泛，我们常用的办法是：切除血管神经，达到广泛的外科边界，重建血管。最常用的方法是人工血管或大隐静脉移植，但血管移植有失败的风险，患者需要长期服用抗凝药。神经功能重建困难。

另一种方案是保留神经血管，尽管术中切除血管神经鞘膜，也只是边缘切除，术后需要辅助放疗。切除肿瘤后保留的神经血管不能除外肿瘤细胞残存，用 95% 酒精灭活，可以杀灭残存的肿瘤，降低复发率。

如果神经血管被肿瘤侵犯，则保留神经血管的方法是不可行的，因为这样切除的边界是囊内切除。此时只能行截肢或切除神经血管后再重建。

滑膜肉瘤放疗有效，所以保留神经血管后，术后辅助放疗可以降低复发率。关于滑膜肉瘤的化疗，多数学者认为滑膜肉瘤有转移者术后应行化疗。但是否行预防性化疗有争议。

滑膜肉瘤远隔转移途径主要为血行转移和淋巴转移，所以术后随诊重点为肺和区域淋巴结。

（鱼　锋）

第五部分

软组织肉瘤切除+重建术

背部软组织肉瘤切除+背阔肌肌皮瓣转移术

【手术适应证】

1. 肩背部、颈部、胸腹部周围的软组织肉瘤，部分转移性软组织肿瘤，鳞癌等皮肤恶性肿瘤。

2. 原发恶性骨肿瘤侵犯临近皮肤和皮下组织，需要一同切除的。

3. 软组织肉瘤，周围骨骼（如肩胛骨）未受侵，或虽有侵犯但可通过部分切除仍可获得安全的外科边界。

4. 广泛切除肿瘤后，存留可接受的软组织覆盖，或通过软组织转移获得可接受的软组织覆盖。

【应用解剖】

1. 遵循软组织肉瘤切除原则，手术应达到广泛的外科边界，术前计划应合理评估肿瘤切除范围，不应为肢体功能的保留而牺牲外科边界。切除应在各个方向上距离肿瘤边缘 1.5~2cm。

2. 对于患有血管或全身疾病影响局部血管的病例，应慎用转移皮瓣，因为血管蒂栓塞易致皮瓣坏死。

3. 背阔肌是身体上可供游离移植或带蒂移植范围最广、功能最多的皮瓣之一，皮瓣的供养血管为胸背动静脉，运动神经是与血管伴行的胸背神经（图 17-1）。

4. 如果肿瘤与临近骨（本例为肩胛骨）关系密切，不应为了避免行肌皮瓣转移而减少切除范围。

5. 由于背阔肌肌皮瓣可供移植的皮肤面积达 (8~23)cm × (20~40)cm，对于肩背部、颈部、胸腹部肿瘤切除后比较大的缺损，背阔肌肌皮瓣都是比较好的选择之一。

6. 胸背动静脉及其内外侧支在背阔肌内表面肌膜下有数十条可见的小分支进入肌腹，并穿过肌腹进入皮下，供应皮肤，这是背阔肌肌皮瓣的解剖基础。

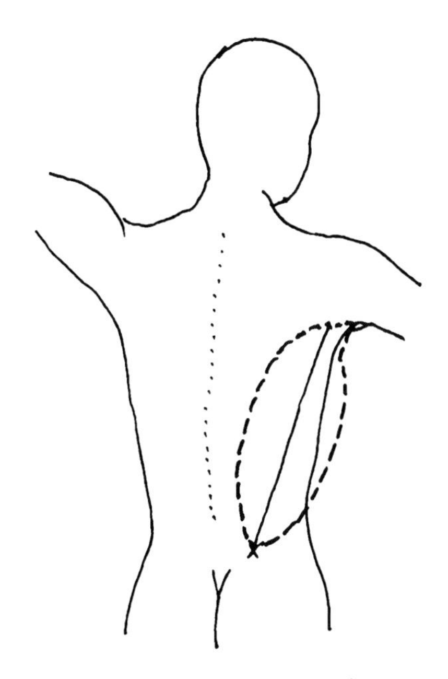

图 17-1　背阔肌肌皮瓣示意图

【病例介绍】

女性，38 岁，左肩背部皮肤隆突性纤维肉瘤术后 9 年，再次发现肿物 1 年。患者 9 年前于当地医院因左肩背部肿物就诊，行肿物切除，术后病理：皮肤隆突性纤维肉瘤。1 年前发现原手术区域再次出现肿物，并渐进增大，为进一步诊治，来我院就诊。门诊以软组织肉瘤术后复发收入院。

入院查体：患者肩关节功能正常，左肩部可见手术瘢痕，并在手术瘢痕区域有 2 处肿物隆起，肿物无活动度。

影像学表现：左肩关节正位 X 线片隐约可见软组织肿物影。MRI T1 加权像显示左肩背部皮肤和皮下组织内异常中 - 低信号，肿物内信号均匀，T2 加权像显示为中 - 低信号，T1 增强抑脂像显示异常信号部位强化明显，肿瘤深面虽未侵犯肩胛骨，但与之比邻（图 17-2 ~图 17-4）。

入院诊断为软组织肉瘤术后复发。

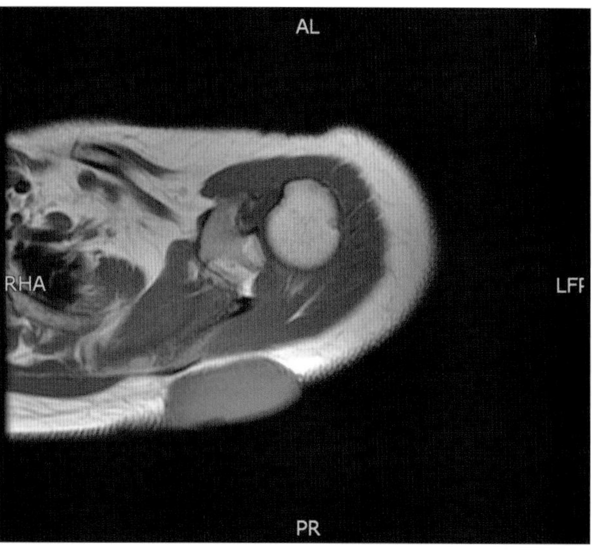

图 17-2 MRI T1 加权像显示左肩背部皮肤和皮下组织内异常中-低信号

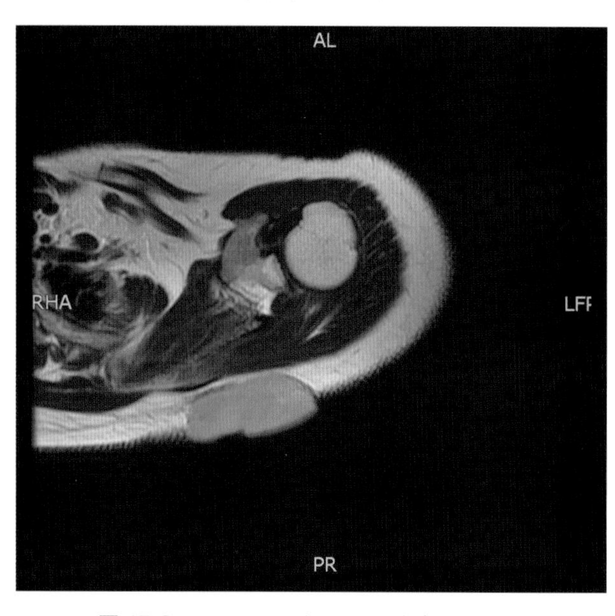

图 17-3 MRI T2 加权像显示为中-低信号

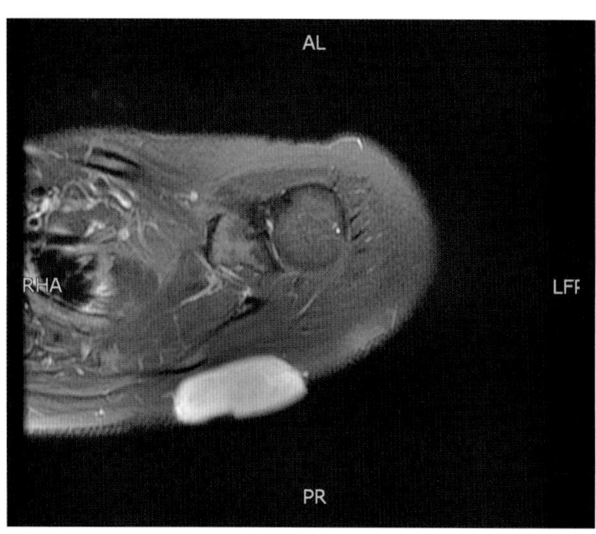

图 17-4 MRI T1 增强抑脂像显示异常信号部位强化明显

【术前设计】

此病例复发肿瘤位于肩背部，肿瘤主要侵犯皮肤和皮下组织，与肩胛骨之间有斜方肌，肿瘤的安全外科边界需要切除部分斜方肌，但因此会导致部分肩胛冈、锁骨裸露，因此需要转移肌皮瓣，而不能通过简单的植皮完成伤口覆盖。但需要注意的是，不能为了避免肌皮瓣转移，而保留斜方肌。另外，因为肿瘤本身位于皮肤，原切口瘢痕及周围皮肤紧邻肿瘤，应将连同皮肤在内的全层切除（图 17-5）。

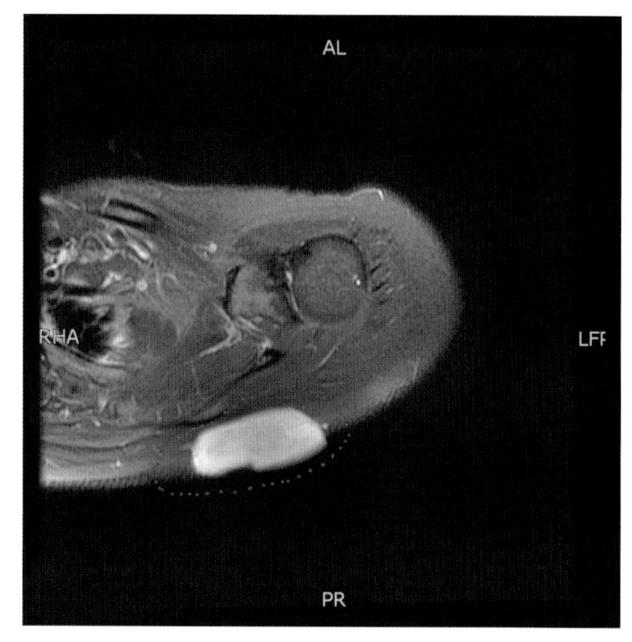

图 17-5 术前设计的切除范围

【手术过程】

1. 患者麻醉后取侧卧位，患侧在上，沿原手术瘢痕及肿物周围 1.5cm 标记手术切口（图 17-6）。

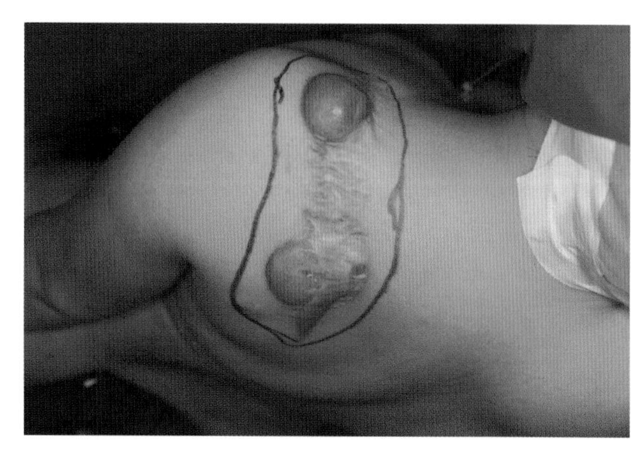

图 17-6 手术切口

2. 沿切口线逐层切开皮肤、皮下，将原手术瘢痕及周围与肿块较邻近的经过的皮肤及深层组织全层连同肿瘤一并切除。因为肿瘤主要位于皮肤和皮下，斜方肌是重要的安全屏障，可用于做边界，故连同皮肤、皮下组织和部分斜方肌一同完整切除（图 17-7、图 17-8）。

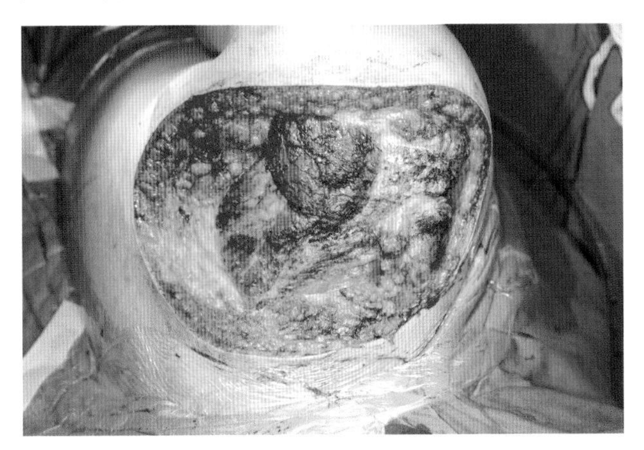

图 17-7　肿物连同周围正常组织切除后（上面观）

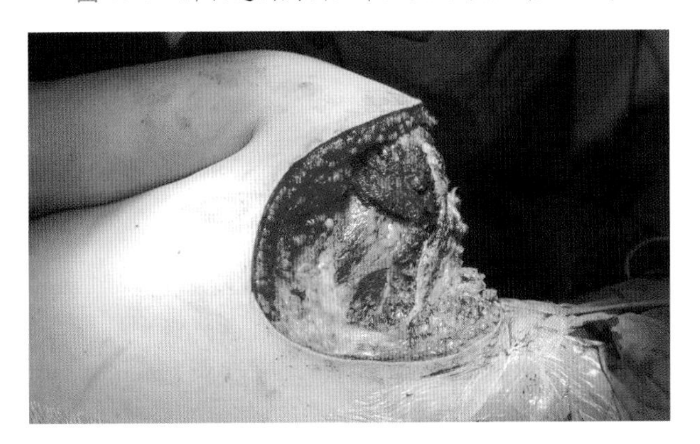

图 17-8　肿物连同周围正常组织切除后（后面观）

3. 在体表投影上确定背阔肌肌皮瓣血管蒂位置，即皮瓣的旋转轴点，采用样布量取缺损部位大小，根据样布大小和形状，确定供区皮瓣大小，在体表标记手术切口（图 17-9）。

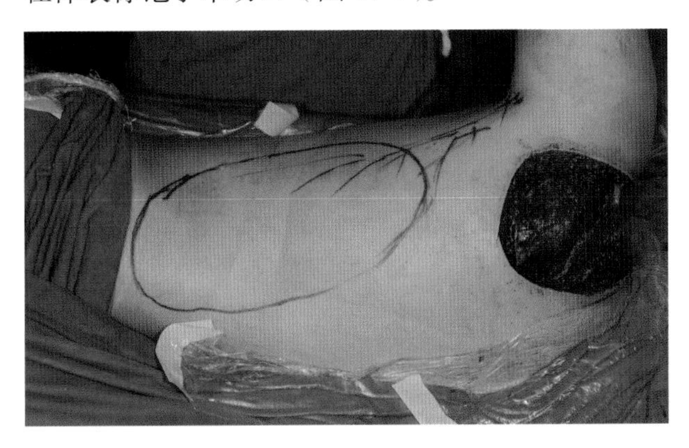

图 17-9　背阔肌肌皮瓣切口示意图及血管蒂位置

4. 背阔肌带血管蒂肌皮瓣获取具体手术步骤可参照本书“17 上臂软组织肉瘤广泛切除，背阔肌肌皮瓣转移”部分（图 17-10）。

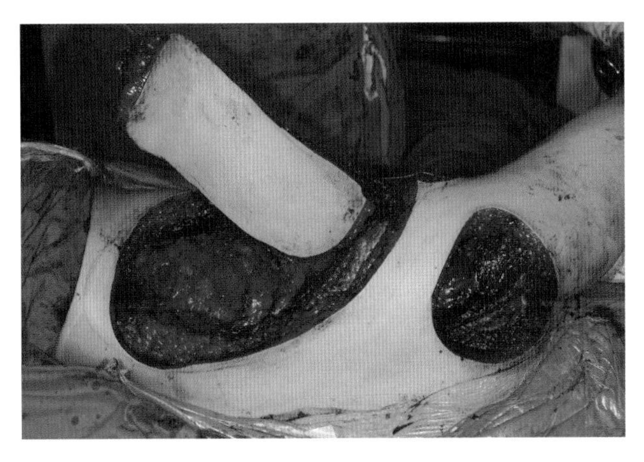

图 17-10　分离后获得的皮瓣

5. 将皮瓣经皮下隧道转至肩背部缺损部位（图 17-11）。

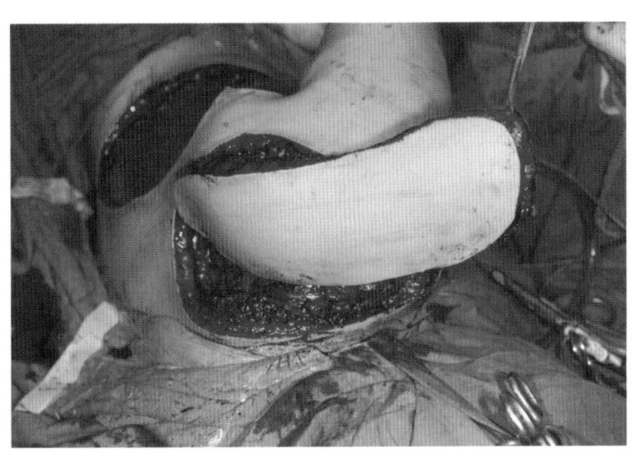

图 17-11　带血管蒂肌皮瓣转移至缺损部位

6. 局部皮瓣转移后，放置引流管 1 根，肌皮瓣与周围组织进行缝合，局部缺损采用大腿皮肤进行直接植皮缝合（图 17-12、图 17-13）。

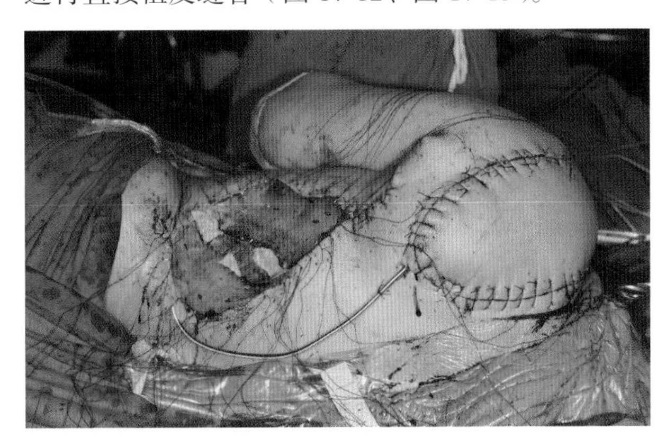

图 17-12　皮瓣转移和取皮植皮缝合后，放置引流（后面观）

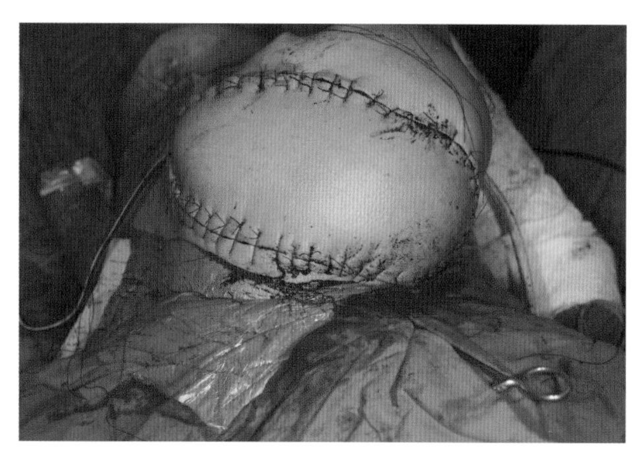

图 17-13 皮瓣转移和取皮植皮缝合后，放置引流（上面观）

【术后标本评估】

术后切除标本经福尔马林固定后，从外观和各向剖面，确认是否达到术前计划的外科边界（图 17-14~ 图 17-17）。

术后病理：皮肤隆突性纤维肉瘤。

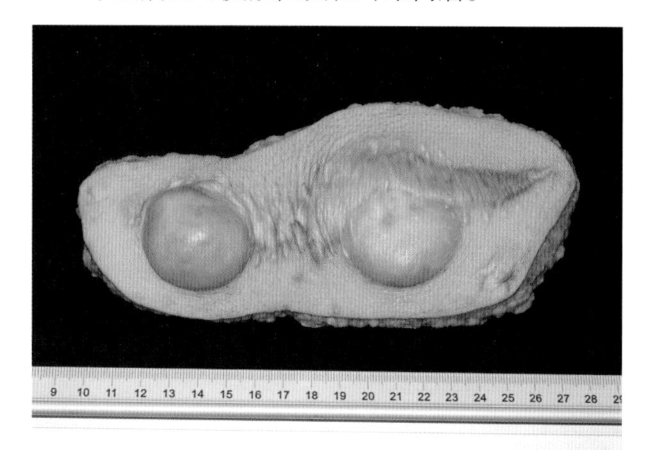

图 17-14 标本表面，可见各个方向均在肿瘤周围正常组织 1.5cm 以上

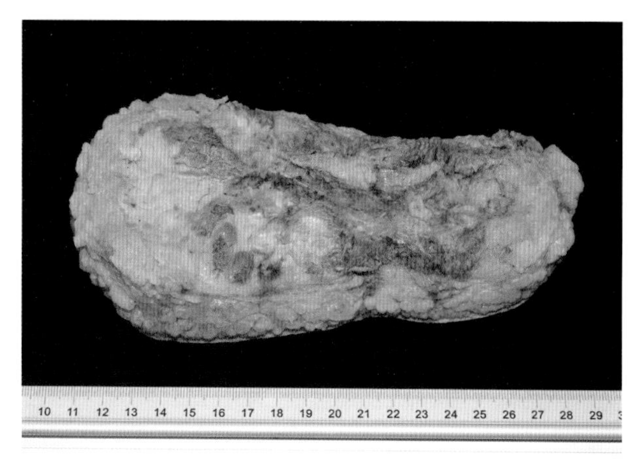

图 17-15 标本深面，可见切除的斜方肌

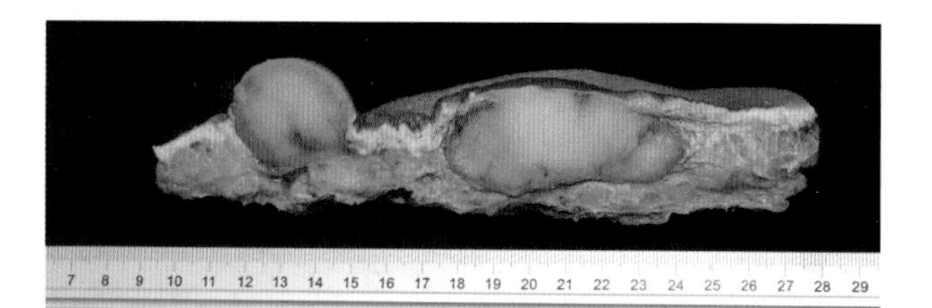

图 17-16 标本矢状面

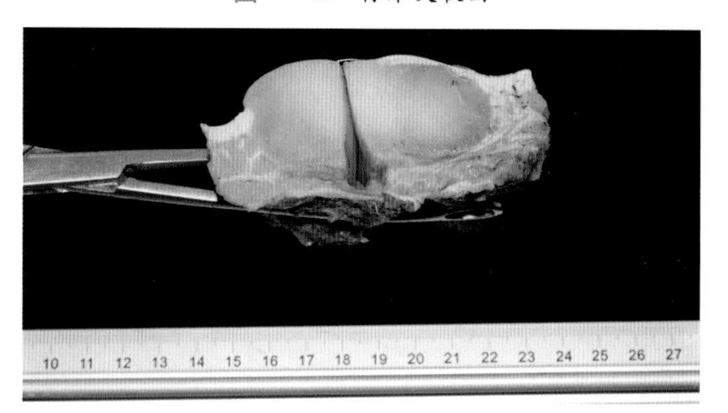

图 17-17 标本横断面，底面有斜方肌

【术后处理】

术后放置负压引流管 1 根，引流待全天（24 小时）引流量少于 10ml 时拔除。术后应在敷料上开窗，用于观察皮瓣的血运情况。植皮区可 10~14 天拆包。术中及术后应用抗生素。鼓励早期下床活动，但需要 4~6 周，软组织愈合后开始肩关节功能锻炼。

对于需要术后其他药物的患者（本例不需要），如化验检查无异常，可从术后 2 周（伤口愈合拆线后）开始化疗，如伤口延迟愈合，一般应等到伤口愈合后再开始治疗。很多药物包括化疗药物对伤口的愈合有影响。

如认为肿瘤切除范围不够广泛边界，对于放疗敏感的肿瘤，术后可给予放疗。

【专家点评】

皮肤隆突性纤维肉瘤是源于皮肤、并可侵犯皮下组织的低度恶性软组织肉瘤，该肿瘤生长缓慢，常好发于躯干，男性多见。该肿瘤对于放化疗均不敏感，手术是主要的治疗手段。因肿瘤局部侵袭性强，建议做广泛切除。肿瘤切除应至少包括周围 1.5cm 正常皮肤，深面达深筋膜，对于反复复发的肿瘤，应连同部分肌肉一同切除。

肌皮瓣转移手术成功的关键在于血管蒂血液供应的良好。对于背阔肌肌皮瓣，在暴露背阔肌前缘后，用手指在背阔肌前缘下方疏松结缔组织内作钝性分离，此间隙很疏松，当手指伸入到背阔肌下 2~3cm 处，即可触及胸背动脉的搏动。手术中，应探清动脉搏动情况，通过触诊，了解胸背动脉的走行，然后才切取皮瓣。

切取背阔肌肌皮瓣，一定要确保有一大穿支血管进入皮瓣，才能保证皮瓣获得足够血供。皮瓣基部皮肤应切断，便于转移，但基部肌肉一般不需切断，避免损伤穿支血管。

其他有关背阔肌肌皮瓣相关的注意事项可参考本书“17 上臂软组织肉瘤广泛切除，背阔肌肌皮瓣转移”部分。

（李　远　牛晓辉）

18 上臂软组织肉瘤切除+背阔肌肌皮瓣转移术

【手术适应证】

1. 上臂直至肘关节周围的软组织肉瘤；恶性骨肿瘤侵犯临近皮肤和皮下组织，需要一同切除的；部分转移性软组织肿瘤；鳞癌以及病变比较深的恶性黑色素瘤。

2. 肿瘤水平肱动静脉血管未受侵，上肢神经未被侵犯。

3. 软组织肉瘤临近骨未受侵；或虽有侵犯但可通过切除部分骨质仍可获得可接受的外科边界。

4. 广泛切除肿瘤后，存留可接受的软组织覆盖；或通过软组织转移获得可接受的软组织覆盖。

【应用解剖】

1. 与所有软组织肉瘤切除原则类似，为达到广泛的外科边界，应合理评估取舍软组织的去留量，不应为肩关节功能的保留而牺牲外科边界，一般建议至少在肿瘤边缘 2cm 处切除病灶。

2. 对于患有血管或全身疾病影响局部血管的病例，应慎用转移皮瓣，因为血管蒂栓塞易致皮瓣坏死。

3. 背阔肌是身体上可供游离移植或带蒂移植范围最广、功能最多的皮瓣之一，皮瓣的供养血管为胸背动静脉，运动神经是与血管伴行的胸背神经。

4. 胸背动静脉及神经的起始部分，构成了移植背阔肌的血管神经蒂，通常情况下，其蒂长 5~8cm（图 18-1）。

5. 背阔肌肌皮瓣移植后供区功能障碍虽然不明显，但背阔肌是脊柱稳定平衡，上臂内收、内旋，及呼吸的辅助肌肉，对于某些共鞦不全的患者，该手术应当慎重，对于儿童，采用该皮瓣更应慎重。

【病例介绍】

男性，49 岁，左上臂软组织脂肪肉瘤外院非计划切除术后 3 周。3 周前，左上臂中上段出现约鸡蛋大小肿物，在没有完善影像学检查和病理活检的情况下，考虑良性软组织肿瘤，行肿物切除，术后病理考虑脂肪肉瘤（混合型），为进一步诊治，来我院就诊，门诊以软组织肉瘤非计划切除术后为扩大切除收入院。

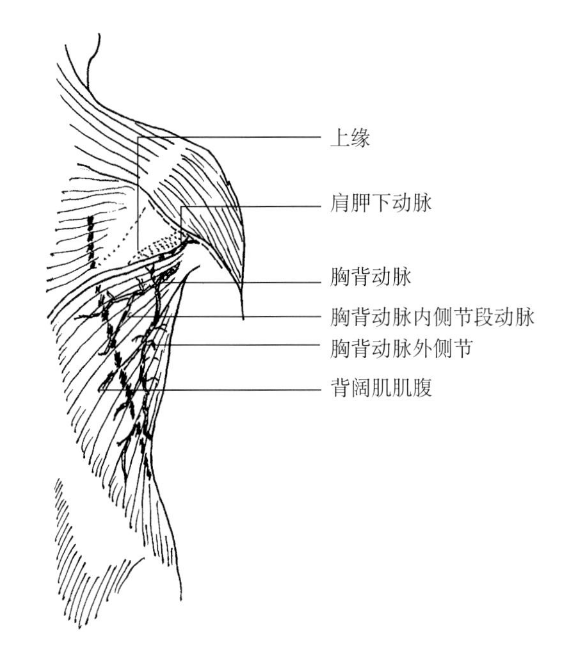

图 18-1　背阔肌形状及血管供应示意图

入院查体：患者肩关节和肘关节功能正常，左上臂前外侧可见纵向手术瘢痕，长约 6cm，局部未触及明显软组织肿块，表面皮肤颜色正常。

影像学表现：左肱骨正侧位 X 线片未见异常。MRI T1 加权像显示左上臂前外侧中上段三头肌止点区域肌肉内可见异常中 - 高信号，肿物内信号不均匀，T2 加权像和 T2 抑脂像显示为中 - 高信号，T1 增强抑脂像显示异常信号部位有散在强化病灶（图 18-2 ~图 18-4）。

入院诊断为：软组织肉瘤非计划切除术后。

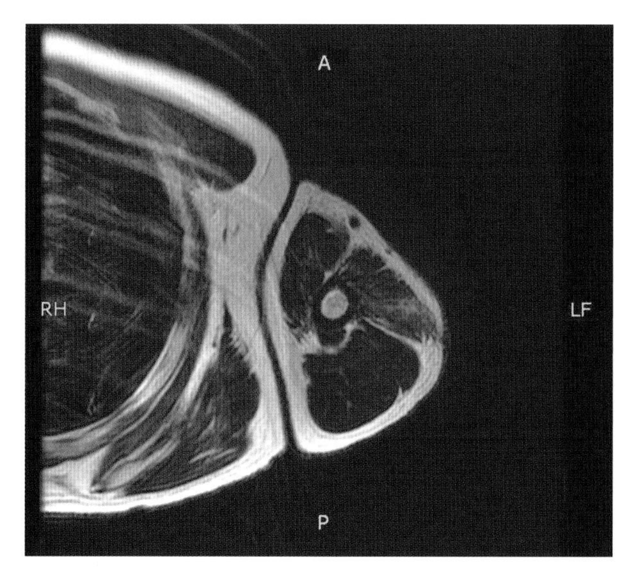

图 18-2 MRI T1 加权像显示异常中 - 高信号

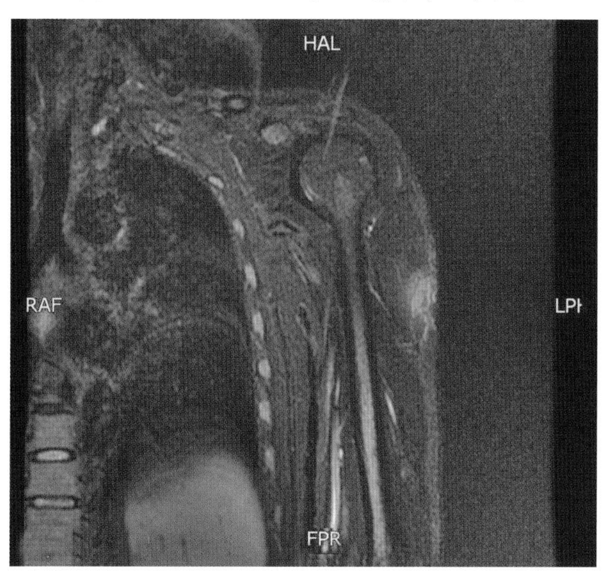

图 18-3 T2 抑脂像显示为中 - 高信号

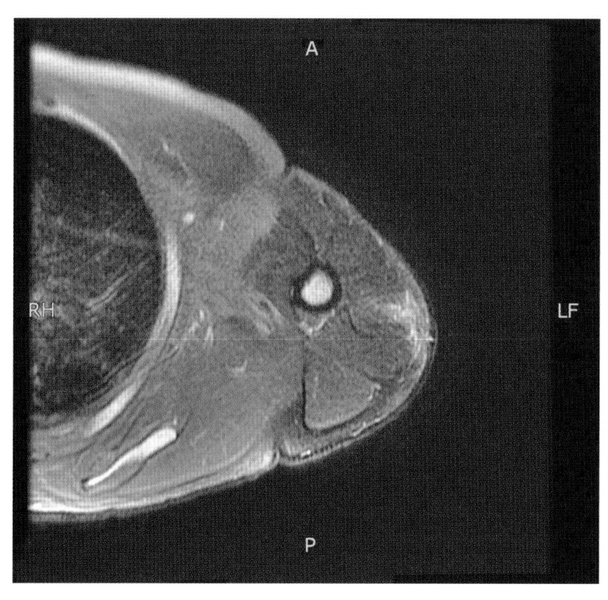

图 18-4 T1 增强抑脂像显示有散在强化病灶

【术前设计】

此病例为软组织肉瘤非计划切除术后，肿瘤部位处于上臂中上区域前外侧，需要注意的是肿瘤部位涉及三角肌止点、肱肌起点及部分二头肌和三头肌肌肉。应考虑到手术污染的区域，同样遵循在病变（包括污染区域）周围 2cm 以上切除肿物。故本例应切除三角肌止点和部分肌腹、部分肱肌起点、部分二头肌和三头肌肌腹（图 18-5）。原切口瘢痕连同周围正常皮肤 2cm，应与残余病变一同完整切除。肿瘤切除后的局部缺损因缺损大，而且都是滑动肌肉，无法通过局部植皮来进行缺损重建，应选用局部转移皮瓣或肌皮瓣进行重建，本例采用背阔肌肌皮瓣。

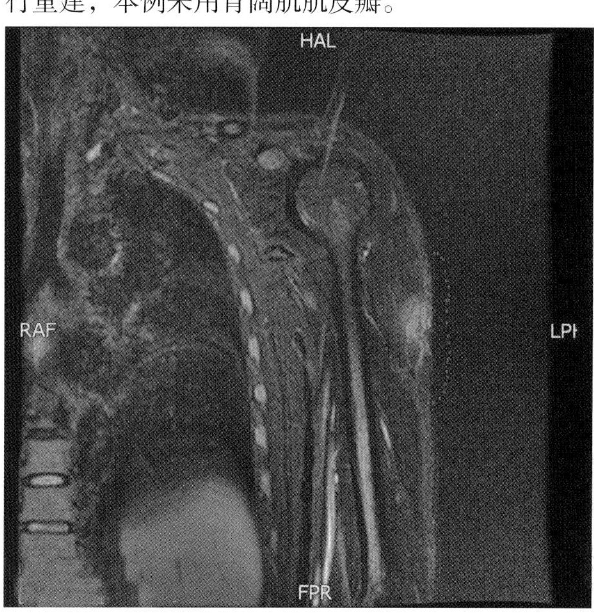

图 18-5 广泛切除范围示意图

【手术过程】

1. 为便于手术切除和背阔肌肌皮瓣的获取和转移，患者麻醉后取侧卧位，患侧在上。手术切口应沿至少在原手术切口周围以外 2cm 处（图 18-6）。

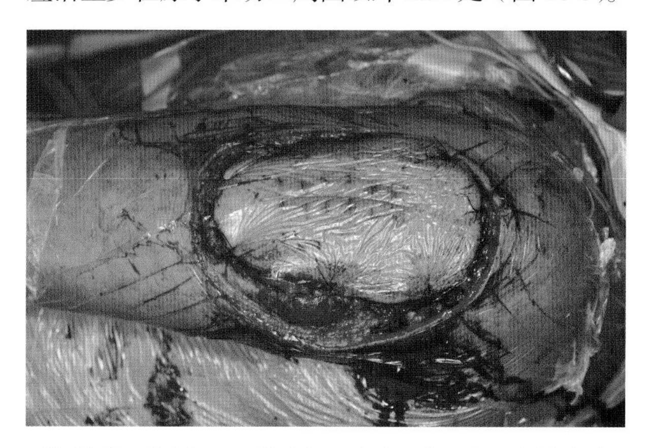

图 18-6 手术切口，依次切口皮肤、皮下组织和深筋膜

2. 注意应逐层切开皮肤、皮下、肌肉组织，将原手术瘢痕与周围正常组织连一并切除，可将皮肤、皮下组织和深筋膜用线进行缝合，以避免因组织回缩导致切除范围的迷失（图 18-7）。

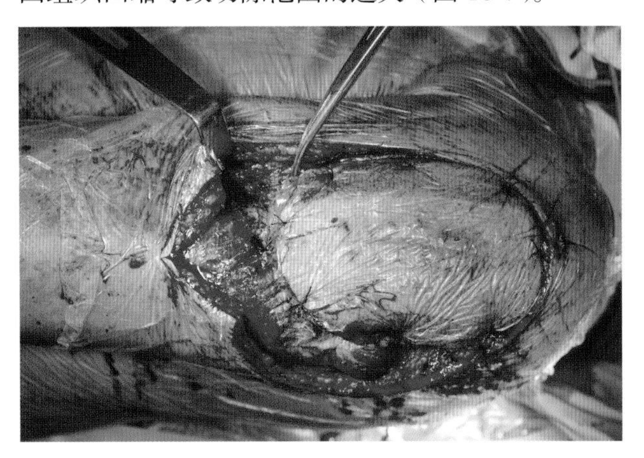

图 18-7　在皮肤和皮下组织水平切断肌肉纤维

3. 组织深面应包括正常肌肉组织约 2cm 长度（图 18-8）。

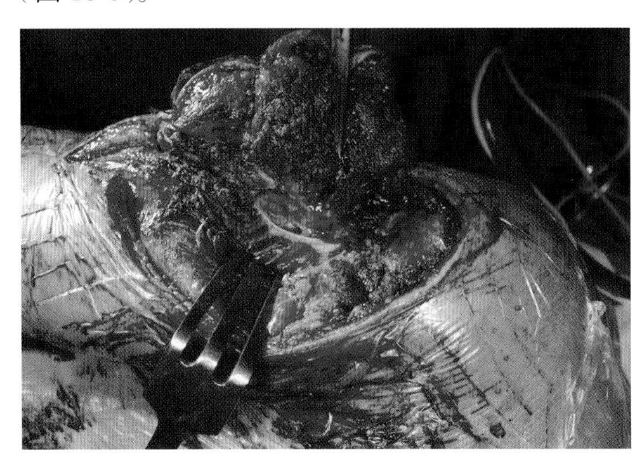

图 18-8　肿瘤深面在各个方向上均包含正常肌肉

4. 同样，后侧也应包括 2cm 正常肌肉组织，即用正常肌肉组织做边界，保证病变的完整切除（图 18-9）。

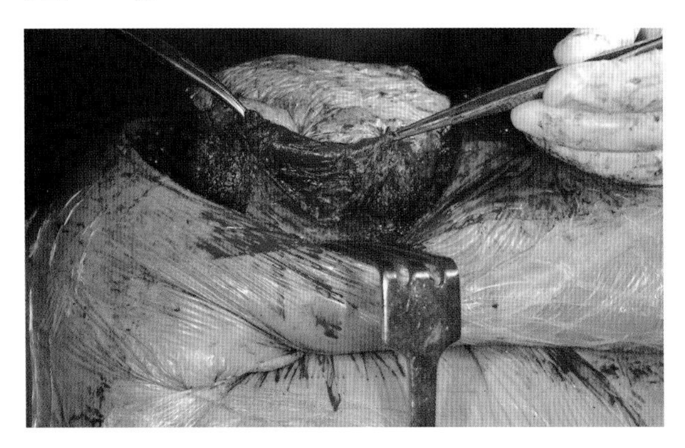

图 18-9　后侧也用肌肉作为安全边界的保证

5. 按照术前设计，应切除部分三角肌止点、肱肌部分起点、部分三头肌和二头肌肌腹，所有前次手术经过的区域都应被正常肌肉组织包裹下切除（图 18-10）。

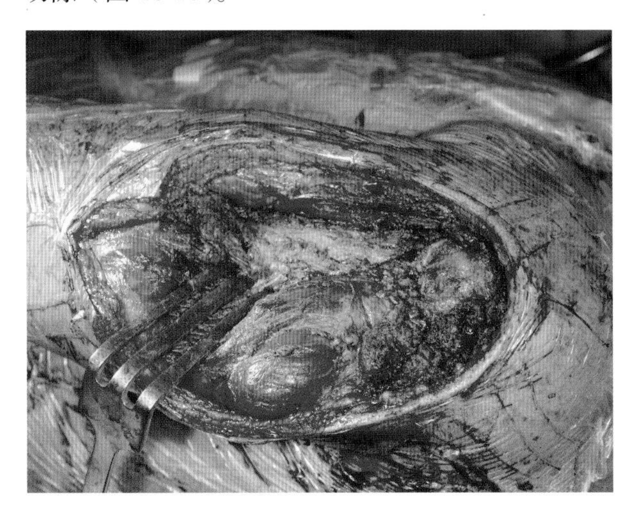

图 18-10　完整切除后的局部情况，可见到肱骨部分，切除了部分肌肉的起止点

6. 根据缺损大小和部位，标记获取背阔肌肌皮瓣的手术切口，于腋窝后壁下方，可扪及背阔肌前缘，在背阔肌前缘后 2.5cm 处画一平行于背阔肌前缘的垂线，该线即为胸背动静脉、神经及外侧支的相对体表投影（图 18-11）。

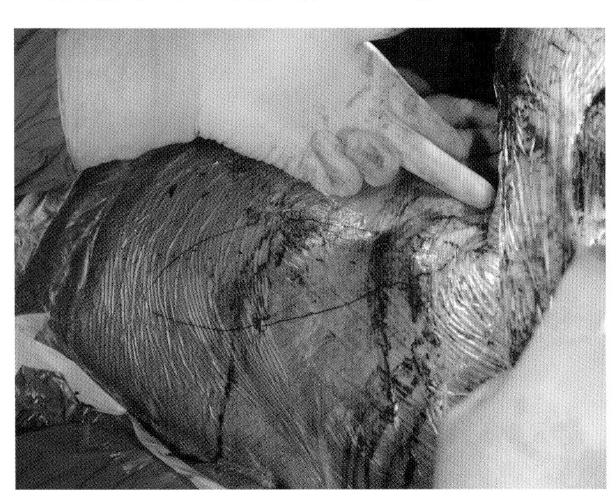

图 18-11　背阔肌肌皮瓣的切口

7. 背阔肌肌皮瓣设计完成后，在肌皮瓣设计线的前上部，即背阔肌前缘，做 10cm 长的切口，依次切开皮肤、皮下组织和深筋膜，直达胸壁肌肉胸膜表面，暴露背阔肌前缘，可用手在背阔肌前缘下方疏松结缔组织内作钝性分离（图 18-12）。

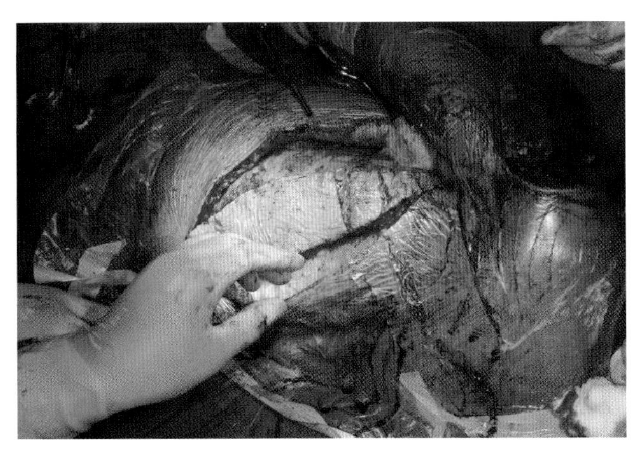

图 18-12　依次切口皮肤、皮下组织和深筋膜

8．在探明胸背动脉后，全层切开肌皮瓣设计线的前边缘，用电刀由前向后进行分离（图 18-13）。

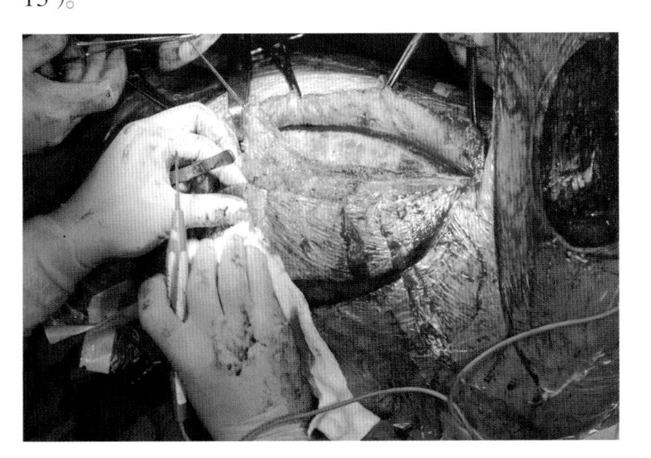

图 18-13　用电刀分离背阔肌的前缘

9．在季肋下方及腰筋膜区，背阔肌移行到腱膜，并与腹外斜肌起点交错在一起，此处宜用电刀边切边止血（图 18-14、图 18-15）。

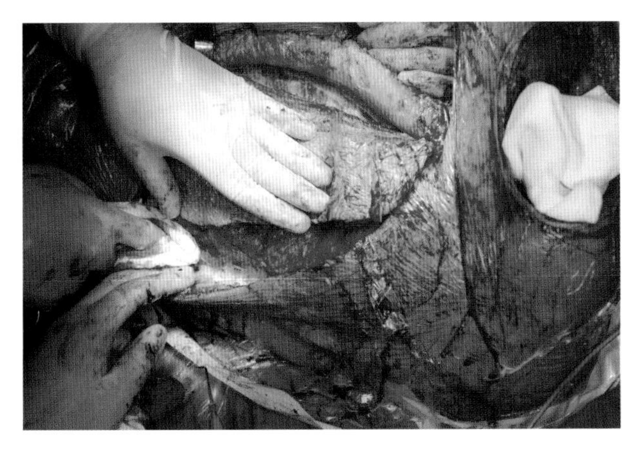

图 18-14　钝性分离，找到背阔肌的后缘

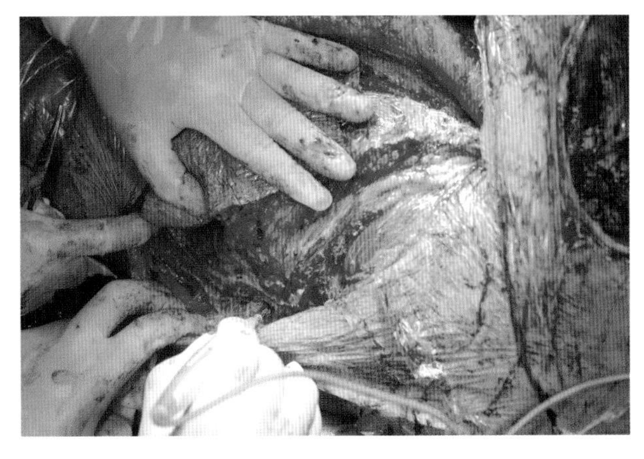

图 18-15　采用电刀切取背阔肌的后缘

10．对于带血管蒂肌皮瓣移植，不是游离肌皮瓣移植，对神经血管蒂可不做精细解剖，但必须确保血管神经蒂没有被意外切断（图 18-16）。

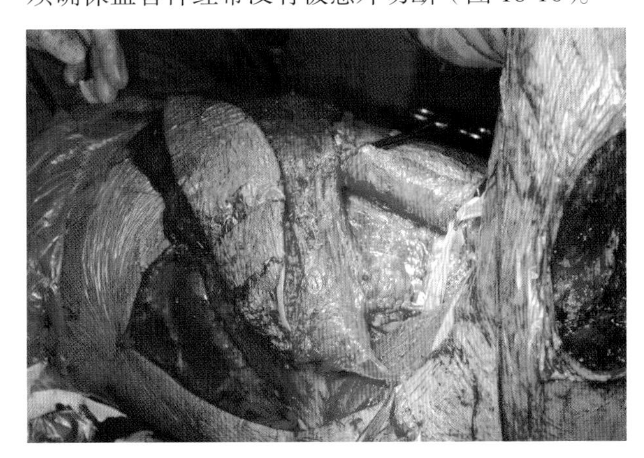

图 18-16　获取的背阔肌肌皮瓣

11．将带蒂背阔肌肌皮瓣先经大圆机下缘转向前段，再经三角胸大肌间沟移到缺损部位（图 18-17~ 图 18-20）。

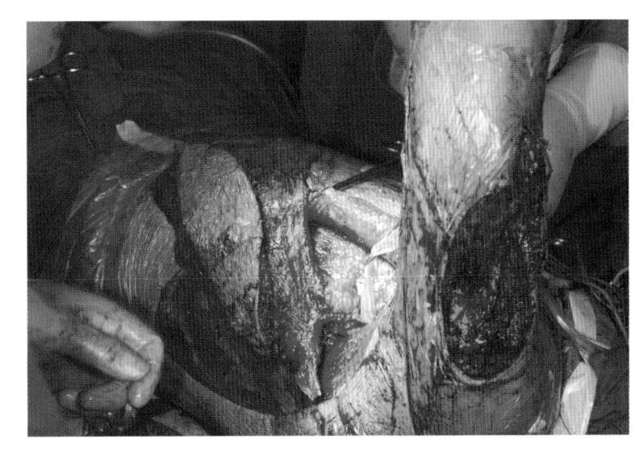

图 18-17　肌皮瓣供区和受区整体观

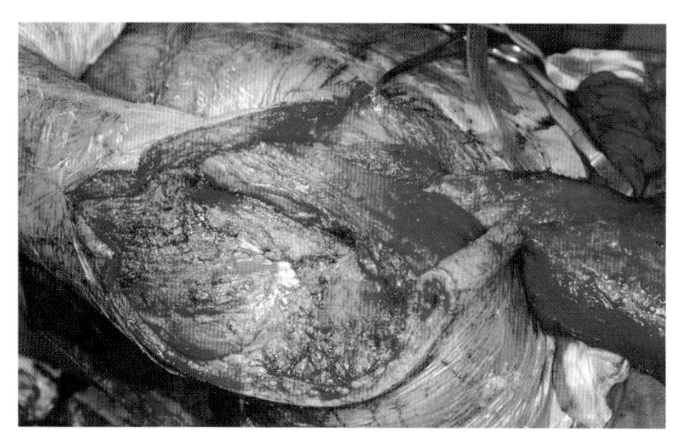

图 18-18 肌皮瓣从腋前部穿出

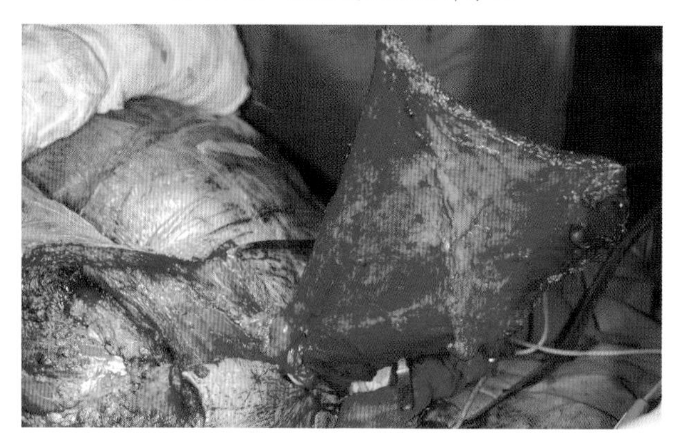

图 18-19 展开肌皮瓣，显示皮瓣的大小

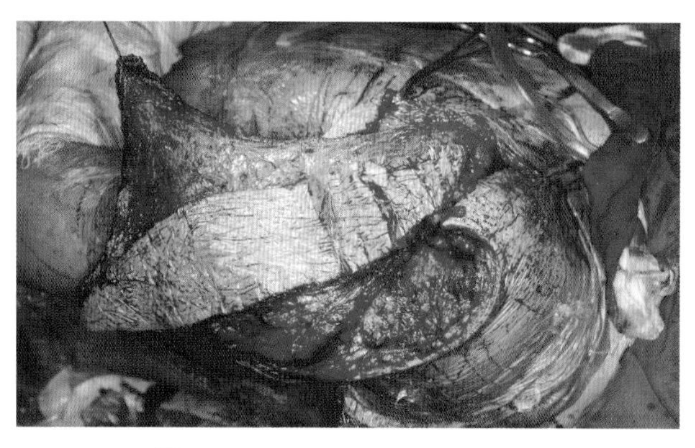

图 18-20 肌皮瓣转至上臂缺损处

12. 局部皮瓣转移后，背阔肌肌皮瓣供区可进行直接缝合，放置引流管 2 根（图 18-21）。

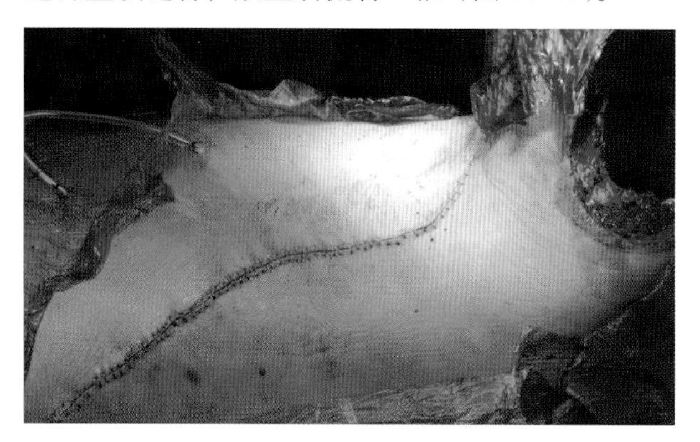

图 18-21 背阔肌肌皮瓣供区进行直接缝合

13. 背阔肌肌皮瓣受区先放置引流管 1 根（图 18-22），再将带血管蒂背阔肌肌皮瓣移位到上臂缺损处开始缝合，应注意血管神经蒂的张力。

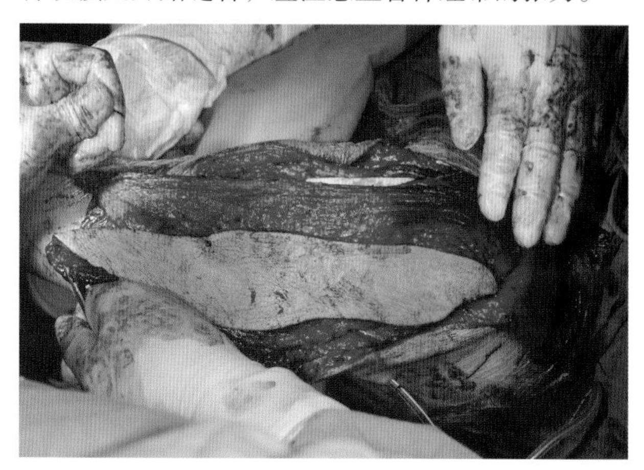

图 18-22 在上臂肌皮瓣受区皮瓣深面放置引流管

14. 将背阔肌肌肉边缘与缺损部分紧邻的肱二头肌、肱三头肌及肱肌进行缝合，皮下组织及皮肤同样进行对位缝合（图 18-23、图 18-24）。

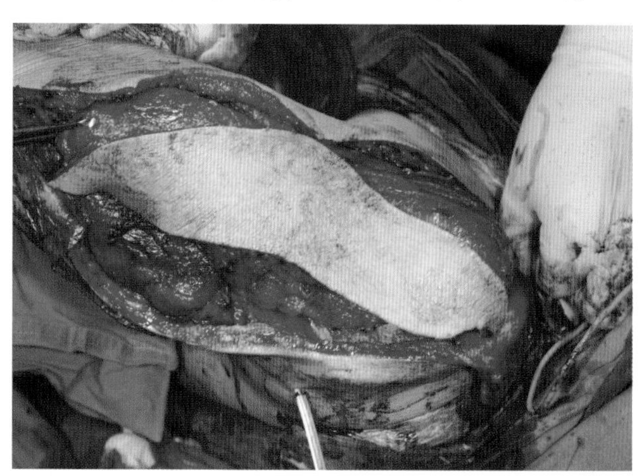

图 18-23 将背阔肌与周围肌肉进行缝合

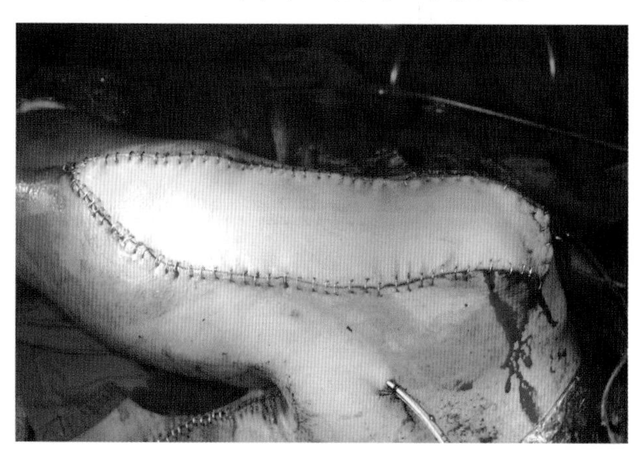

图 18-24 缝合后的整体情况

【术后标本评估】

术后切除标本经福尔马林固定后，从外观和各向剖面，确认是否达到术前计划的外科边界（图 18-25~ 图 18-28）。

术后病理：脂肪肉瘤（混合型）。

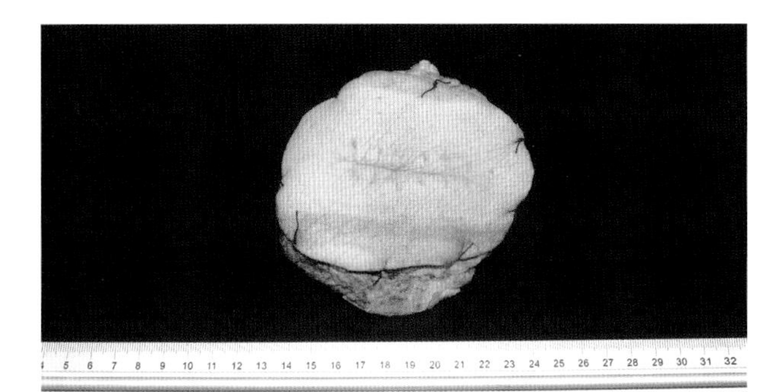

图 18-25　标本表面，可见各个方向均在肿瘤周围正常组织 2cm 以上

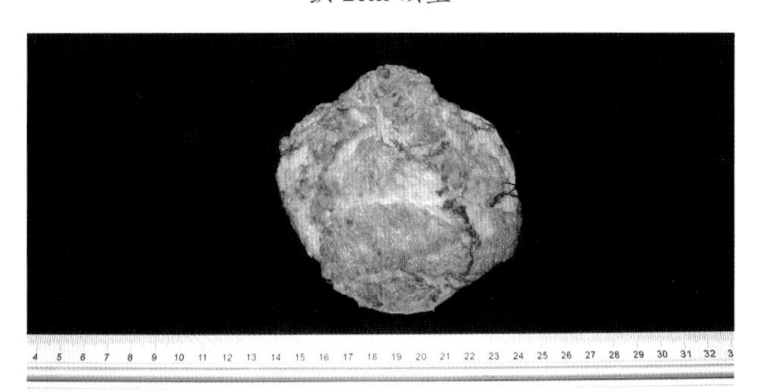

图 18-26　标本深面，可见有约 2cm 长的肌肉覆盖

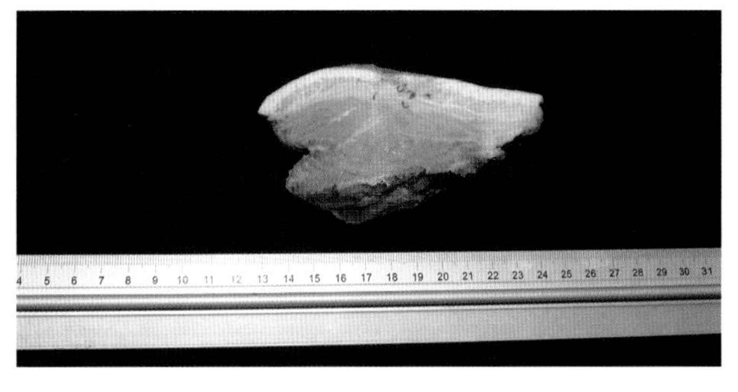

图 18-27　标本矢状面

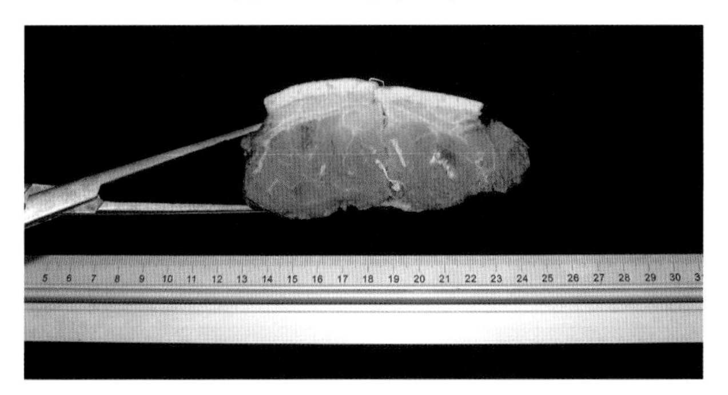

图 18-28　标本横断面

【术后处理】

术后放置负压引流管 2 根，待全天（24 小时）引流量少于 10ml 时拔除。术后应在敷料上开窗，用于观察皮瓣的血运情况。术中及术后应用抗生素。术后第二天即可开始腕关节屈伸功能锻炼，肘关节功能锻炼可至术后 2 周，肩关节功能锻炼可术后 4~6 周开始。

对于某些病例，如疾病在脊柱椎体或附件周围，如认为肿瘤切除范围不够广泛边界，根据肿瘤对放疗的敏感程度，术后可给予放疗。

【专家点评】

混合型脂肪肉瘤占所有脂肪肉瘤的 5%，所谓混合，指的组织形态上，脂肪肉瘤表现为几种类型的混合，如黏液样脂肪肉瘤有时表现为有些区域是高分化脂肪肉瘤，或去分化脂肪肉瘤，或横纹肌肉瘤。有些脂肪肉瘤，尽管呈高度黏液样状，但表现为高度的核异型性，从而类似于黏液样恶性纤维组织细胞瘤。因此，WHO 建议将这些不太常见的病例诊断为混合型脂肪肉瘤。其治疗基本原则同软组织肉瘤。

混合型脂肪肉瘤的主要治疗是手术，手术对于肿瘤的局部控制最为关键，非计划切除和非充分外科边界的手术后，都应考虑再次手术获得安全边界。术后随诊的重点也应放在局部是否复发上。

背阔肌在靠近腋窝处肌肉比较肥厚，所以界线清楚，但在下方，肌肉比较菲薄，界线不清，故在获取背阔肌肌皮瓣时，建议先在腋后皱襞寻找肌肉外侧缘，然后自上而下钝性分离。

背阔肌在通过皮下隧道时，隧道要足够大，防止因为肌肉肿胀而导致血管蒂受压，造成肌肉坏死。

如果背阔肌肌皮瓣用于重建肌肉功能，必须保护胸背神经，但在修复创面，尤其是头、颈部创面，需要切断胸背神经，避免因肩部活动而引起受区不自主的活动。

（李　远　牛晓辉）

前臂软组织肉瘤切除+游离背阔肌肌皮瓣移植术

【手术适应证】

1．前臂背侧或掌侧原发（复发）软组织肉瘤，部分转移性软组织肿瘤。

2．前臂主要血管束未受侵，手术切除后仍能保障远端血运供应正常。

3．前臂主要神经包括桡神经、尺神经及正中神经，肿瘤累及其中之一需要切除者，术后仍能够保留其余重要神经功能。

【应用解剖】

1．前臂软组织可分为掌侧和背侧两个大的间室，背侧间室为背伸肌群，掌侧为屈曲肌群，两者被肌间隔与骨间膜分开（图 19-1）。前臂软组织肉瘤发病率在肢体软组织肉瘤中较低，原发肿瘤多数仅累及掌侧或背侧单一间室，复发肿瘤因自然屏障破坏可累及两侧间室。

2．前臂软组织较肢体其他部位软组织容量小，发生恶性肿瘤后可被用以扩大切除的范围有限。该部位软组织肉瘤切除时，为达到广泛的外科边界常需行一侧间室的肌群切除，不应为更多功能的保留而牺牲外科边界。

3．前臂及远端手部血运供应来自包括桡动静脉及尺动静脉，如肿瘤累及其中之一，可连同肿瘤一并彻底切除，保留另外一组仍可满足前臂及远端手部正常血运。

4．前臂内走行神经包括尺神经、正中神经及桡神经，前两者位于掌侧间室，后者位于背侧间室。因解剖结构所限软组织肿瘤生长多累及间室内神经，切除后会造成该神经支配区感觉运动功能障碍，造成腕关节及手术部分功能丧失。

5．软组织肿瘤邻近尺桡骨骨膜时，需将相邻骨膜一同切除。如术前评估有突破骨膜，侵及骨表面的可能，则应对相应骨表面进行部分去除或有效灭活。

6．前臂软组织肿瘤切除后的缺损重建，有多种方法可供选择，复合组织游离移植可同时修复血管、神经、肌腱及软组织缺损。游离背阔肌肌皮瓣，因背阔肌血管神经解剖恒定，切取面积大，覆盖范围广，既可以覆盖较大面积的软组织缺损，又可重建部分前臂屈伸功能。

【病例介绍】

女性，53 岁，8 年前发现右前臂肿物，逐渐增大，5 年前于外院行肿物切除术，术后病理报告：脂肪肉瘤。3 个月前发现肿物复发。

入院查体：右前臂背侧隆起软组织肿块，表面皮肤颜色正常，可见约 15cm 长纵行陈旧手术瘢痕。触诊肿物质中，无明显活动，无压痛。腕关节活动未见明显受限。

影像学表现：右前臂正侧位 X 线片未见异常。CT、MRI 显示前臂背侧肌群内较大软组织肿物，肿物内信号不均匀，小部分突破骨间膜（图

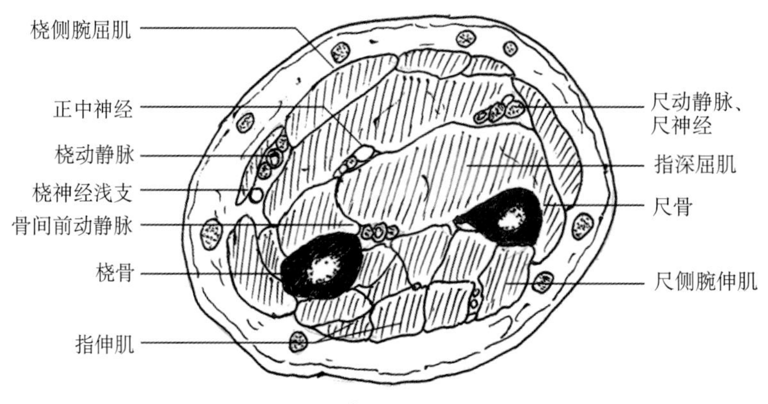

图 19-1　前臂解剖示意图

19-2）。肿物主要位于背侧肌群，桡动静脉、尺动静脉、尺神经及正中神经并未受侵。

会诊前次手术病理切片，诊断为：黏液样脂肪肉瘤。

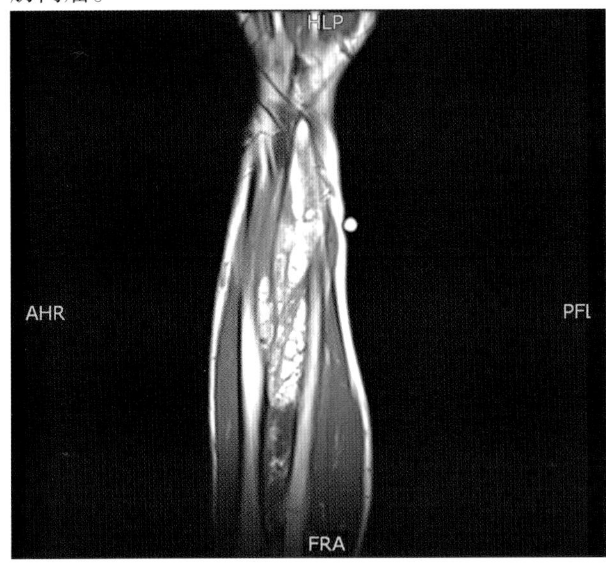

图 19-2A　MRI 额状位可见软组织肿瘤累及范围广

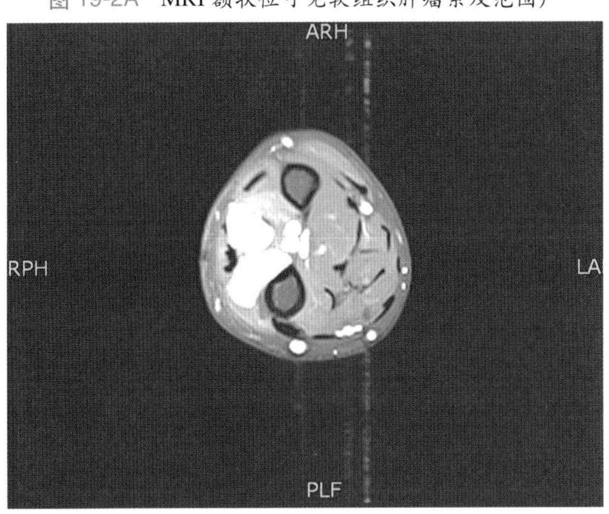

图 19-2B　MRI 轴位显示肿瘤位于前臂背侧间室，部分突破骨间膜累及部分掌侧肌肉组织

【术前设计】

此病例肿瘤处于前臂背侧软组织，部分突破骨间膜累及掌侧，前臂近端背侧为桡神经途径区域受肿瘤侵及，前臂掌侧桡动静脉、尺动静脉、尺神经及正中神经并未受侵。故切除应包括前臂背侧肌群及位于其中的桡神经，切除骨间膜及其前方部分肌肉组织。根据术前 MRI 显示肿瘤在长轴方向范围，切除范围应包括前臂背侧肌群全长。肿瘤紧贴骨膜，所以应将骨膜一并切除并对骨表面进行灭活处理。原切口瘢痕及周围皮肤紧邻肿瘤，应将连同皮肤在内的全层切除。

前臂背侧软组织切除后缺损面积大，没有合适的带血管蒂皮瓣转位覆盖，考虑用游离肌皮瓣移植。背阔肌肌皮瓣血供主要来自于胸背动脉，由于胸背动脉肌内走行恒定，血供丰富，可切取范围大，故选择应用游离背阔肌肌皮瓣移植覆盖前臂肿瘤切除后软组织缺损，同时吻合肌腱及神经，重建腕关节及手部背伸功能。

【手术过程】

1. 患者麻醉后取侧卧位，前臂肿瘤切除手术在止血带下进行以减少出血。

2. 前臂背侧切口。黏液性脂肪肉瘤为高度恶性软组织肉瘤，针对复发肿瘤，术前设计皮肤、皮下组织及深筋膜切除安全的外科切除边界为距离原手术切口 5cm（图 19-3）。

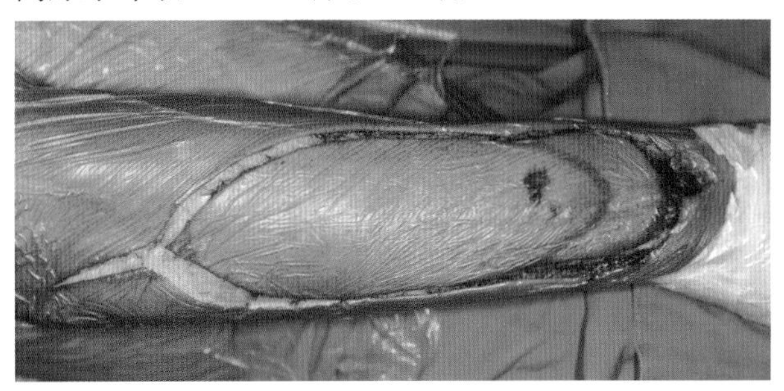

图 19-3　手术切口

3. 沿切口线逐层切开皮肤、皮下组织及深筋膜，分别从两侧切开各层组织，直至桡骨及尺骨，切开骨膜，于骨膜下剥离（图 19-4）。

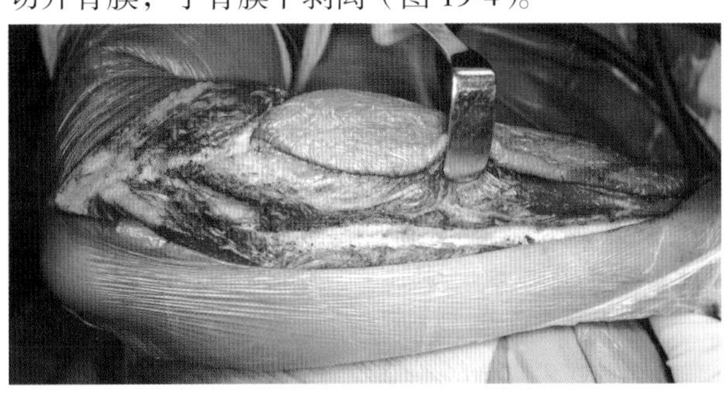

图 19-4A　尺侧切口起自肱骨外侧髁，深层于尺侧伸腕肌与前臂屈肌之间间隙分离，显露尺骨干，于骨膜下剥离

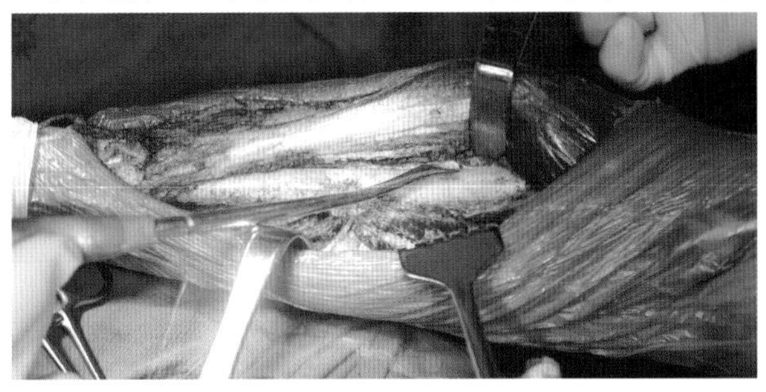

图 19-4B　桡侧切口起自肱骨外侧髁，深层于肱桡肌与前臂屈肌之间间隙分离，显露桡骨干，于骨膜下剥离

4．在近端切断所有的伸肌起点，显露出桡神经和伴行血管，切断桡神经和伴行血管，在远端切断所有的伸肌腱。切开骨间膜，切断软组织包块凸向掌侧肿瘤包块周围的正常肌肉，完整切除整个前臂背侧肌群（图 19-5）。

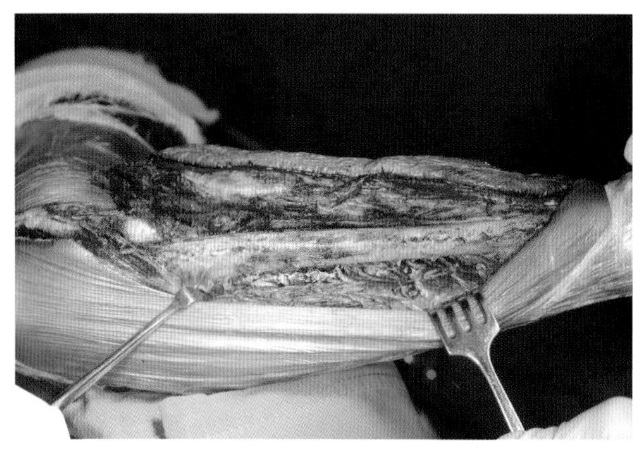

图 19-5 切开骨间膜后游离前臂切除组织块可获得一定活动度，将其向上牵拉，显露凸向骨间膜掌侧的软组织包块，于其周围正常肌肉组织内用电刀切断，完整切除前臂背侧肌群

5．完整切除软组织肿物，用氩气刀烧灼肿瘤邻近的尺桡骨表面（图 19-6）。

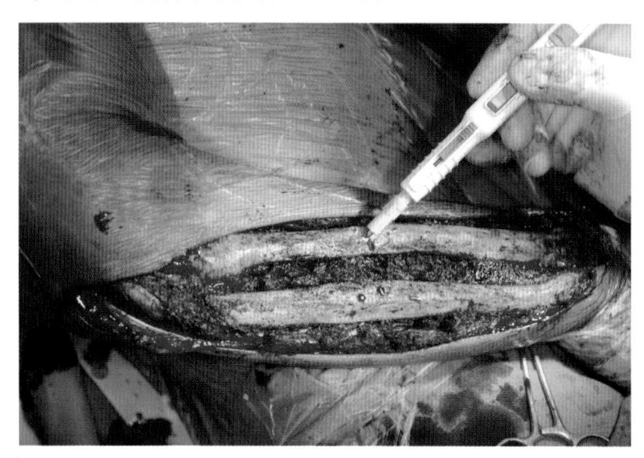

图 19-6 图示前臂背侧肌群切除后软组织缺损范围，用氩气刀烧灼灭活原肿瘤邻近骨表面

6．用样布量取前臂软组织缺损面积，于同侧背阔肌表面设计切取适当大小背阔肌肌皮瓣（图 19-7）。

7．游离背阔肌肌皮瓣，沿背阔肌前缘切开皮肤、皮下组织及深筋膜，将皮瓣向两侧翻开，显露背阔肌前缘，辨清背阔肌与前锯肌间隙，钝性分离并向内侧翻起背阔肌。在肩胛下角水平背阔肌前缘深面，前锯肌表面寻找辨认胸背动静脉和胸背神经，在此水平血管神经组成血管神经束紧贴背阔肌深面行向下内，注意保护近端血管蒂及神经（图 19-8）。

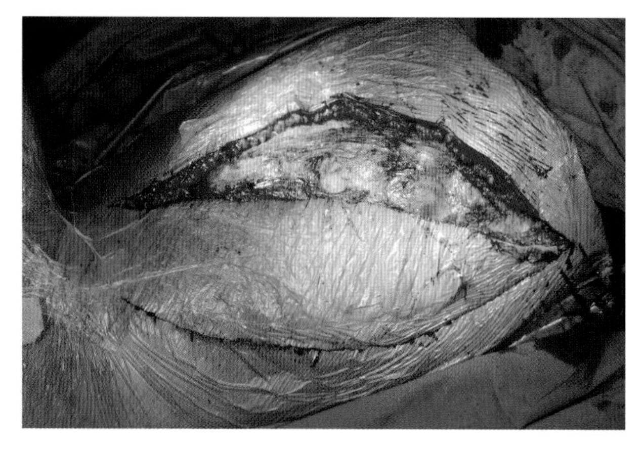

图 19-7 量取适当大小背阔肌肌皮瓣，设计切取肌皮瓣范围

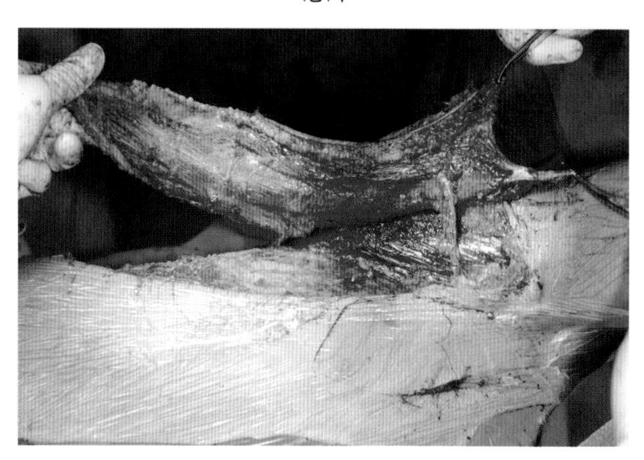

图 19-8 获取的背阔肌肌皮瓣，注意分离胸背动静脉及胸背神经

8．于前臂分离显露桡动静脉（图 19-9）。

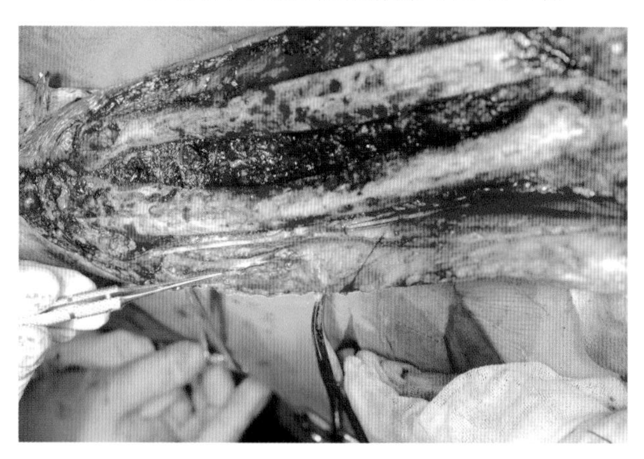

图 19-9 分离显露桡动静脉

9．游离背阔肌瓣，显微镜下将胸背动静脉与桡动静脉吻合（图 19-10）。

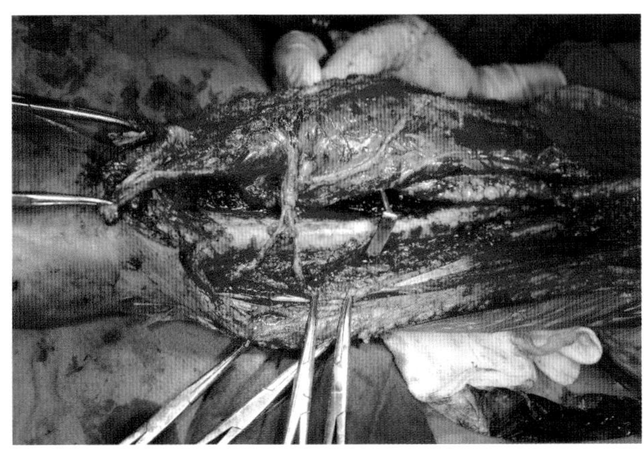

图 19-10　胸背动静脉与桡动静脉吻合

10．将近端伸肌总腱及远端切断的前臂背伸肌腱与背阔肌缝合（图 19-11）。

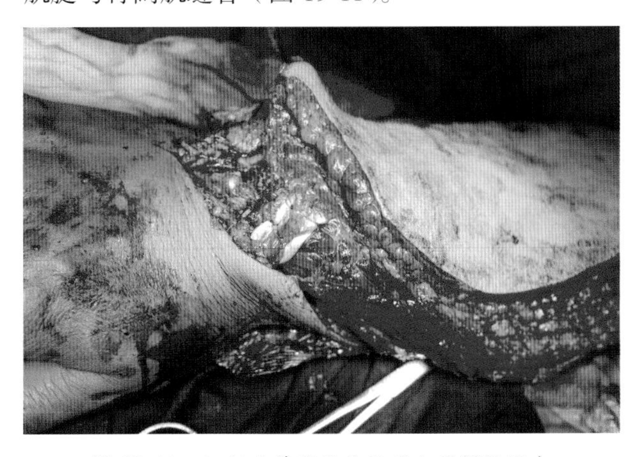

图 19-11　切断后前臂背伸肌腱与背阔肌缝合

11．切取约 5cm 长的桡神经浅支，行桡神经深支与胸背神经端端吻合（图 19-12）。

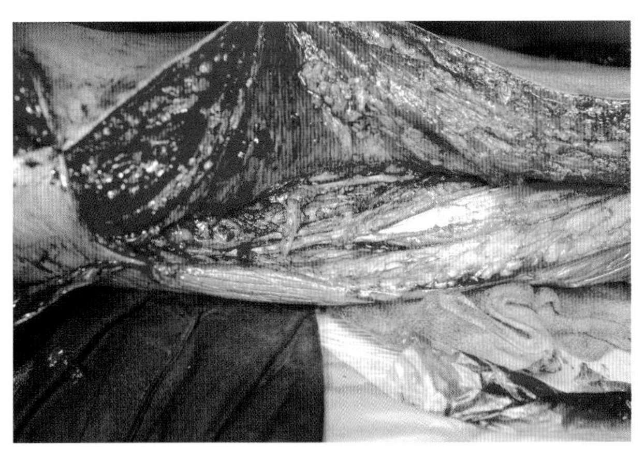

图 19-12　取桡神经浅支游离移植重建桡神经伸支与胸背神经的连续性

12．吻合后背阔肌肌皮瓣血运良好，伤口留置负压引流管，缝合伤口（图 19-13）。

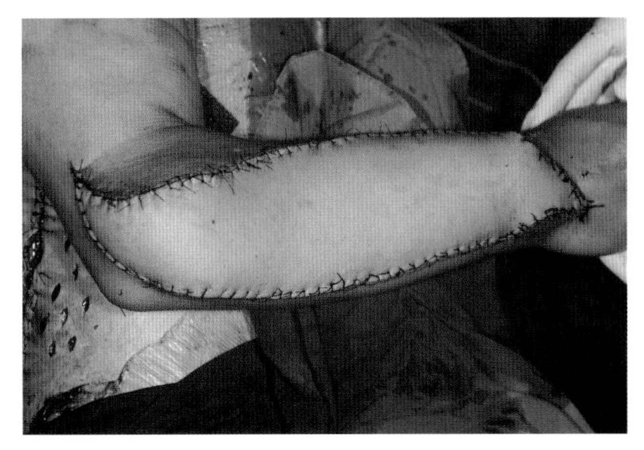

图 19-13A　背阔肌肌皮瓣血运良好

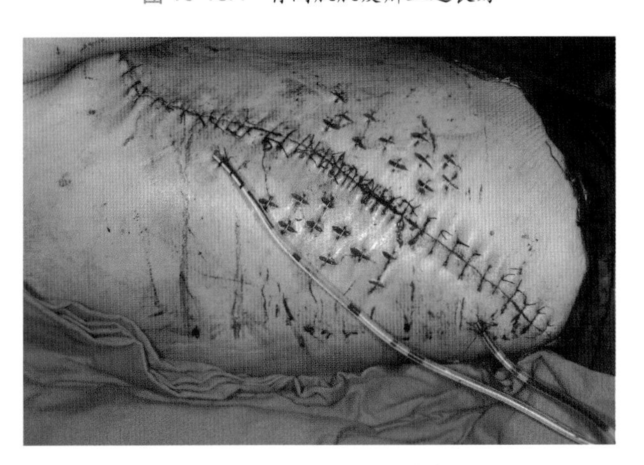

图 19-13B　供区皮肤直接拉拢缝合，中部张力区于周围正常多点切开皮肤减张

【术后体位像】

见图 19-14。

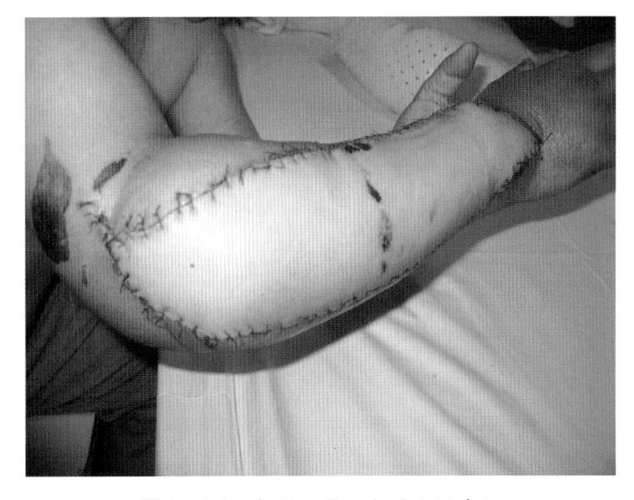

图 19-14　术后 2 周，皮瓣血运良好

【术后标本评估】

术后切除标本经福尔马林固定后，从外观和各向剖面，确认是否达到术前计划的外科边界（图 19-15）。

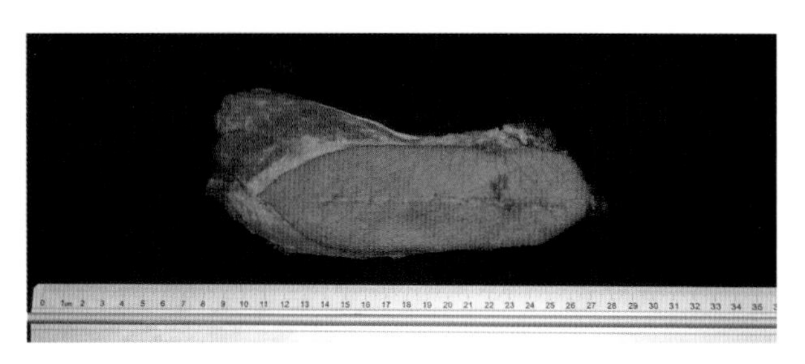

图 19-15A 标本背侧面

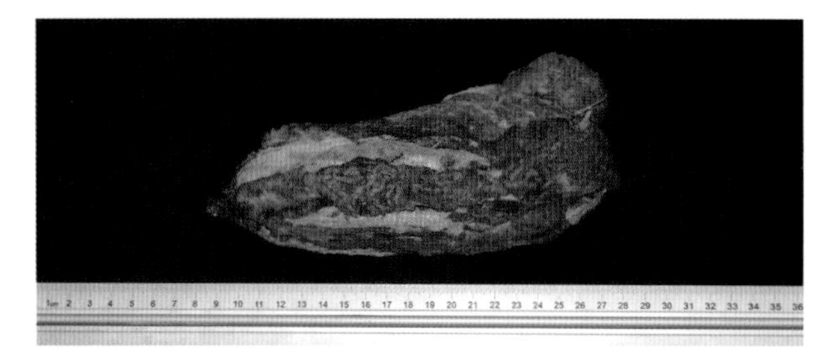

图 19-15B 标本掌侧面，可见切除的骨膜

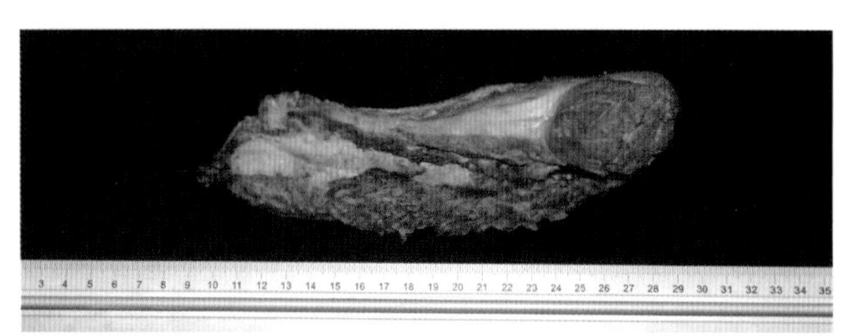

图 19-15C 标本侧面

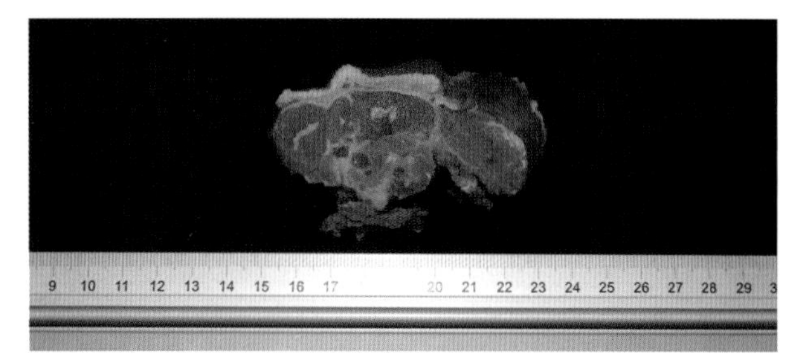

图 19-15D 标本横断面

【术后处理】

术后放置负压引流管，待全天（24 小时）引流量少于 20ml 时拔除。术中及术后应用抗生素，扩张微循环对症支持治疗，每天烤灯局部照射保持皮瓣局部温度，共 7 天。术后患肢屈肘位支具固定制动 6 周，去除支具后锻炼肘部屈伸功能。

【专家点评】

脂肪肉瘤是肢体常见的软组织肉瘤之一，常发生于深筋膜深层的肌肉组织内，黏液性肉瘤属高度恶性软组织肉瘤。安全边界下的外科手术切除是软组织肉瘤最有效的治疗手段。

前臂软组织肉瘤发病率在肢体软组织肉瘤中较低，且前臂软组织较肢体其他部位软组织容量小，发生恶性肿瘤后可被用以扩大切除的范围有限。为达到广泛的外科边界常需行一侧间室的肌群切除，不应为保留更多功能而牺牲外科边界。

背阔肌主要由胸背动脉供血，其内侧和下半部分由胸廓内和脊柱旁血管供血，它的功能主要由胸背神经支配。胸背动脉走行恒定，变异少，口径大，血管蒂长，可切取范围大，且供区相对隐蔽，故背阔肌游离皮瓣、肌皮瓣被广泛用于创伤后创面覆盖、大范围组织缺损或较深的创面充填、营养不良性创面的覆盖供养、肌腱及关节损伤后动力重建等。

背阔肌肌皮瓣是全身应用最为广泛的皮瓣之一，可作为带蒂或游离肌皮瓣或肌瓣等用于修复头颈部、面部、四肢、躯干等几乎全身各部位的外伤或肿瘤根治术后大面积皮肤软组织缺损，以及重建部分或全部功能。肢体软组织肉瘤切除后大面积的软组织缺损，可应用背阔肌肌皮瓣覆盖，可同时吻合胸背神经与受区神经，可部分恢复运动功能。

（单华超　牛晓辉）

足底前部皮肤肿物切除+足底内侧带血管蒂逆行岛状皮瓣转移术

【手术适应证】

前足皮肤肿瘤切除后软组织覆盖缺失。

【应用解剖】

1．足内侧恒定存在内踝前动脉、跗内侧动脉和足底内侧动脉浅支及踇趾底内侧血管，这些血管有丰富的吻合支。上述动脉沿第一跖骨内侧至其中段，穿入与跖底动脉或足底深支相吻合，构成足内侧逆、顺行皮瓣的解剖学基础（图 20-1）。

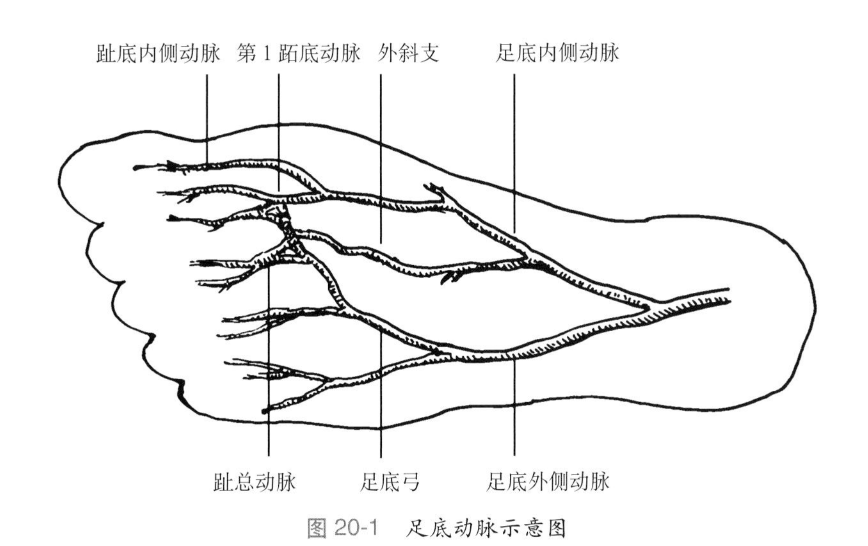

图 20-1　足底动脉示意图

2．足内侧皮瓣为多源性血供，其来源主要有内踝前动脉、跗内侧动脉及其二者发出的前、后支与趾底内侧动脉浅支和足底内侧动脉浅支吻合形成的展肌上缘动脉弓，使皮瓣内包含吻合支，皮瓣血供好，容易存活。足内侧逆行岛状皮瓣是修复足前部皮肤缺损的理想皮瓣。

3．足底内侧皮瓣以远端为蒂作逆行移位时，其血供来源于足底内侧血管远端的吻合支。足部解剖显示足底内侧动脉深支末端与足底弓、第 1 跖底动脉、第 1 跖背动脉及足底深支间有丰富的吻合。切断足底内侧动脉近端时，皮瓣可从其远端丰富的吻合支获得逆行血供。足底内侧动脉有同名静脉伴行，其远端与足底弓和大隐静脉间有广泛吻合，当切断其近端时，静脉可经这些吻合支逆向回流。

【病例介绍】

男性，69 岁，40 年前发现左足底前内侧黑斑未予处理，1 年前范围扩大，1 个月前于外院切开活检，病理报告：恶性黑色素瘤（图 20-2）。

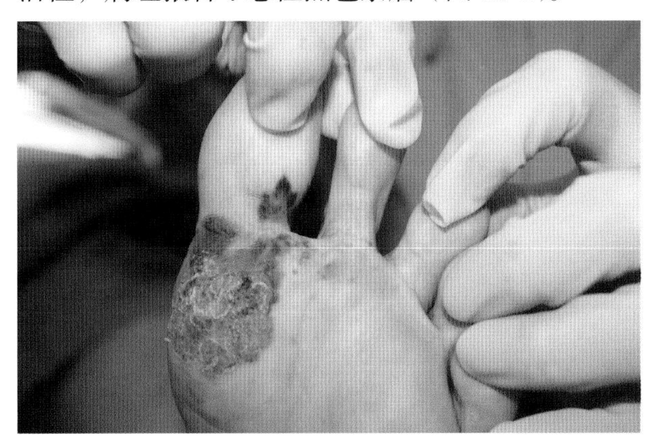

图 20-2　左足前内侧皮肤恶性黑色素瘤

【术前设计】

1．手术切除范围设计。此病例为皮肤恶性肿瘤，位于第 1 跖骨基底部，累及第 1/2、第 2/3 趾蹼之间，距离皮肤黑斑外缘 1cm 为手术切除范围（图 20-3）。

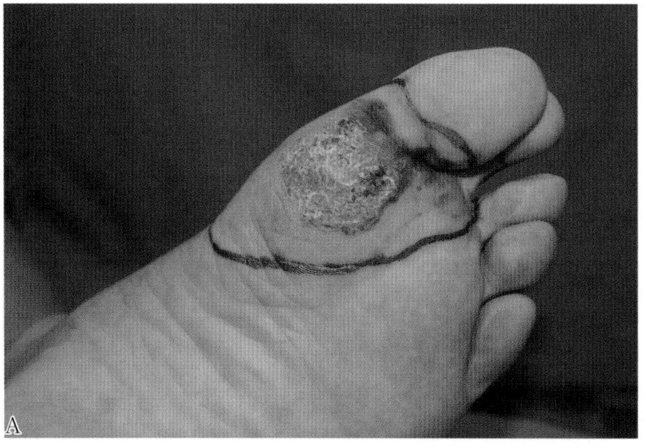
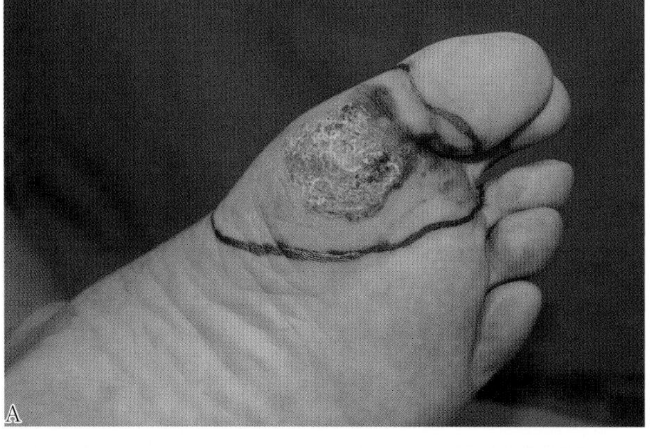

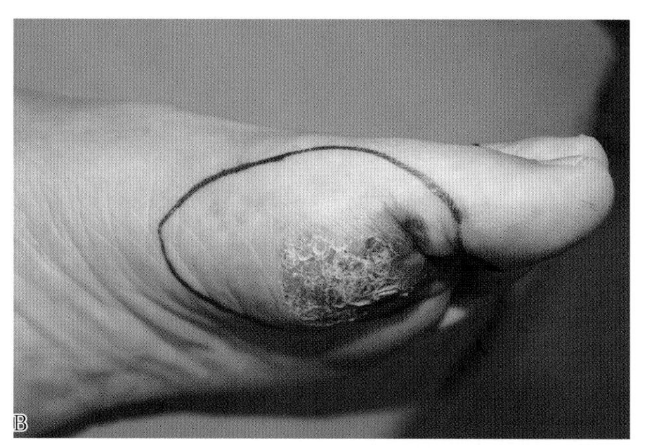

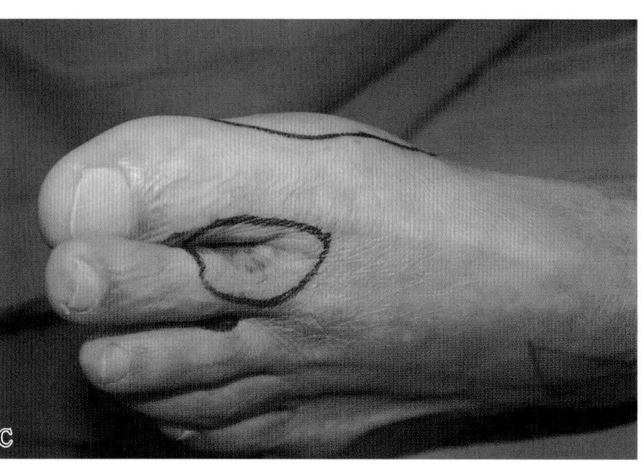

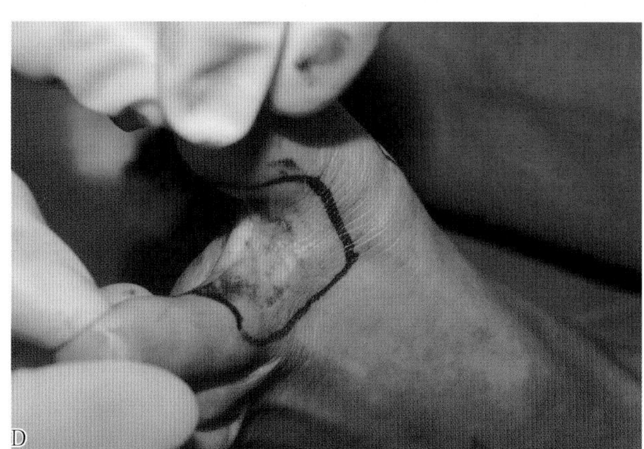

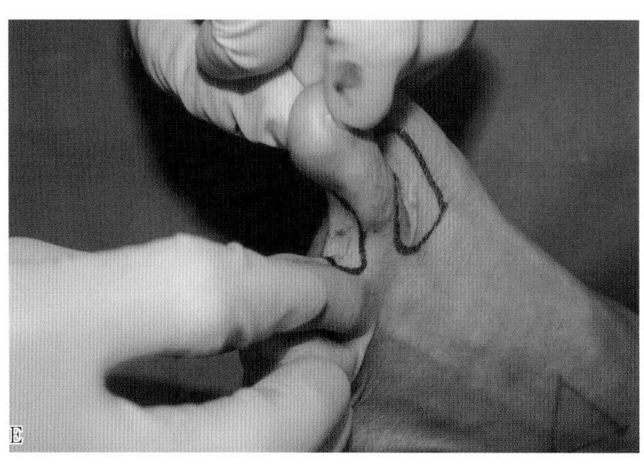

图 20-3A~E　手术设计切除范围

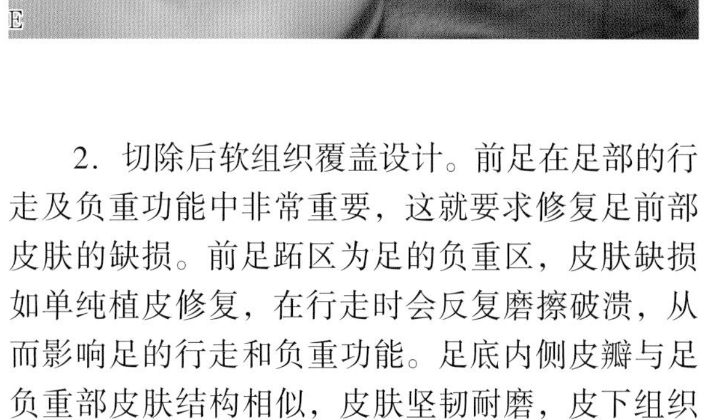

2．切除后软组织覆盖设计。前足在足部的行走及负重功能中非常重要，这就要求修复足前部皮肤的缺损。前足跖区为足的负重区，皮肤缺损如单纯植皮修复，在行走时会反复磨擦破溃，从而影响足的行走和负重功能。足底内侧皮瓣与足负重部皮肤结构相似，皮肤坚韧耐磨，皮下组织致密而又有弹性，皮瓣深面为跖筋膜，可与骨表面黏着而减少皮瓣的滑动，可修复足底前部软组织缺损。

【手术过程】

1．患者麻醉后取平卧位，手术在止血带下进行以减少出血。

2．左足皮肤肿物位于第 1 跖骨基底及第 1/2、第 2/3 趾蹼之间，距离肿物外缘远离 1cm 切口，切开皮肤，沿皮下组织层锐性切开，切除全部病变区域皮肤及皮下组织（图 20-4）。

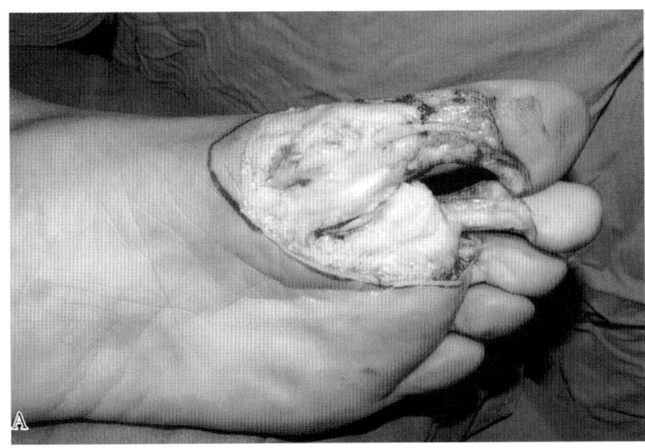

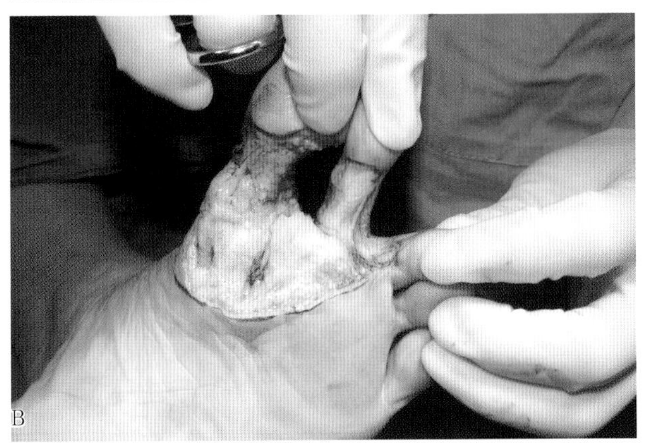

图 20-4A~B　切除后皮肤缺损范围

3．保留第 2 足趾正常皮肤，用以覆盖部分皮肤缺损，自第 2 跖骨干近端截断跖骨，行第 2 趾列切除（图 20-5）。

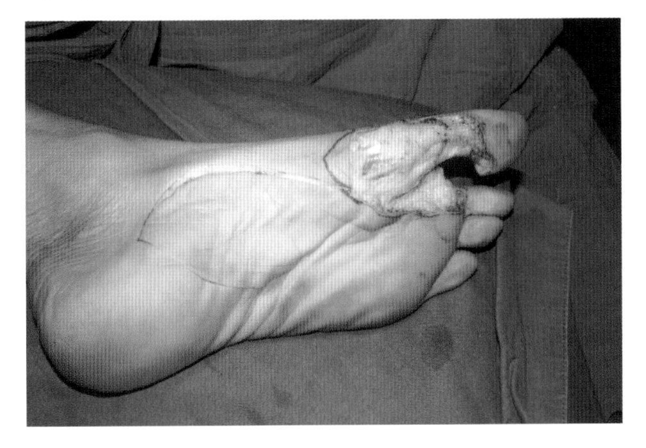

图 20-5　第 2 趾列切除后

4．根据皮肤缺损面积，设计足内侧带血管蒂逆行岛状皮瓣，以足内侧动脉远端为蒂，逆行向近端取适当大小岛状皮瓣，旋转至覆盖第 1 跖骨基底皮肤缺损处缝合，观察皮瓣血运良好（图 20-6、图 20-7）。

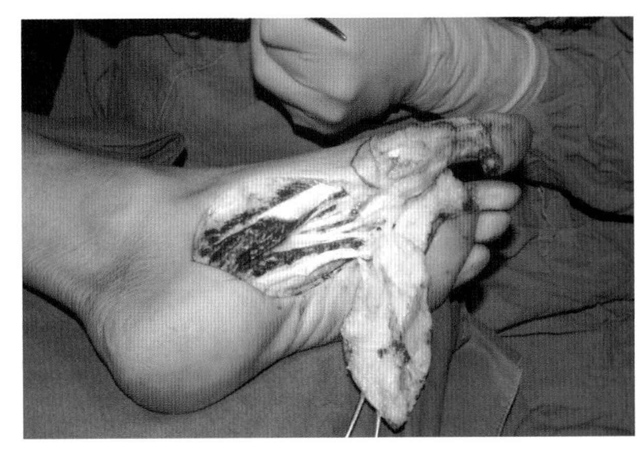

图 20-6　以足内侧动脉远端为蒂，逆行向近端取适当大小岛状皮瓣

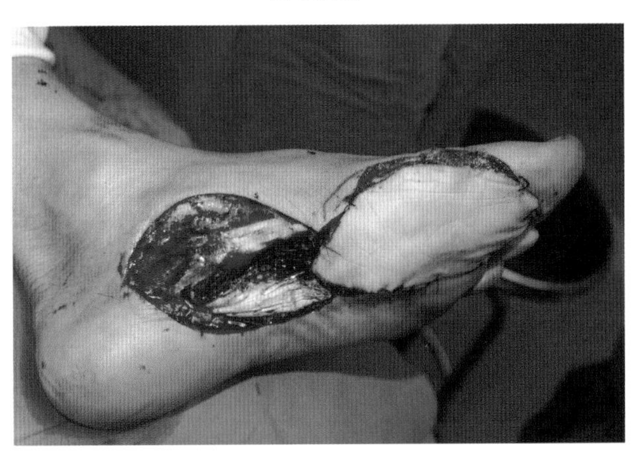

图 20-7　旋转至覆盖第 1 跖骨基底皮肤缺损处缝合

5．同侧大腿取皮，植于足皮瓣供区（图 20-8）。包扎，短腿石膏托固定。

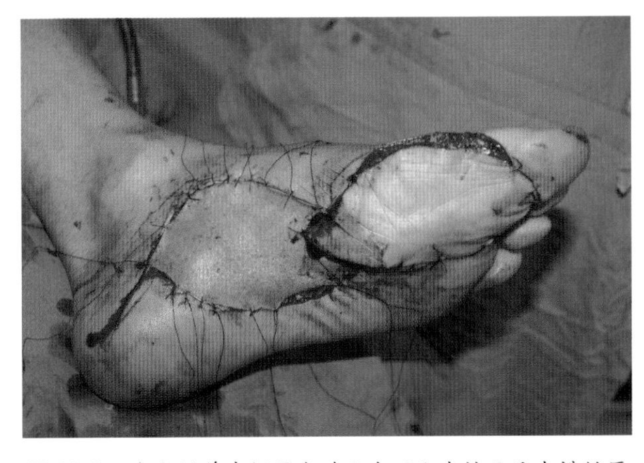

图 20-8　左大腿前内侧用电动取皮刀取皮植于足皮瓣供区

【术后体位像】

见图 20-9、图 20-10。

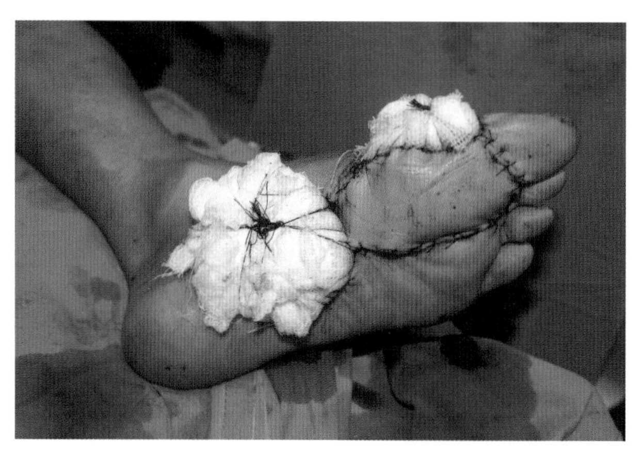

图 20-9 术后体位像，皮瓣血运良好

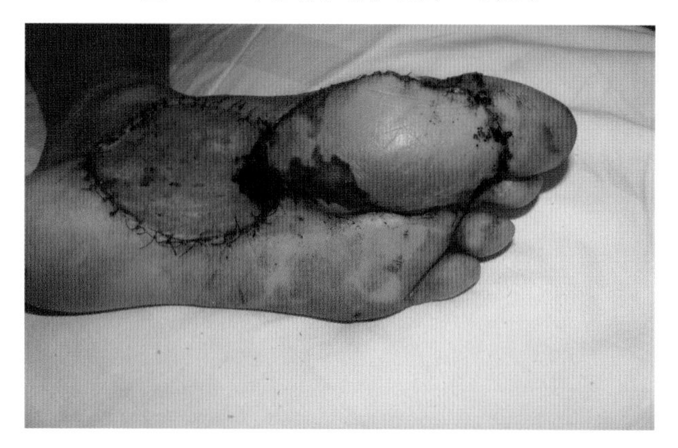

图 20-10 术后第 10 天体位像，皮瓣血运良好

【术后标本评估】

术后切除标本，从外观和各向剖面，确认是否达到术前计划的外科边界（图 20-11）。

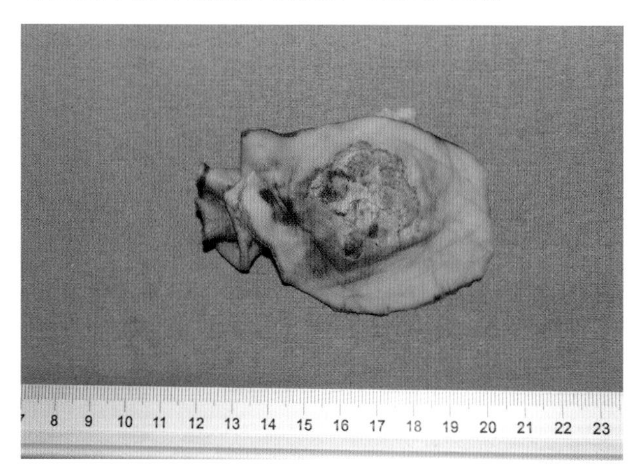

图 20-11A 标本前面

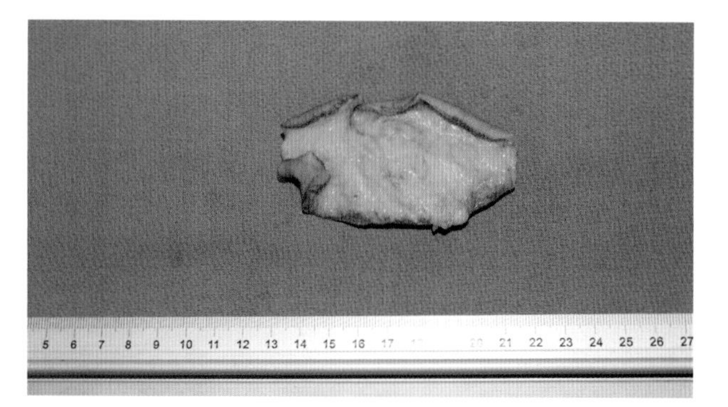

图 20-11B 标本背面

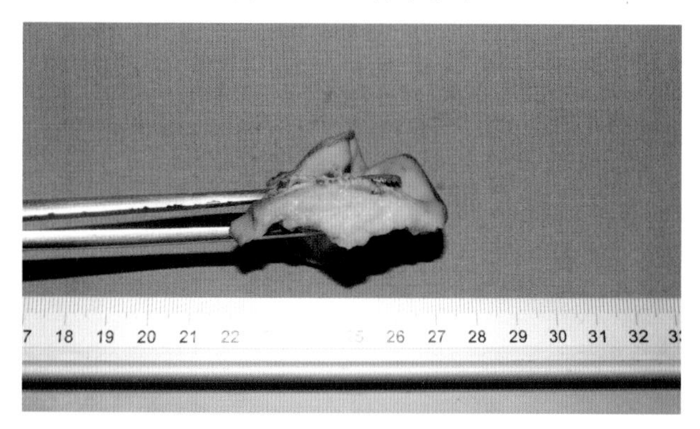

图 20-11C 标本侧面

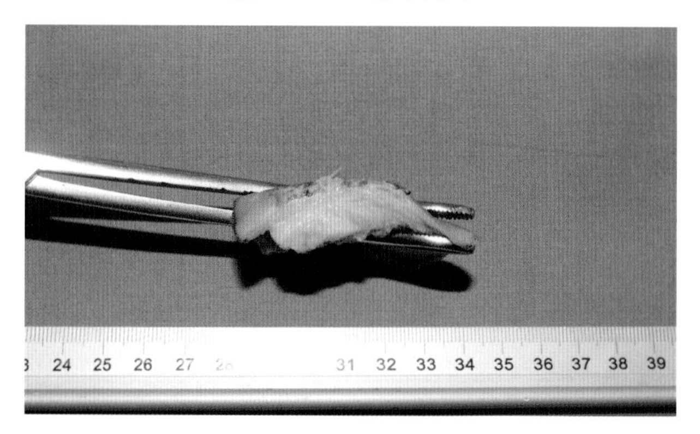

图 20-11D 标本横断面

【术后处理】

术后卧床 2 周，抗炎扩张微循环对症支持治疗，每天烤灯局部照射保持皮瓣局部温度，共 7 天。术后 10 天后拆开植皮加压包扎，术后 2 周拆线，拆除石膏患肢功能锻炼。术后继续恶性黑色素瘤肿瘤内科治疗。

【专家点评】

足由纵弓和横弓组成，足前部的跖骨是这两弓的重要组成部分。由跖骨头组成的足前部在人的行走、站立和奔跑中是非常重要的，损伤后不能轻易截肢。因此，足前部皮肤缺损的修复非常重要。

足前部皮肤缺损的修复需考虑到该区域耐磨耐压及感觉功能需要，修复方法以皮瓣最佳。岛状皮瓣有手术简便、成活率高等优点，临床上被广泛应用于修复足前部皮肤缺损。随着显微外科解剖学研究的不断深入，相继有各种岛状皮瓣修复足前部皮肤缺损的报道。

足内侧皮瓣因其色泽、质地及厚度与足前部皮肤相近，可供选择的血管多，血管蒂长，伴有感觉神经等优点，可作为修复足前部皮肤缺损的有效方法。皮瓣血供来源于第1跖底动脉与足底内侧动脉及足背动脉的交通吻合支，在足内侧形成第1跖底关节下动脉环和踇展肌表面动脉网，供血血管为非主干动脉，供区皮肤为非负重区，皮瓣切取后对足的血供及足部负重行走功能影响较小。

（单华超　牛晓辉）

腹股沟软组织肉瘤切除+局部转移皮瓣转移术

【手术适应证】

1. 修复腹股沟部、会阴部及下腹部的腹部缺损。腹股沟部位软组织肉瘤，特别是复发后的肉瘤，瘤体较大，侵及周围广泛软组织，手彻底切除肿瘤后，造成局部广泛软组织缺损，血管神经束及骨关节暴露，因此常常需要采取局部转移皮瓣来覆盖创面，关闭伤口。

2. 阔筋膜张肌皮瓣位于大腿外侧，属于肌筋膜皮瓣，其肌腹短、腱性部分长，皮瓣切取面积大，覆盖范围广，临床上可根据需要制作成不同类型肌皮瓣，可用于修复同侧腹壁、腹股沟部、会阴部、坐骨结节及大转子部软组织缺损。可覆盖不同类型手术造成腹股沟各种类型软组织缺损。

【应用解剖】

1. 腹股沟区域解剖特点：重要的血管神经束位置表浅，邻近会阴，此处发生的肿瘤由于缺乏有效的组织屏障容易造成局部蔓延，侵犯周围重要组织结构，术中彻底切除肿瘤后常常造成广泛组织缺损，关闭伤口困难。

2. 阔筋膜张肌位于大腿外侧，起于髂棘前部外唇，在大粗隆以远形成髂胫束，止于胫骨外髁。肌腹长约 15cm，腱性部分长约 40cm。主要功能是紧张髂胫束，屈大腿伸小腿，维持身体直立姿势。该肌主要营养血管为旋股外侧动脉升支，血管蒂长约 5cm，血管入肌点在髂前下棘下 8cm，止于阔筋膜张肌与髂前上棘附着处附近。该血管在进入肌肉前分为 3 支，升支供应阔筋膜张肌上 1/3，并通过肌肉附着点营养髂骨。由于旋股外侧动脉升支发出前、后缘支，经肌间隙分布于皮肤，使肌皮瓣切取面积包括该肌及膝上 5cm 大腿前外侧皮肤，以及部分髂棘。以肌瓣及肌皮瓣移位时，主要采用升支为血管蒂（图 21-1）。

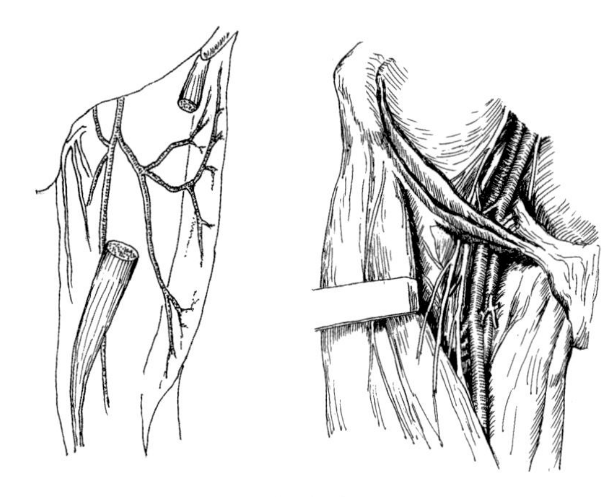

图 21-1　阔筋膜张肌的血运

3. 在髂棘上 2cm 到膝上外侧 5cm 范围内，根据受区需要设计皮瓣大小，皮瓣前后缘可超出肌肉 2cm。最大范围为 15cm × 40cm。血管的入肌点为髂前上棘下 10cm，旋转轴点为腹股沟韧带下股动脉搏动点 6cm（图 21-2、图 21-3）。

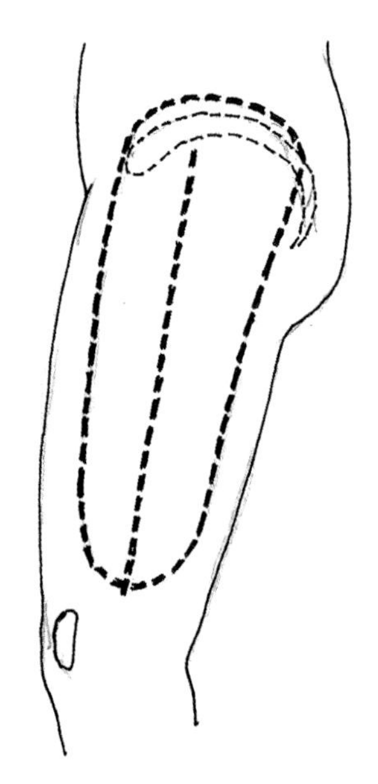

图 21-2　阔筋膜张肌肌皮瓣供皮范围

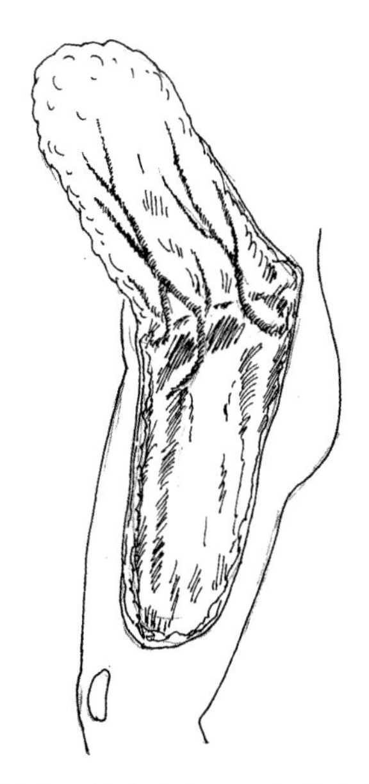

图 21-3 阔筋膜张肌肌皮瓣的外观

【病历介绍】

女性，52 岁，发现左腹股沟肿物 20 年，术后复发 5 个月。20 年前偶然发现左腹股沟肿物，约小指大小，无触压痛。肿物逐渐增大并出现疼痛，在当地医院行手术切除，术后病理回报为“良性病变”。术后 2 个月感到肿物复发，生长迅速，较前明显增大，再次会诊术后诊断为“恶性外周神经鞘瘤”，近 2 个月肿瘤生长迅速，为进一步诊治收入我院。

入院查体：患者行走正常，在腹股沟区可见长约 15cm 手术切口瘢痕。切口外侧呈紫红色。腹股沟区明显隆起，表面未见静脉曲张，局部皮温不高，肿物约 16cm × 8cm 大小，质韧，形状不规则，边界不清，表面呈结节状（图 21-4），活动度差，有压痛，未触及血管杂音。髋关节活动轻度受限。

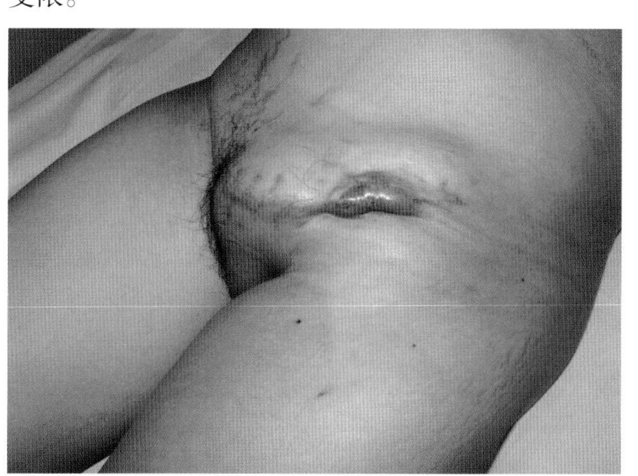

图 21-4 腹股沟肿瘤的外观

影像学检查：左下腹壁、左腹股沟区、大腿根部及会阴区可见巨大分叶状软组织肿物，病变位于皮下脂肪层内，局部向皮肤表面及肌肉间隙突出，大小约 13cm × 9cm × 11cm，边界较清晰，局部与左髂外血管关系密切，病变平扫呈 T1WI 中等信号伴局部片状中高信号（图 21-5）。

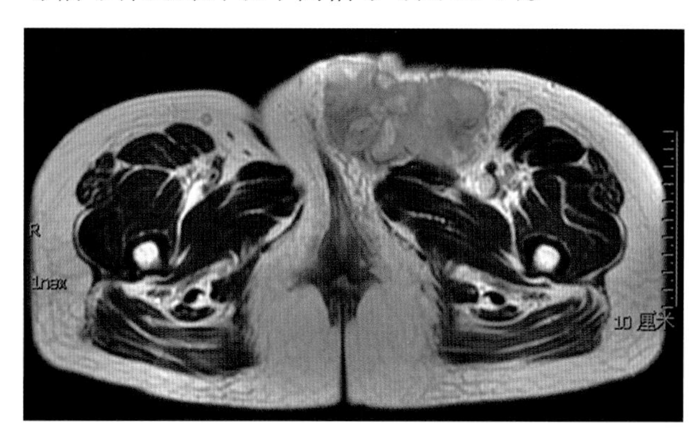

图 21-5 T1 加权像提示肿瘤质地不均匀

T2WI 及压脂呈中高及高信号，增强后明显不均匀强化，中心大片坏死区（图 21-6）。骨质未见明显破坏，考虑为肿瘤局部复发。

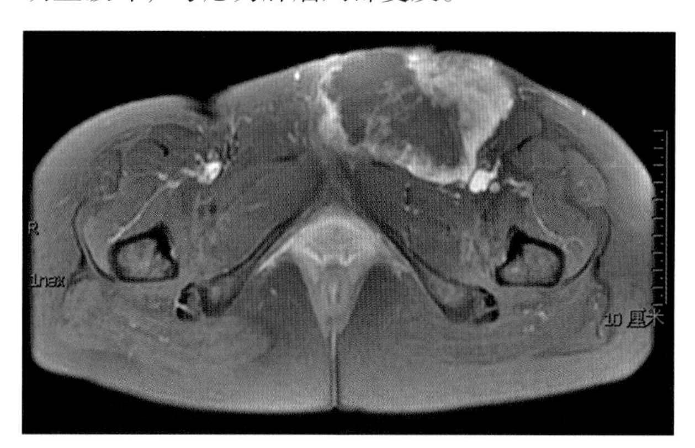

图 21-6 可见肿瘤位于左腹股沟区，瘤体巨大，内有液化坏死

入院诊断：腹股沟恶性外周神经鞘瘤术后复发（左）。

【术前设计】

该病例肿瘤位于左下腹部、腹股沟区及大腿根部，瘤体巨大，且与左髂外血管关系密切。为尽可能降低肿瘤复发率，距肿瘤边缘 3cm 做椭圆形切口，切开皮肤皮下组织，在正常组织内分离并切断与肿瘤相连的部分腹直肌及腱鞘、耻骨肌、股内侧肌及股外侧肌，仔细分离并保护股动静脉，将血管外膜连同肿瘤一并切除。创面严密止血后，根据创面软组织缺损面积大小，于大腿外侧取阔筋膜张肌肌皮瓣，覆盖左腹股沟区软组织缺损，放置引流管1根，以防止皮瓣下创面渗血。阔筋膜张肌皮瓣覆盖创面后遗留的皮肤缺损以游离植皮覆盖。

【手术过程】

1. 患者取仰卧位，气管插管全身麻醉，麻醉满意后，常规消毒铺巾。

2. 沿肿瘤边缘3cm做环形切口，沿切口切开皮肤、皮下组织及深筋膜（图21-7）。

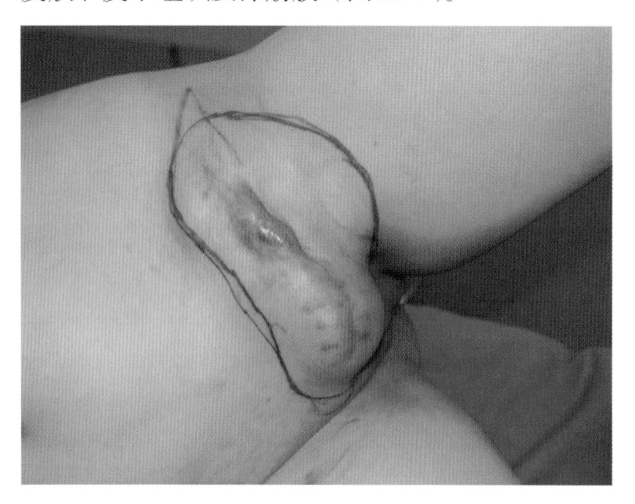

图21-7 距肿瘤边缘3cm做环形切口

3. 距肿物3cm切断与肿瘤相连的部分腹直肌及腱鞘、耻骨肌、股内侧肌及股外侧肌，仔细分离并保护股动静脉及股神经，分离与肿瘤邻近的血管外膜，将血管外膜连同肿瘤一并切除（图21-8）。

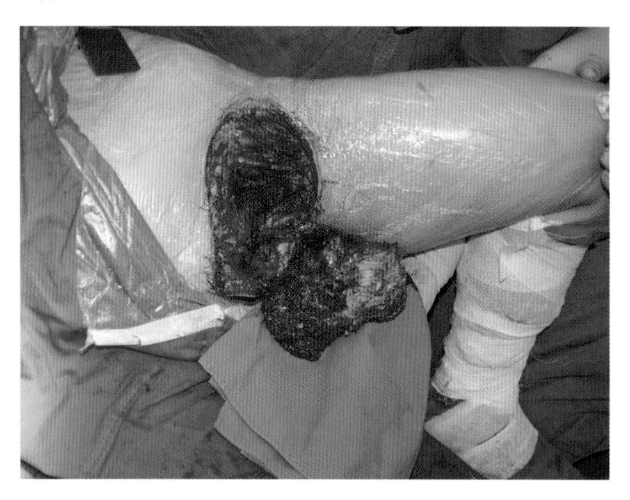

图21-8 肿瘤切除范围，可见血管神经束

4. 创面严密止血后，根据创面软组织缺损面积大小设计皮瓣大小（图21-9）。

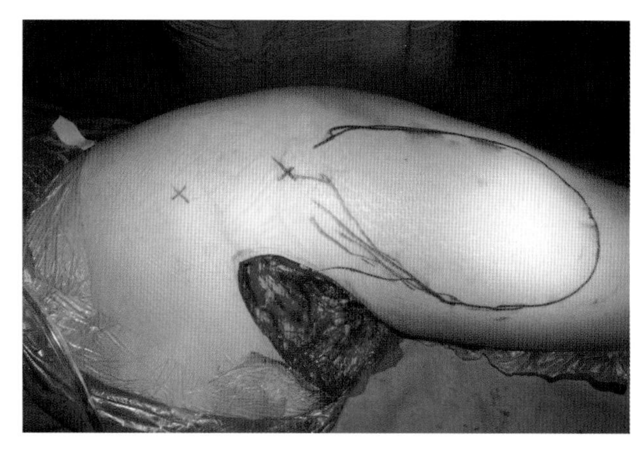

图21-9 根据皮肤缺损设计皮瓣大小

5. 于大腿外侧切取阔筋膜张肌肌皮瓣，术中避免损伤给皮瓣提供血运的血管蒂（图21-10）。

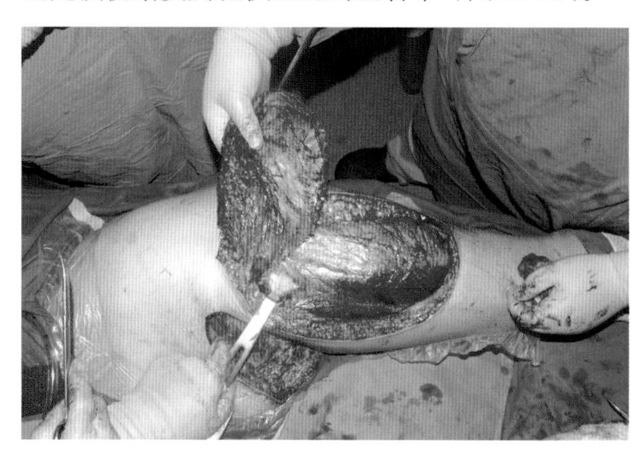

图21-10 切取阔筋膜张肌肌皮瓣

6. 观察皮瓣的血运及颜色，确认其没有问题（图21-11）。

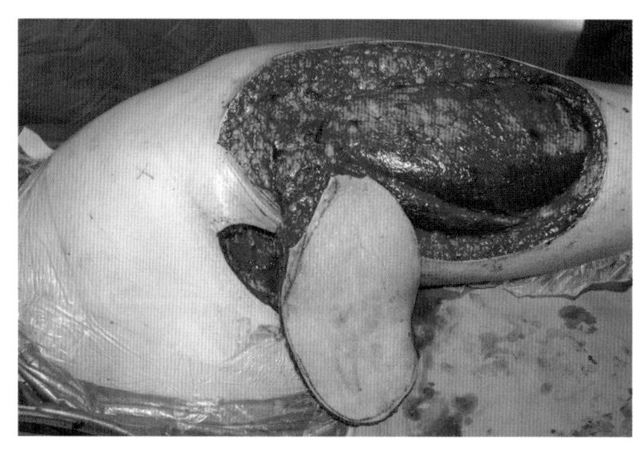

图21-11 皮瓣制作完毕，血运良好，颜色正常

7. 游离伤口周围皮下软组织，从伤口周边皮下将皮瓣牵至肿瘤切除后伤口处，覆盖左腹股沟区软组织缺损（图21-12）。

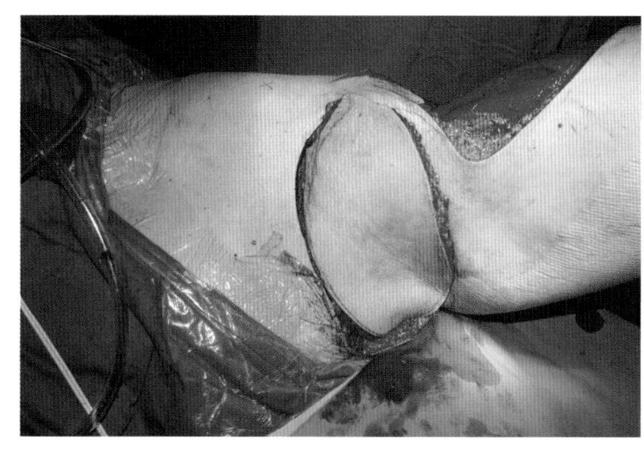

图 21-12　用皮瓣覆盖皮肤缺损

8. 逐层缝合皮下组织及皮肤，放置引流管 1 根，以防止皮瓣下创面渗血（图 21-13）。

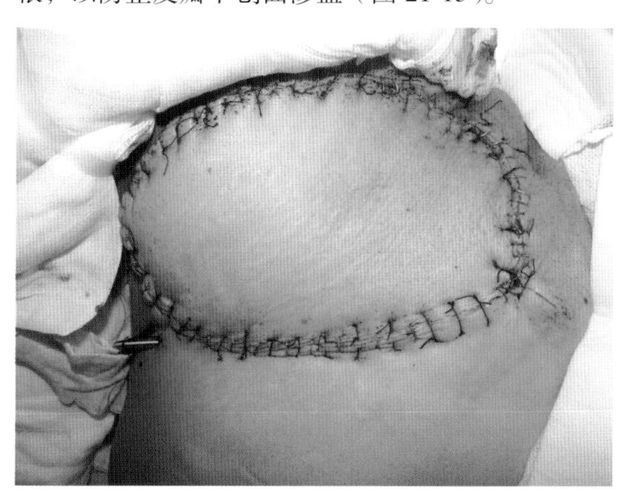

图 21-13　缝合伤口，留置负压引流管 1 根

9. 阔筋膜张肌移位后所遗留的皮肤缺损取对侧大腿外侧游离皮肤覆盖（图 21-14），加压包扎伤口。

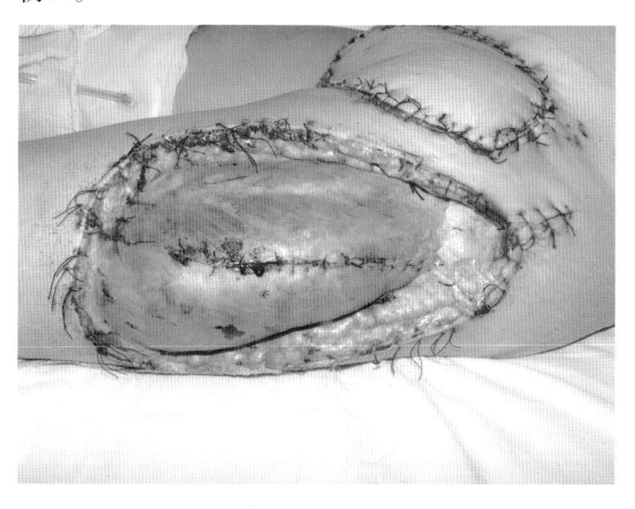

图 21-14　用游离皮肤覆盖大腿外侧皮肤缺损

【术后标本评估】

术后切除标本经福尔马林固定后，从外观和各向剖面，确认是否达到术前计划的广泛切除的外科边界（图 21-15~ 图 21-17）。

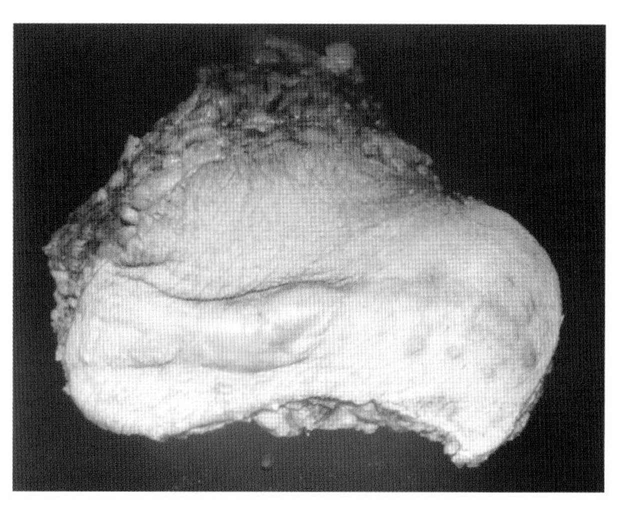

图 21-15　切除后的标本外观，手术瘢痕周围 3cm 的皮肤一并切除

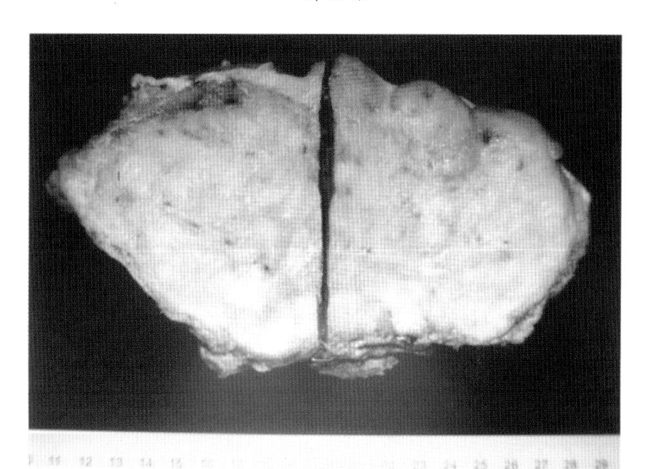

图 21-16　提示肿瘤侧面包膜完整，质地不均匀

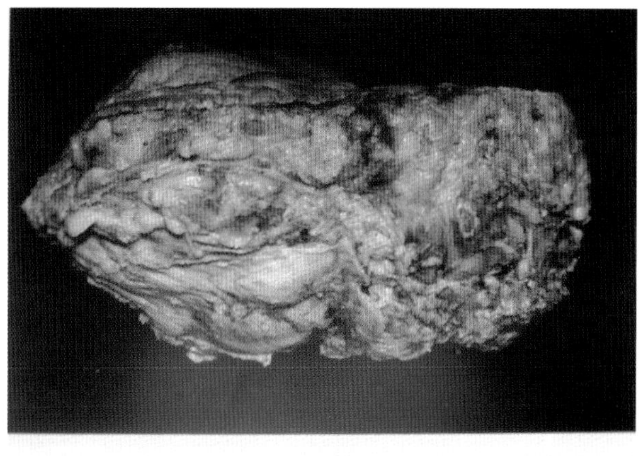

图 21-17　可见肿瘤包膜完整

【术后处理】

术后放置负压引流管 1 根，待全天（24 小时）引流量少于 20ml 时拔除。术中及术后应用抗生素。术后卧床 2 周，每天观察皮瓣的颜色及血运，发现问题及时处理。游离植皮区打包加压包扎，2 周后拆除包扎，植皮完全成活。待软组织愈合后开始进行髋关节屈伸功能锻炼和训练下地行走。卧床期间即可开始肌肉等长收缩的训练。

需要术后化疗的患者，如化验检查无异常，可从术后 2 周（伤口愈合拆线后）开始化疗。如伤口延迟愈合，一般应等到伤口愈合后再开始化疗，因为化疗对于伤口愈合有一定影响。

如认为肿瘤切除范围不够广泛边界，术后可给予放疗。

【专家点评】

软组织肉瘤是最常见的软组织恶性肿瘤。常发生于深筋膜深层，肌肉组织内或肌肉间隙内。发生在上述部位的肿瘤，如果体积较大，即使 MRI 表现为均一的信号，也不能排除肉瘤的可能，术前明确诊断后再进行治疗。诊断不明确就贸然治疗，常导致因肿瘤切除不彻底而出现局部复发甚至转移。

对于深筋膜深层软组织肿瘤，体积较大者（一般长径大于 5cm），恶性较为多见。因软组织肿瘤影像学特征多不典型，所以穿刺活检显得更为重要。

大部分的软组织肉瘤放化疗不很敏感，所以外科治疗，切除达到广泛的外科边界至关重要。放疗一般应用于因解剖或其他原因无法达到边界要求者。近年术前放疗报道较多，但术后常出现较多伤口并发症，没有得到广泛认可及应用。

因大部分的软组织肉瘤化疗不很敏感，所以术后是否化疗，意见不统一。但多数学者认为高恶软组织肉瘤术后应行化疗。

软组织肉瘤除肺转移外，区域淋巴结转移也较为常见，所以术后随诊的重点应放在这两个部位。

（刘文生）

腹股沟区硬纤维瘤切除+腹壁修补术

【手术适应证】

1. 腹壁硬纤维瘤逐渐增大者。

2. 切除术后遗留腹壁缺损，需行腹壁修补者。

3. 其他腹壁原发或继发的肿瘤需手术切除。

4. 切除术后遗留较大的腹壁缺损，不行修补，可能发生切口疝。

【应用解剖】

1. 腹股沟韧带是连接髂前上棘与耻骨结节之间的腹外斜肌的增厚部分，是下腹壁与大腿前面的分界。下腹壁由外侧的三层扁肌和中间的二个直肌组成。直肌为起于耻骨结节的腹直肌。三层扁肌由浅至深分别为：腹外斜肌、腹内斜肌、腹横肌。三层腹肌的深层为腹膜外脂肪层，有腰大肌、髂肌等肌肉组织，更有髂外血管、股神经等重要结构。

2. 腹股沟韧带与耻骨之间为腹部通向股部的重要通道。由髂耻弓把此间隙分为血管腔隙和肌腔隙。肌腔隙内为股外侧皮神经、髂腰肌、股神经。血管腔隙为股动脉、股静脉和股管，股管内的淋巴结为 Cloquet 淋巴结。

【病例介绍】

女性，24 岁，2 年余前无意中出现左腹股沟区疼痛不适，之后逐渐发现有肿物隆起，当时有栗子大小，平卧后偶感疼痛。当时未予重视，之后肿物逐渐缓慢增大。1 年前就诊于外院，行 B 超提示：左侧下腹壁部腹直肌处有一 5.0cm × 2.9cm 肿物，边界尚清，形态不规则，内可见较丰富的血流信号。穿刺活检，病理诊断为：硬纤维瘤。近半年来，自觉肿物无明显增长，但有疼痛症状。行 MRI 检查，肿物大小为 7.4cm × 4.6cm × 3.3cm，较前增大。

查体：下腹部可触及一质硬、边界清的肿物，无压痛。腹肌紧张时，肿物触摸不清。

辅助检查：MRI 示下腹壁肌肉内有一长 T1、长 T2 的异常信号影，边界尚清，与髂外血管毗邻。

【术前设计】

腹壁硬纤维瘤应行广泛的切除边界。本例患者应切除连同肿瘤在内的部分腹外斜肌、部分腹内斜肌、部分腹横肌。在修复腹壁的肌肉缺损时，用腹面光滑的补片来修补腹壁的缺损。MRI 横断面示手术范围（图 22-1）。

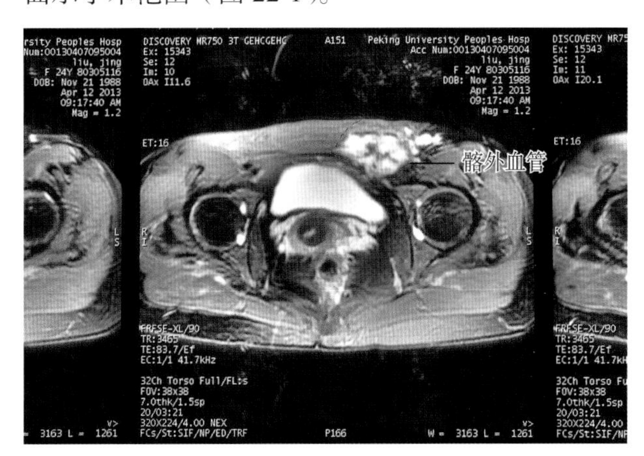

图 22-1　手术范围示意图

【手术过程】

1. 患者麻醉后取仰卧位，常规消毒铺单。

2. 手术切口如图 22-2。

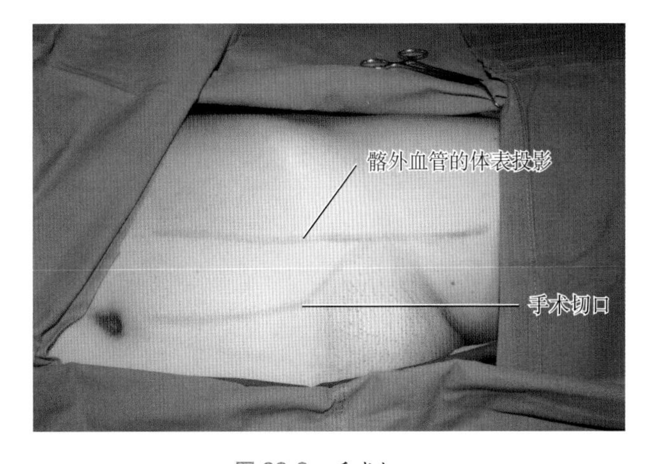

图 22-2　手术切口

3．沿切口线逐层切开皮肤、皮下组织，显露出腹外斜肌腱膜（图 22-3）。

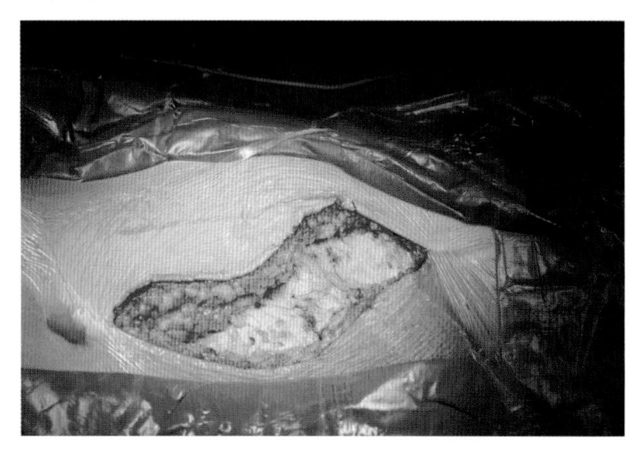

图 22-3 切开皮肤、皮下组织，显露出腹外斜肌腱膜

4．向两侧掀起皮瓣（图 22-4）。

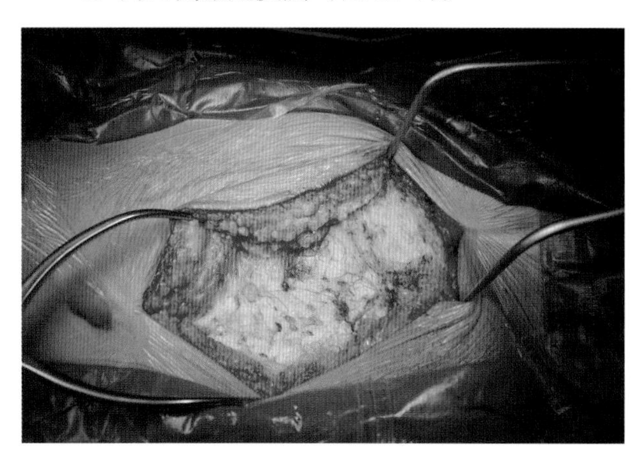

图 22-4 向两侧掀起皮瓣

5．切开腹壁的三层肌肉，显露出腹膜外间隙（图 22-5）。

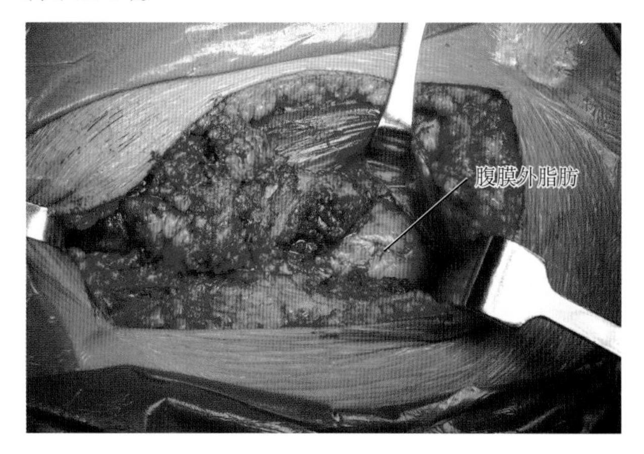

图 22-5 显露出腹膜外间隙

6．在腹膜外间隙内显露出腹膜和髂外血管（图 22-6）。

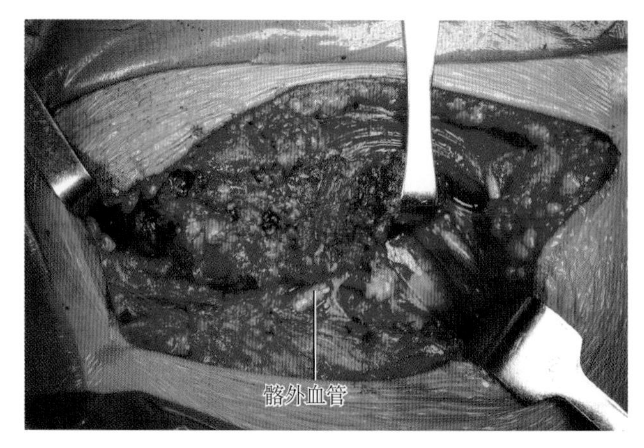

图 22-6 显露出髂外血管

7．在腹膜外脂肪浅层切断腹肌（图 22-7）。

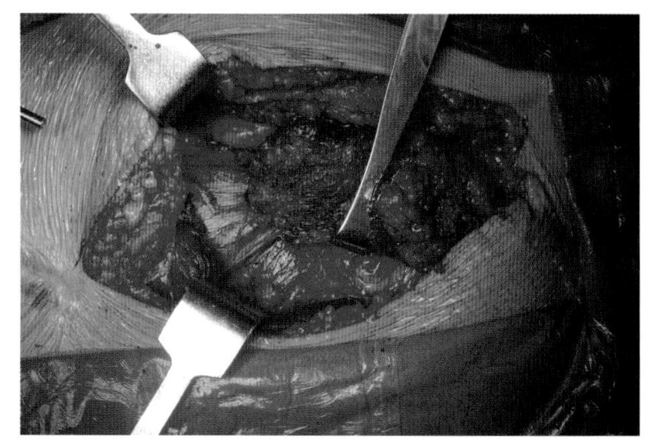

图 22-7 切开腹肌

8．显露出髂外血管，分离出髂外静脉（图 22-8）。

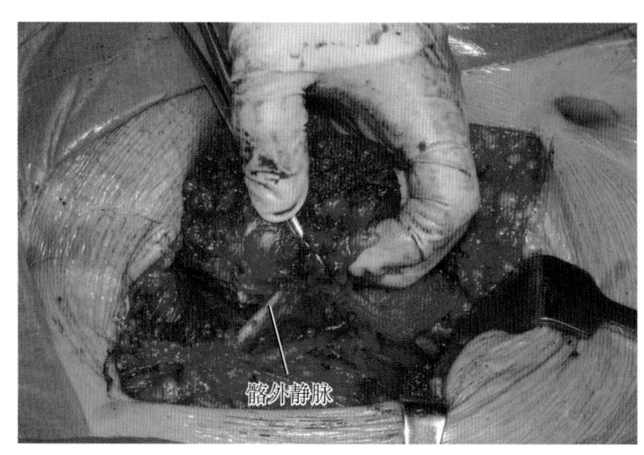

图 22-8 显露出髂外血管

9．显露髂外血管与肿物的关系（图 22-9）。

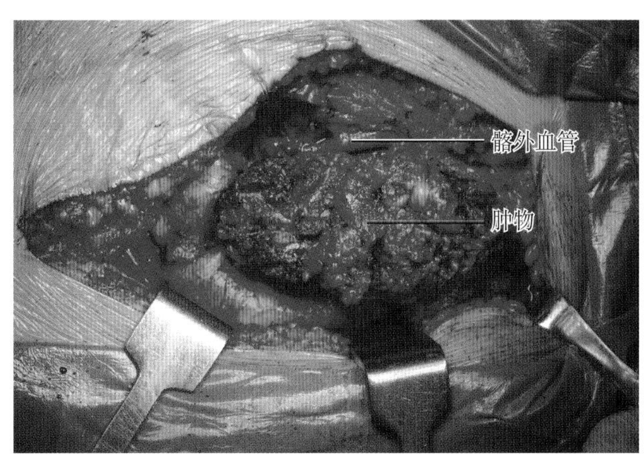

图 22-9 髂外血管与肿物的关系

10. 完整地切除肿物（图 22-10）。

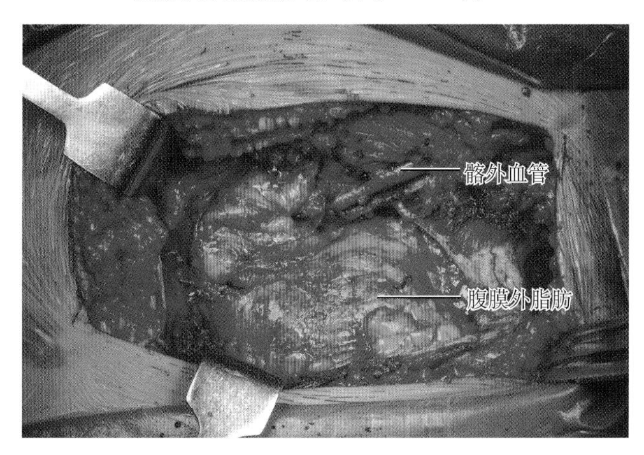

图 22-10 完整地切除肿物

11. 用腹面光滑的 MESH 修补腹壁缺损（图 22-11）。

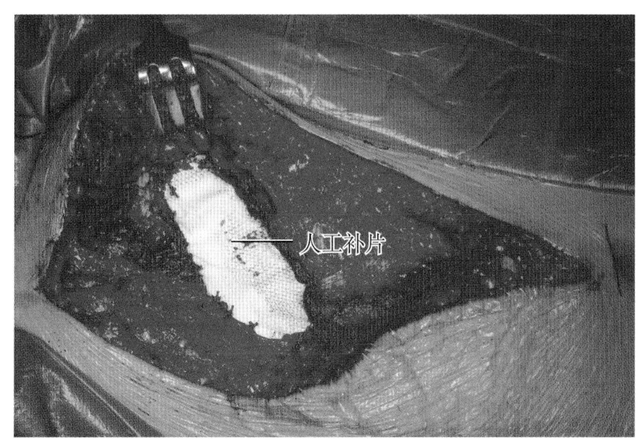

图 22-11 用人工补片修补腹壁缺损

12. 放置引流管一根，逐层关闭伤口（图 22-12）。

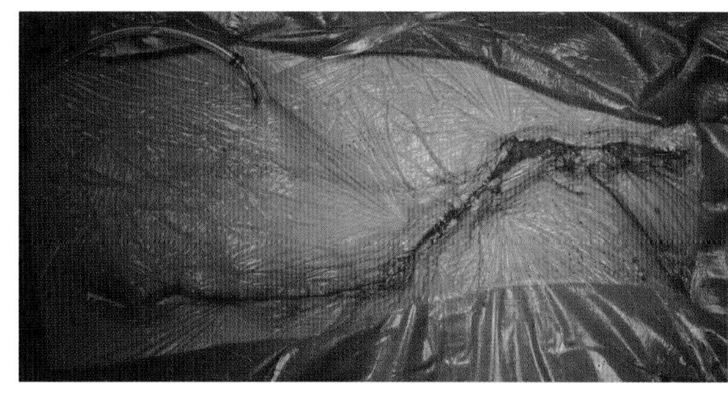

图 22-12 逐层关闭伤口

13. 缝合皮肤（图 22-13）。

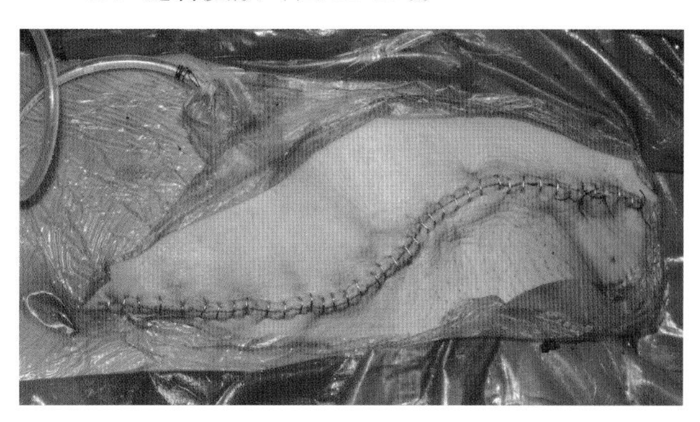

图 22-13 术后伤口

【术后标本评估】

术后切除标本经福尔马林固定后，从外观和各向剖面，确认是否达到术前计划的外科边界（图 22-14）。

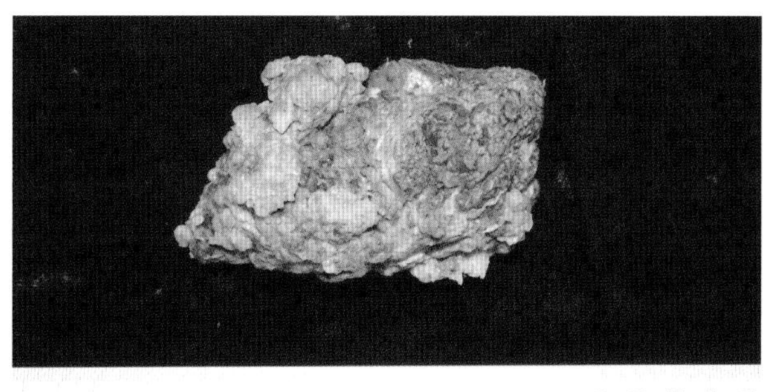

图 22-14A 标本前面

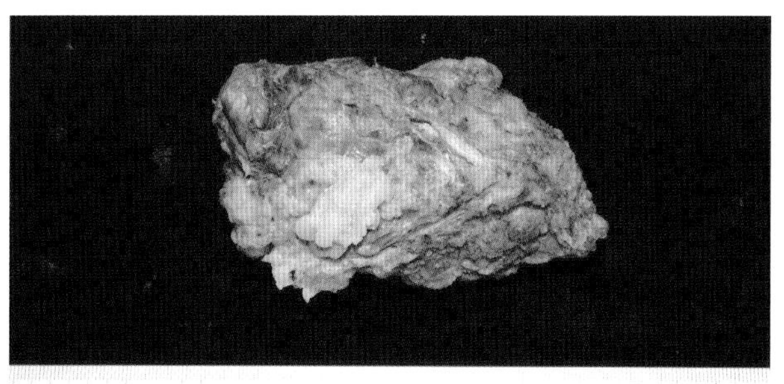

图 22-14B 标本腹面

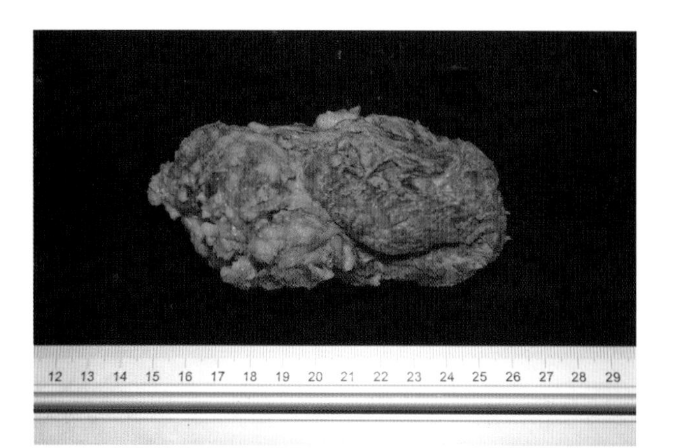

图 22-14C　标本侧面

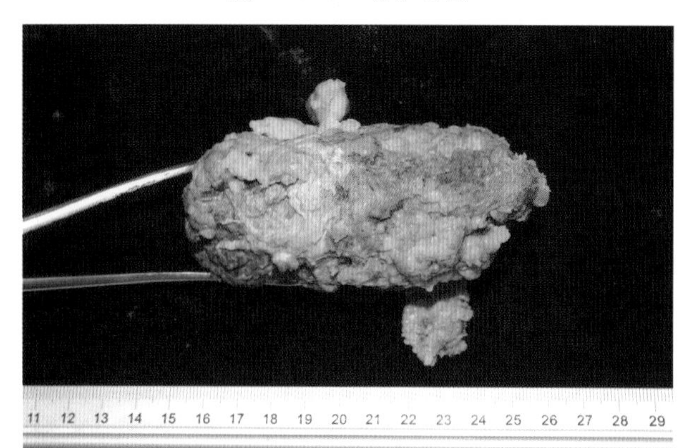

图 22-14D　标本的另一侧面

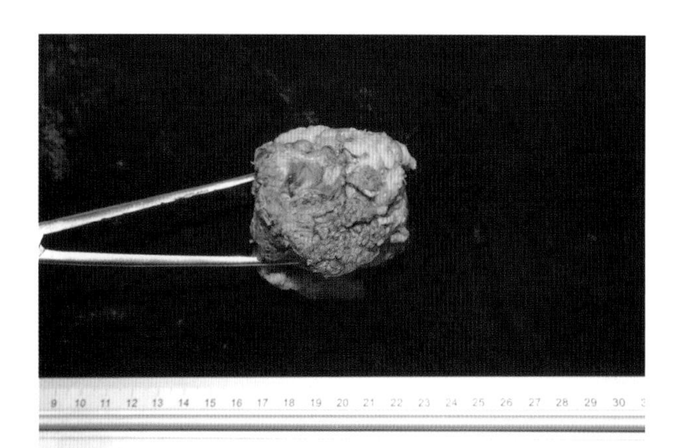

图 22-14E　标本的上面

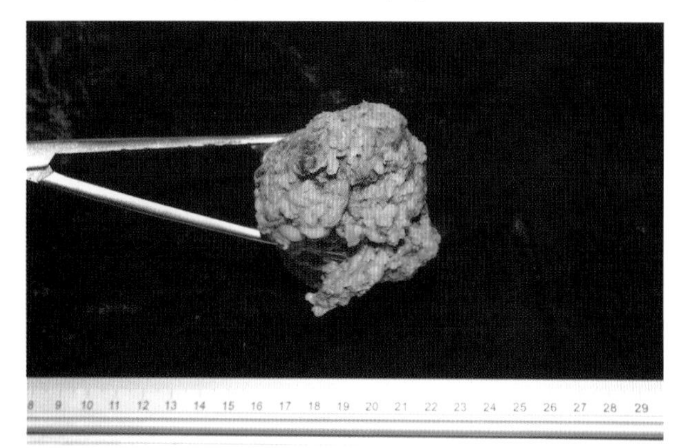

图 22-14F　标本的下面

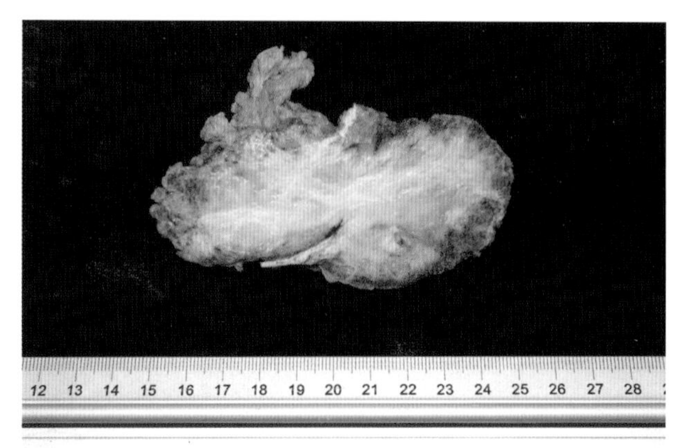

图 22-14G　标在的剖面

【术后处理】

术后应禁饮食，避免腹胀。等排气、胃肠功能恢复后，再进饮食。观察引流量的变化，当引流量小于 20ml 时，可拔出伤口引流管。

由于患者卧床，需给予低分子肝素抗凝以预防下肢静脉血栓的形成。

【专家点评】

硬纤维瘤是发生于软组织的中间性肿瘤，其临床特点为：局部易复发，不会发生远处转移。硬纤维瘤的临床治疗策略，有专家推荐：如果临床无进展，可先观察，如果肿瘤增大，应行手术治疗，切缘应广泛。如达不到广泛的切缘，可试行放疗等治疗。

腹壁的软组织肿瘤切除后，会遗留腹壁缺损，如不修补会发生切口疝。在疝修补手术中经常会用到补片。有一种补片，其中的一面光滑，可避免粘连。因此，可用这种补片来修补腹壁缺损。

（杨发军）

23 膝关节周围肿瘤切除+转移皮瓣术

【手术适应证】

1. 膝关节周围软组织主要为肌腱及韧带，无肌肉覆盖，发生于该部位的骨与软组织肿瘤经广泛切除后，遗留较大软组织缺损及骨关节外露，膝关节周围缺乏肌肉等较为疏松的软组织闭合伤口，因此常常采用腓肠肌内外侧头逆行肌皮瓣来修复创面，保留膝关节功能。

2. 由于腓肠肌肌皮瓣或肌瓣血运丰富，是填充腔隙及修补软组织缺损的良好材料，特别适用于治疗胫骨上、中段和股骨下端骨与软组织肿瘤切除后造成的骨与软组织缺损，与传统带蒂的肌瓣相比，其具有体积大、血运丰富、不受长宽限制的优点。

【应用解剖】

1. 膝关节周围是骨与软组织良恶性肿瘤最常见好发部位，该部位主要为质地坚韧的肌腱及韧带所覆盖，肿瘤切除后造成的软组织缺损很难通过对周围软组织分离牵拉来修补。

2. 腓肠肌分为两个头，内侧头起于股骨内上髁的腘面及膝关节囊的后面，外侧头起于股骨外髁的后方，两头的肌腹在腘窝的下方汇合，以共同的腱性部分止于小腿三头肌腱。主要功能是使膝关节屈曲。内侧头肌腹长约 23cm，最宽处约 6cm，外侧头肌腹长约 21cm，宽约 4.5cm，血液供应来自腘动脉发出的腓肠内侧动脉及腓肠外侧动脉。该动脉在腘窝中线内外侧 2cm 处分别进入肌肉内，同名静脉及神经与之伴行，血管神经束长为 4~6cm，供应整个肌肉（图 23-1、图 23-2）。

3. 小腿后侧皮肤的血供，除上述肌皮支外，尚有腘动脉的直接皮动脉、隐动脉的皮动脉以及胫后动脉的内侧肌间隙动脉。因此，腓肠肌内外侧头肌皮瓣，其上皮肤可切取范围可以大于肌腹，远端可达内踝上 5cm，外踝上 8~10cm（图 23-3、图 23-4）。

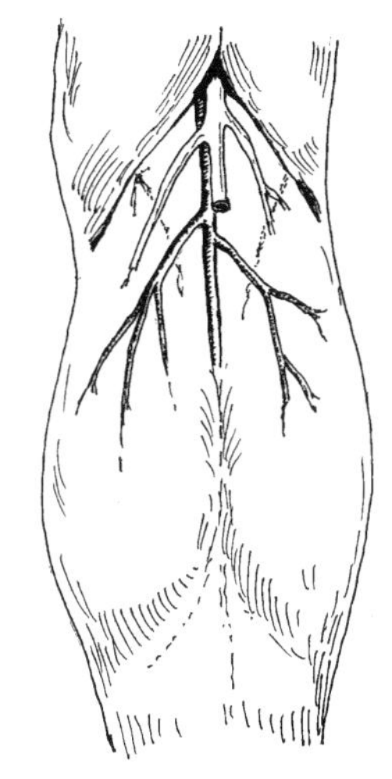

图 23-1 显示腓肠肌内外侧头血运

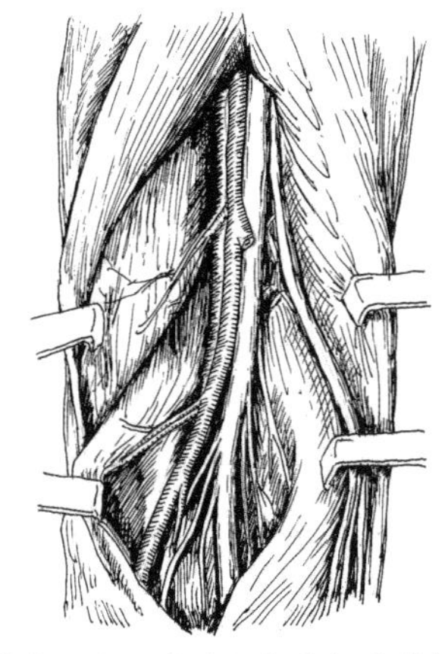

图 23-2 显示腓肠肌内外侧头神经支配

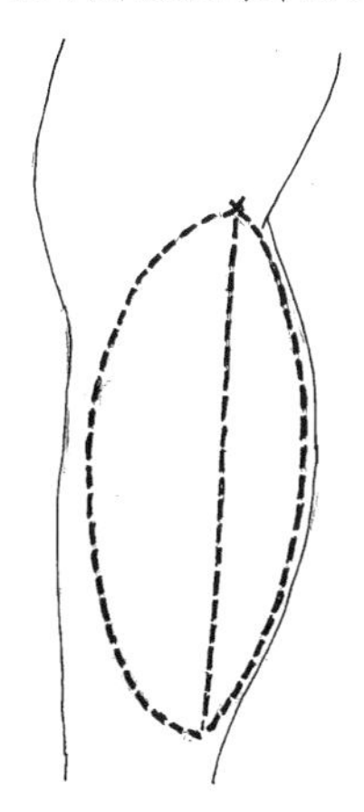

图 23-3 显示腓肠肌肌皮瓣切取范围

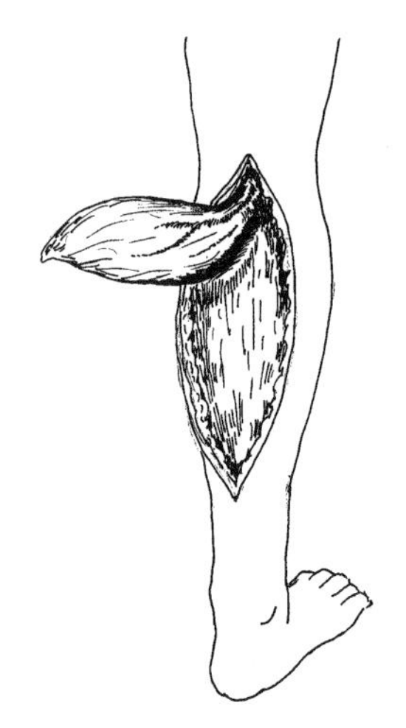

图 23-4 腓肠肌肌皮瓣外观

【病历介绍】

男性，47 岁，主因“左膝发现肿物 9 个月，术后 2 个月，复发 1 个月”入院。患者 9 个月前无明显诱因发现左膝内侧包块，约蚕豆大小，无疼痛及压痛，肢体活动不受影响。包块渐增大。患者 2 个月前于当地医院就诊并行手术切除，术后病理提示“小细胞恶性肿瘤”，遂来我院进行治疗。

入院查体：患者无行走异常，左膝内侧可见长约 8cm 的手术瘢痕，并可见 8cm × 8cm 大小的陈旧植皮区，植皮愈合良好，无红肿、渗出及化脓表现。左膝上方内侧可见 3cm × 3cm × 3cm 大小肿物，无红肿，未见静脉曲张及破溃，皮温不高，包块边界清晰，质韧，活动度差，无明显压痛，左膝活动无受限（图 23-5）。

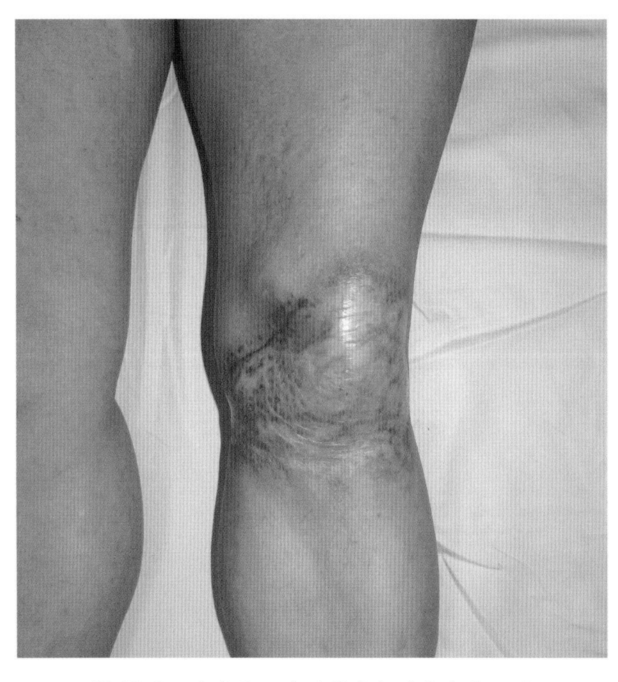

图 23-5 肿瘤位于膝关节内侧手术瘢痕附近

影像学表现：左膝关节骨质未见破坏，CT 及 MRI 提示：肿物位于左膝关节股骨髁内侧皮下，形状不规则，未突破深筋膜，质地不均匀，T1 加权像呈低信号，T2 抑脂像为高信号（图 23-6、图 23-7）。

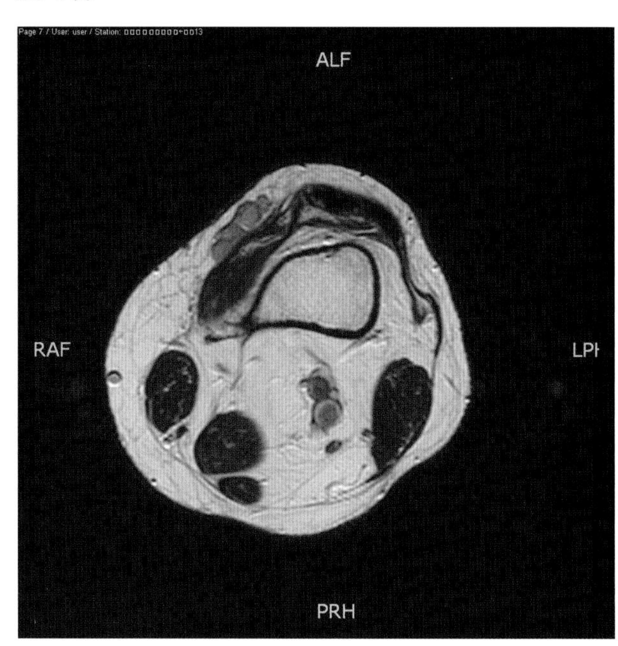

图 23-6 T1 加权像显示肿瘤位于浅筋膜内，没有突破深筋膜

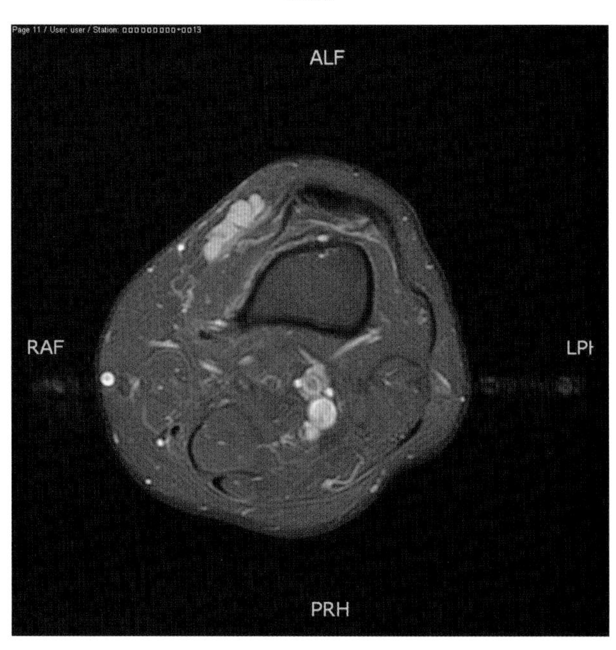

图 23-7 T2 抑脂像显示肿瘤呈高信号，结节状

入院诊断：膝关节软组织恶性肿瘤术后复发（左）。

【术前设计】

诊断明确，为软组织恶性肿瘤术后复发，肿

瘤位于皮下，未突破深筋膜，且瘤体较小，因此应进行肿瘤局部广泛切除，防止肿瘤复发及转移。手术切口应距离肿瘤边缘及上次手术边缘3cm，切除范围包括皮肤、皮下组织、深筋膜及其下部分肌肉组织。肿瘤切除后，遗留的较大软组织缺损及骨关节外露，采用腓肠肌内侧头覆盖，皮肤缺损采用游离植皮覆盖。

【手术过程】

麻醉成功后取仰卧位，常规消毒铺巾，止血带下手术以减少术中出血。

距离肿瘤及原手术瘢痕3cm做类圆形切口（图23-8），切除切口范围内的皮肤、皮下组织、瘢痕组织、深筋膜及其下部分肌肉组织，将肿瘤完整切除（图23-9、图23-10）。

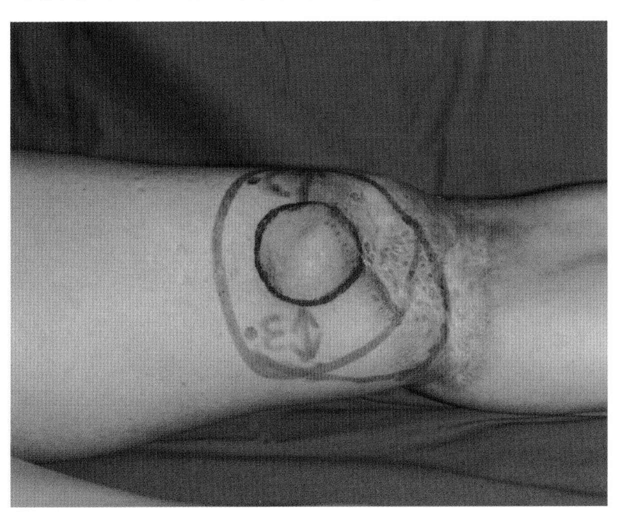

图23-8　距肿瘤边缘及手术瘢痕3cm做类圆形切口

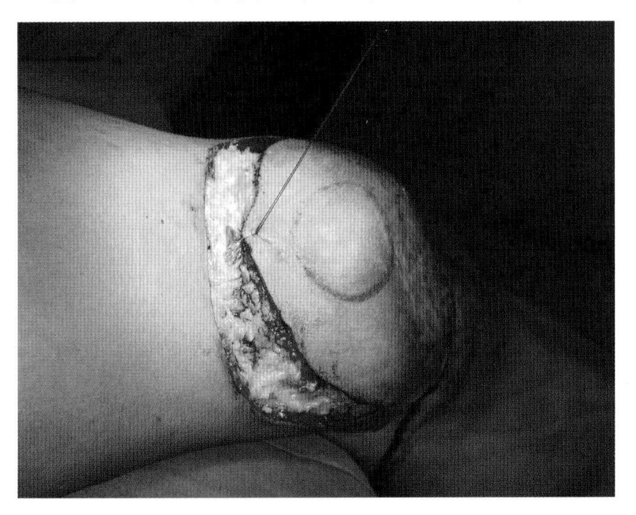

图23-9　切开皮肤及皮下组织

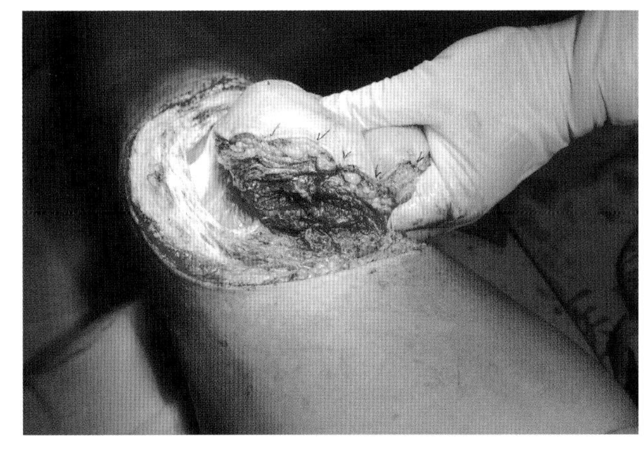

图23-10　将肿瘤完整切除

于小腿后侧正中做纵切口，分离显露腓肠肌内、外侧头，游离腓肠肌并与肌腱部切断，制成腓肠肌内侧头肌瓣，手术中勿损伤其滋养血管（图23-11、图23-12）。

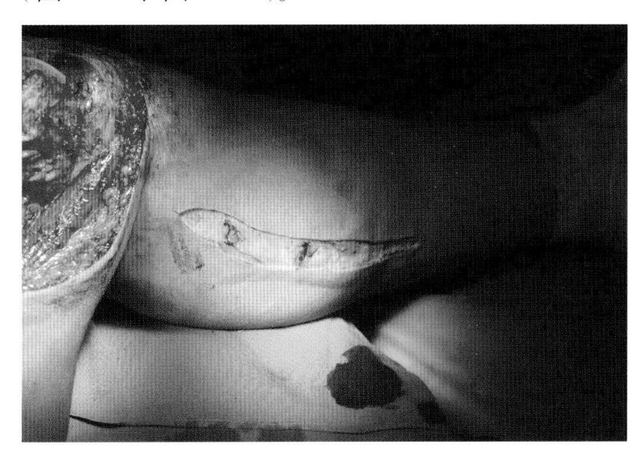

图23-11　小腿后正中做纵切口

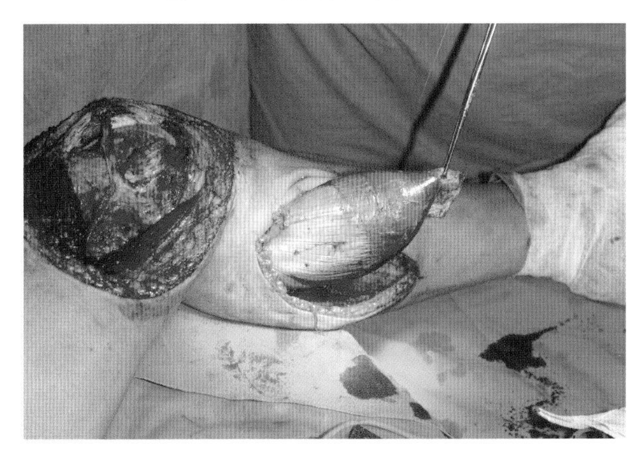

图23-12　游离腓肠肌内侧头

游离左膝关节内侧皮下组织，将腓肠肌内侧头从皮下牵至膝关节内侧软组织缺损处（图23-13），创面严密止血后，用腓肠肌肌瓣覆盖膝关节骨创面，肌瓣下方放置负压引流管1根，展开肌瓣覆盖创面，将切缘皮肤与肌瓣缝合。于同侧大腿内侧取游离皮肤，覆盖于肌瓣表面皮肤缺损处，打包加压包扎植皮区（图 23-14、图 23-15）。

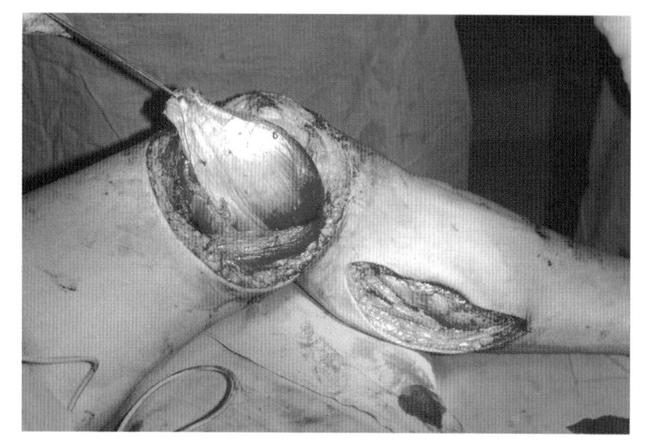

图 23-13　将腓肠肌内侧头从皮下牵至伤口处

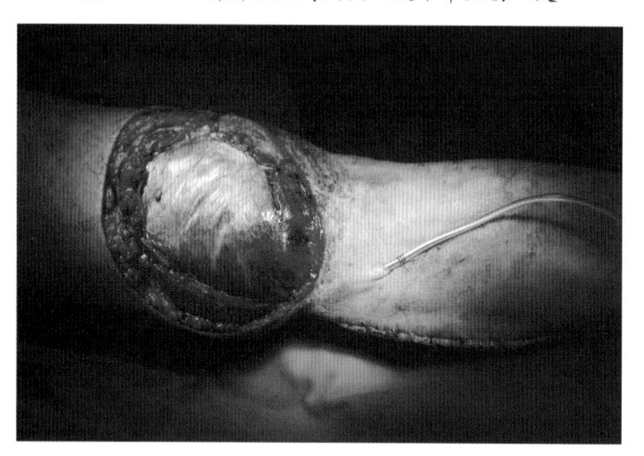

图 23-14　用肌瓣覆盖骨创面

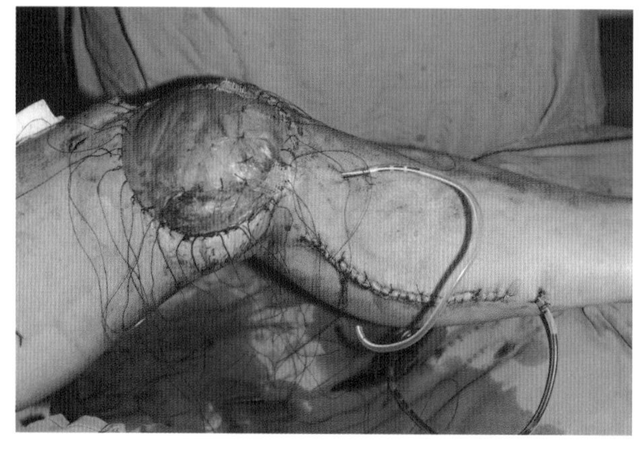

图 23-15　游离植皮覆盖伤口

【术后标本评估】

术后切除标本经福尔马林固定后，从外观和各向剖面，确认是否达到术前计划的外科边界（图 23-16~ 图 23-19）。

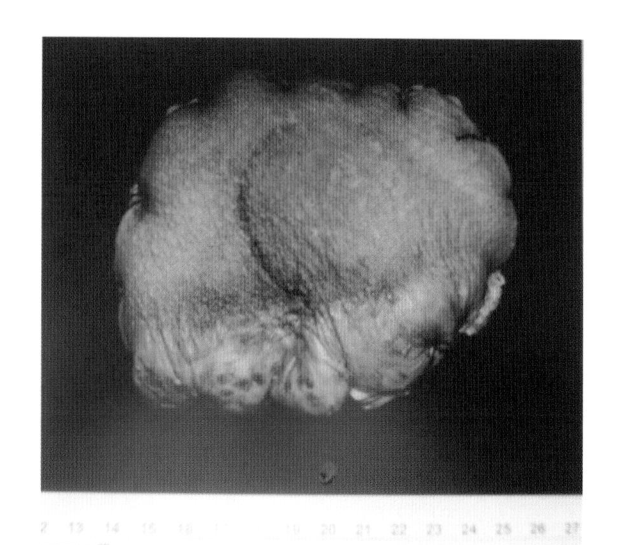

图 23-16　显示标本正面外观，切口距肿瘤边缘 3cm

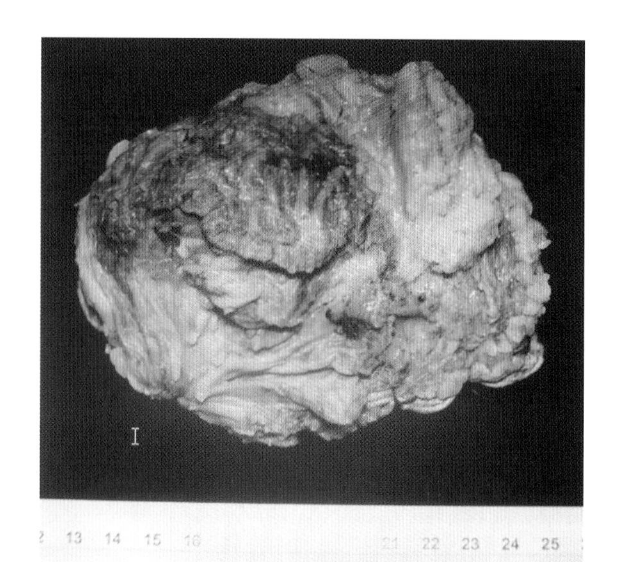

图 23-17　显示标本背面，深筋膜及部分肌肉随肿瘤一起切除

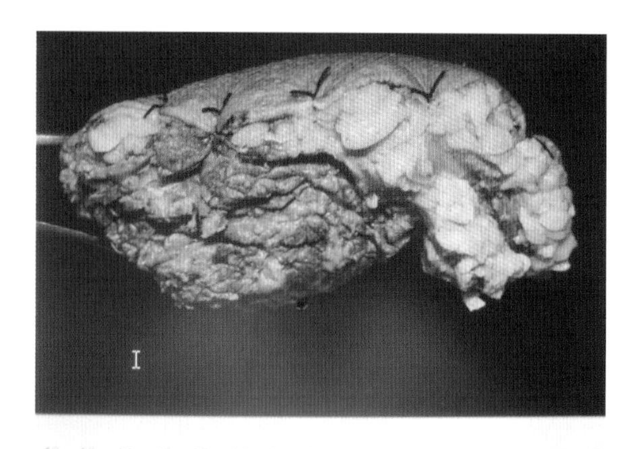

图 23-18　显示标本切缘干净，无肿瘤残留

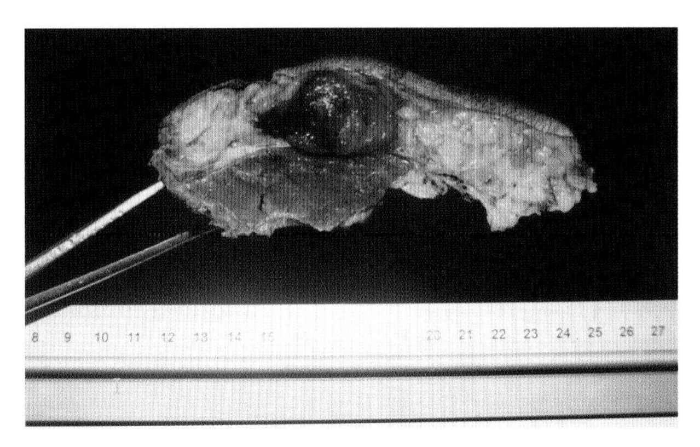

图 23-19　显示肿瘤周围有足够的软组织覆盖

【术后处理】

术后放置负压引流管 1 根，待全天（24 小时）引流量少于 20ml 时拔除。术中及术后应用抗生素。术后卧床 4~6 周，待软组织愈合后开始关节屈伸功能锻炼和训练下地行走。卧床期间即可开始肌肉等长收缩的训练。

需要术后化疗的患者，如化验检查无异常，可从术后 2 周（伤口愈合拆线后）开始化疗。如伤口延迟愈合，一般应等到伤口愈合后再开始化疗，因为化疗对于伤口愈合有一定影响。

如认为肿瘤切除范围不够广泛边界，术后可给予放疗。

【专家点评】

软组织肉瘤是肢体最常见的软组织肿瘤之一。常发生于深筋膜深层，肌肉组织内或肌肉间隙内。发生在上述部位的软组织类肿瘤，如果体积较大，术前一定要进行穿刺活检明确诊断后，再进行外科治疗。

对于深筋膜浅层软组织肿瘤，体积较小者（一般长径小于 5cm），良性较为多见，如肿瘤边界清晰且活动度好，可以直接做切除活检。如果术后病理考虑为恶性，且切缘为阳性，应尽早进行扩大切除。因软组织肿瘤影像学特征多不典型，所以穿刺活检显得更为重要。大部分的软组织肉瘤放化疗不很敏感，所以外科治疗，切除达到广泛的外科边界至关重要。放疗一般应用于因解剖或其他原因无法达到边界要求者。近年术前放疗报道较多，但效果得到广泛认可尚需时间。

因大部分的软组织肉瘤化疗不很敏感，所以术后是否化疗，意见不统一。但多数学者认为高恶软组织肉瘤术后应行化疗。

软组织肉瘤除肺转移外，区域淋巴结转移也较为常见，所以术后随诊的重点应放在这两个部位。

（刘文生）

足踝部软组织肉瘤广泛切除+带蒂筋膜皮瓣转移术

【手术适应证】

1. 足踝部软组织肉瘤，良性侵袭性软组织肿瘤（如：韧带样纤维瘤）；部分转移性软组织肿瘤；鳞癌以及病变比较深的恶性黑色素瘤。

2. 肿瘤水平胫前、胫后血管束未受侵。

3. 软组织肉瘤临近骨未受侵；或虽有侵犯但可通过切除部分骨质仍可获得可接受的外科边界。

4. 广泛切除肿瘤后，存留可接受的软组织覆盖；或通过软组织转移获得可接受的软组织覆盖。

【应用解剖】

1. 足踝处皮下组织比较薄，筋膜为小腿筋膜的连续，形成支持带，支持带深面为滑动的肌腱。足踝部软组织肉瘤切除后缺损往往引起深部骨及肌腱等组织的裸露。

2. 该部位软组织肉瘤切除时，为达到广泛的外科边界，应合理评估取舍软组织的去留量，不应为更多功能的保留而牺牲外科边界，一般建议在肿瘤边缘 1.5~2cm 处切除病灶。

3. 由于足踝部软组织相对致密，皮瓣蒂部分应该切开；经皮下隧道的转移皮瓣往往会因为血管蒂受压而造成血循环障碍。

4. 对于患有血管或全身疾病影响局部血管的病例，应慎用转移皮瓣，因为血管蒂栓塞易致皮瓣坏死。

5. 腓肠神经营养血管皮瓣由于血管蒂旋转点在内外踝上 3~5cm，其应用于修复缺损的部位一般不能超过跖跗关节（图 24-1）。

6. 腓肠神经由源自胫神经的腓肠内侧皮神经和腓部神经的腓肠外侧皮神经汇合而成，术中可将小隐静脉作为寻找腓肠神经的标志。

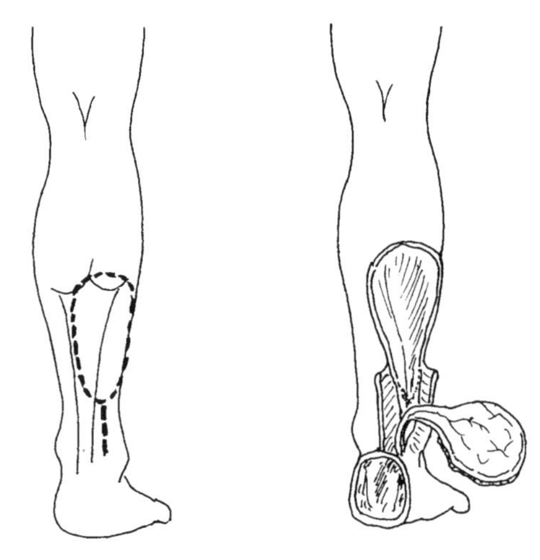

图 24-1 小腿后外侧远端蒂筋膜皮瓣示意图

【病例介绍】

女性，29 岁，右足前外侧软组织肿物外院切除术后 6 年。原肿瘤大小约 1cm × 1cm，病理当地诊断为“恶性浅表型纤维瘤”。1 年前，原手术部位再次出现无痛性软组织肿物，肿物逐渐增大，于当地医院切除，术后病理考虑软组织肉瘤。5 个月前患者原手术切口近端再次出现肿物，约 1cm × 1cm 大小，考虑肿瘤复发来我院就诊，门诊以软组织肿瘤收入院。

入院查体：患者可正常行走，右足前外侧可见手术瘢痕，局部可见软组织肿块，表面皮肤颜色正常。触诊显示质韧，无活动，轻压痛。踝关节活动未见明显受限。

影像学表现：右足正侧位 X 线片未见异常。MRI T1 加权像显示右踝远端外侧低信号软组织肿物，肿物内信号均匀；T2 加权像显示为中 - 低信号；T1 增强抑脂显示肿物增强明显（图 24-2~ 图 24-4）。CT 增强后肿物血运强化明显，与临近足骨关系密切，但主要血管神经并未受侵。

入院诊断为：软组织恶性肿瘤术后复发。

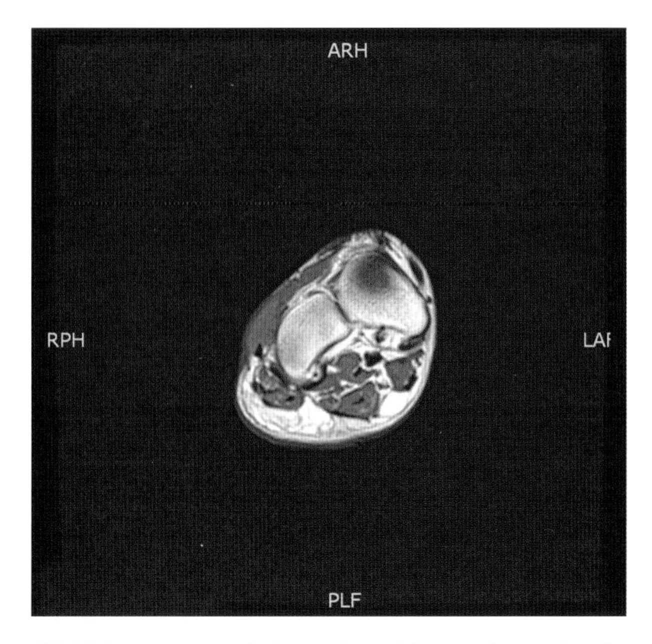

图 24-2　MRI T1 加权像显示低信号软组织肿物，肿物内信号均匀

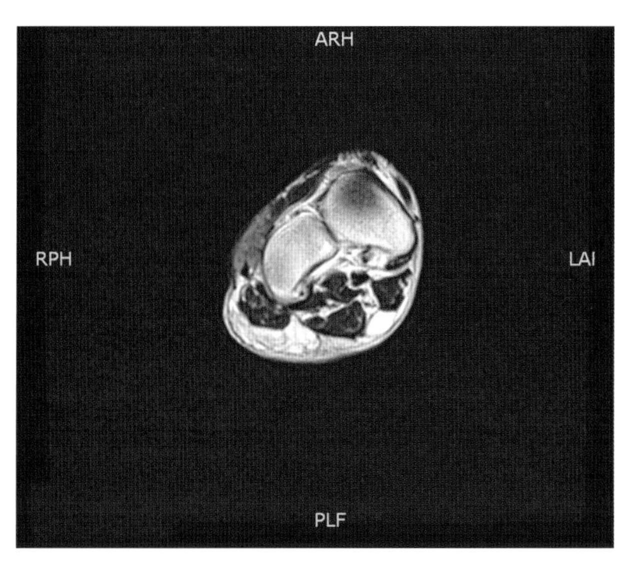

图 24-3　T2 加权像显示为中 - 低信号

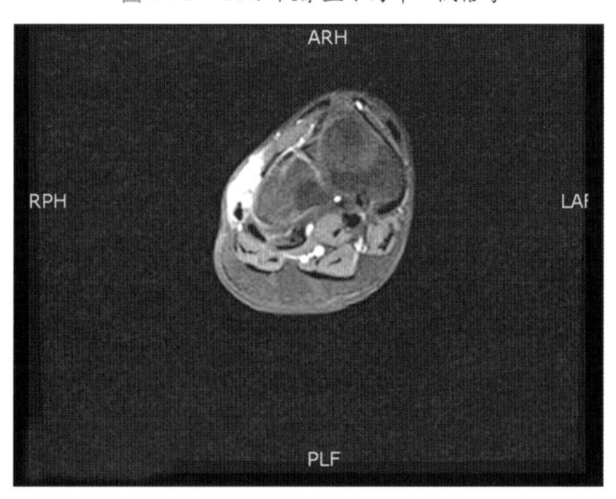

图 24-4　T1 增强抑脂显示肿物增强明显

【术前设计】

此病例复发肿瘤处于足踝部外下方，跟骨和骰骨外侧，肿瘤虽未侵犯骨质，但因与骨质关系紧密，故应切除部分骨质。应在肿瘤周围 1.5cm 以上切除肿瘤。肿瘤包绕腓骨长短肌肌腱，应将受累部分肌腱切除。原切口瘢痕及周围皮肤紧邻肿瘤，应将连同皮肤在内的全层切除（图 24-5）。肿瘤切除后的局部缺损因部分骨质裸露，无法通过局部植皮来进行缺损重建，应选用局部转移皮瓣，本例采用外踝上后外侧筋膜皮瓣。

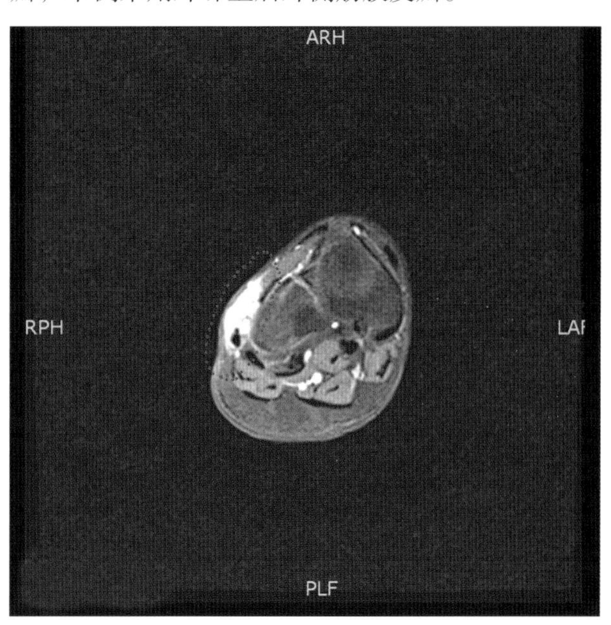

图 24-5　广泛切除范围示意图

【手术过程】

1．患者麻醉后取侧卧位，患侧在上，手术在止血带下进行，以减少出血。

2．沿原手术瘢痕及肿物周围 1.5cm 标记手术切口（图 24-6）。

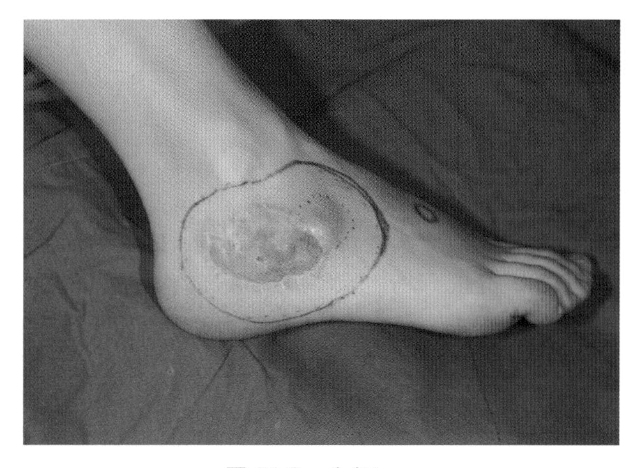

图 24-6　手术切口

3. 沿切口线逐层切开皮肤皮下，将原手术瘢痕及周围与肿块较邻近的经过的皮肤及深层组织全层连同肿瘤一并切除（图 24-7）。

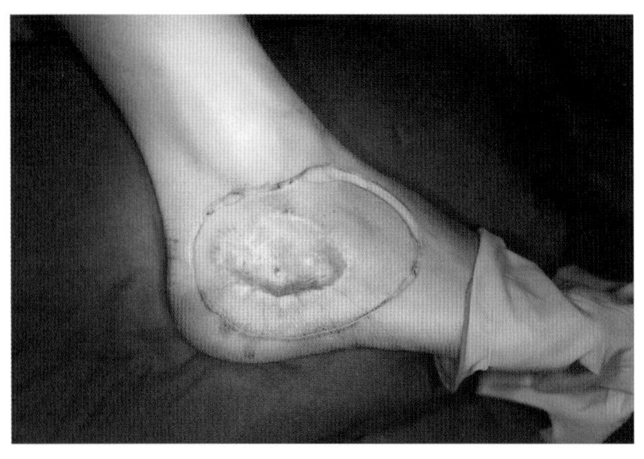

图 24-7 切开皮肤皮下组织

4. 因肿瘤侵及腓骨长短肌肌腱，故应在近端切口位置深面切断肌腱（图 24-8）。

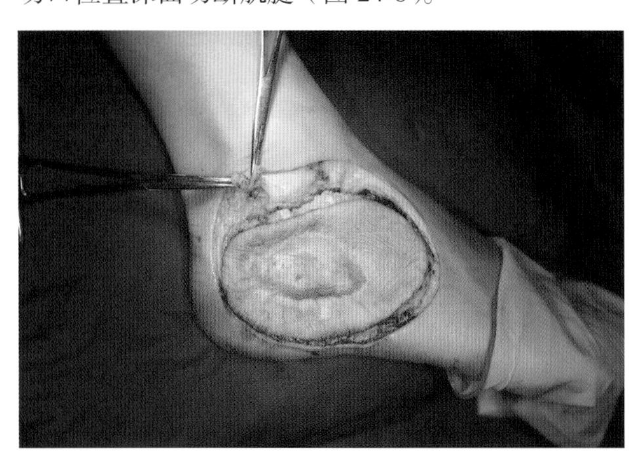

图 24-8 在切口近端切断肌腱

5. 完整切除肿瘤，注意在肿瘤与跟骨和骰骨关系密切部位，将部分骨质连同肿瘤组织一同去除（图 24-9）。

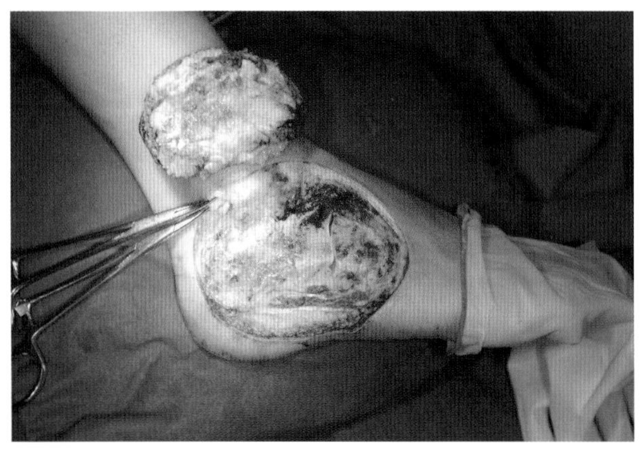

图 24-9 连同部分骨质，完整切除肿瘤和周围正常组织

6. 将腓骨长短肌肌腱的断端与附近软组织缝合，重建肌腱附丽（图 24-10）。

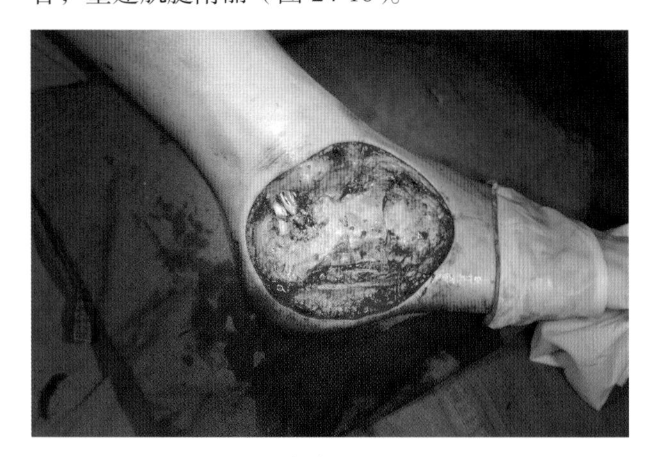

图 24-10 重建腓骨长短肌肌腱附丽

7. 在外踝上方 5cm 处确定皮瓣血管蒂位置，即皮瓣的旋转轴点，采用样布量取缺损部位大小（图 24-11）。

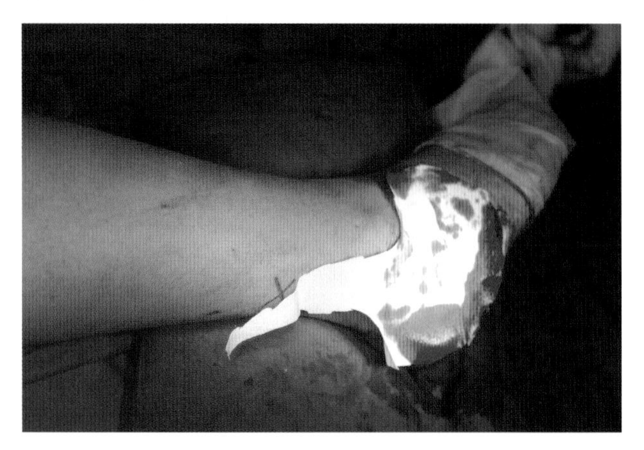

图 24-11 量取皮肤缺损范围

8. 根据样布大小和形状，确定供区皮瓣大小，注意皮瓣设计的轴心线为腓肠神经的走行路线（图 24-12）。

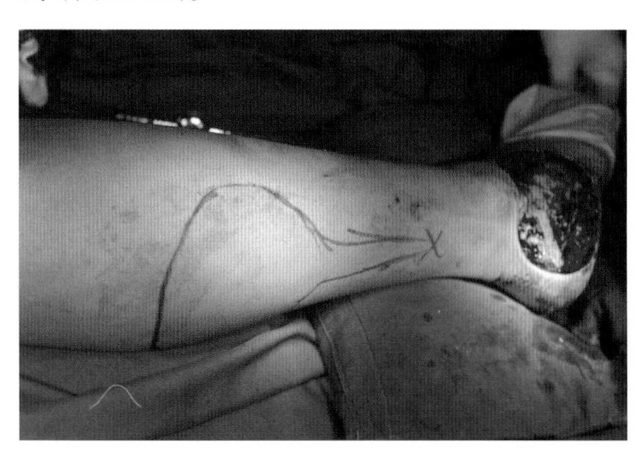

图 24-12 确定供区皮瓣位置，标记切口位置

9. 切开皮肤、皮下组织直达深筋膜下间隙，将腓肠神经和小隐静脉切断，包含在皮瓣内，至外踝上方5cm左右，应注意保护腓动脉的筋膜穿支血管，防止损伤（图24-13、图24-14）。

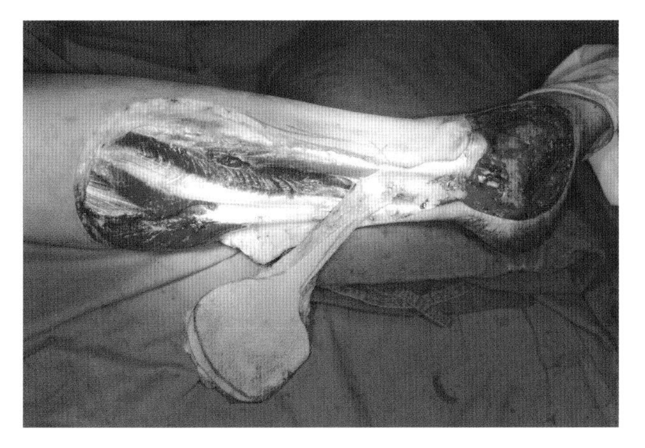

图24-13 分离后获得的皮瓣

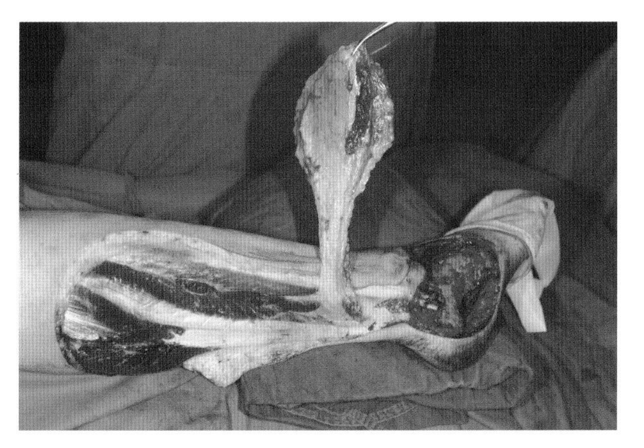

图24-14 可清晰地看到皮瓣的供应血管

10. 将皮瓣转至缺损部位，与周围组织进行缝合（图24-15）。

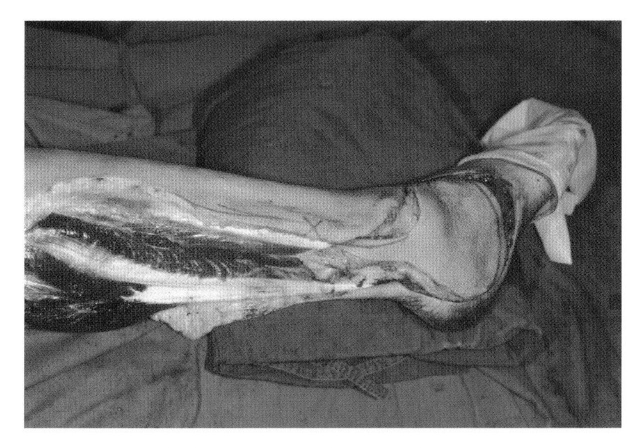

图24-15 皮瓣转移至缺损部位

11. 大腿部位采用取皮刀取得相应大小皮肤（图24-16）。

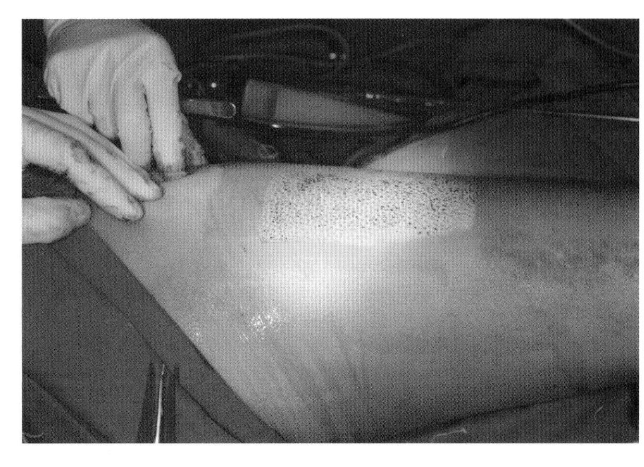

图24-16 大腿取皮

12. 局部皮瓣转移后，局部缺损采用大腿皮肤进行直接植皮缝合，放置引流条和引流管（图24-17）。

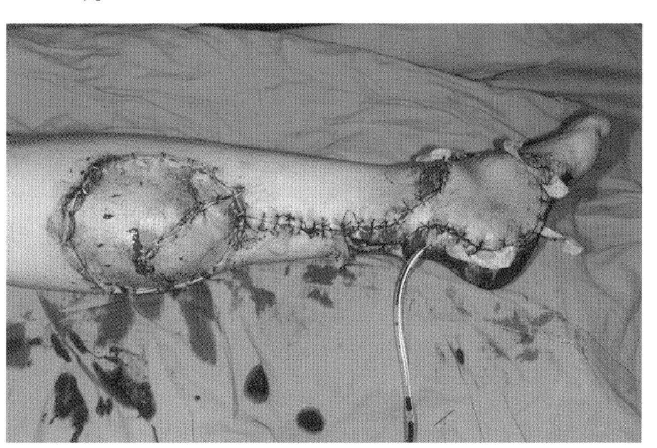

图24-17 皮瓣转移和取皮植皮缝合后，放置引流

【术后标本评估】

术后切除标本经福尔马林固定后，从外观和各向剖面，确认是否达到术前计划的外科边界（图24-18~图24-21）。术后病理：软组织透明细胞肉瘤。

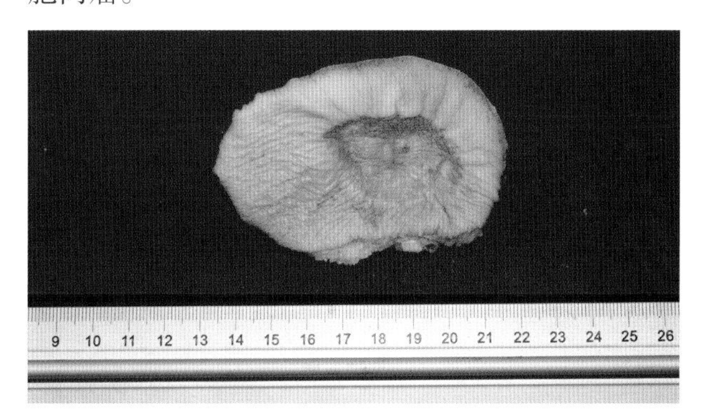

图24-18 标本表面，可见各个方向均在肿瘤周围正常组织1.5cm以上

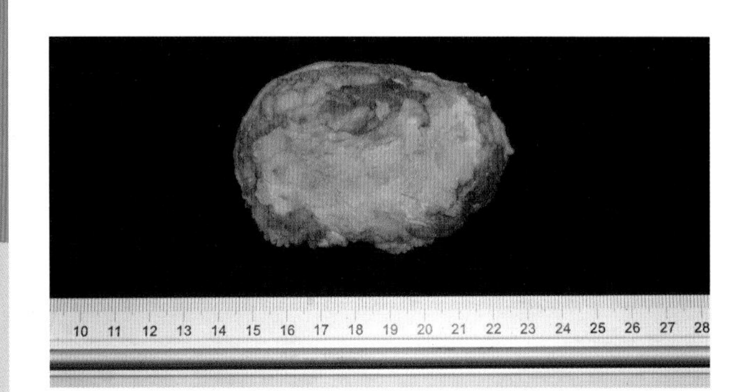

图 24-19 标本深面，可见切除的骨质

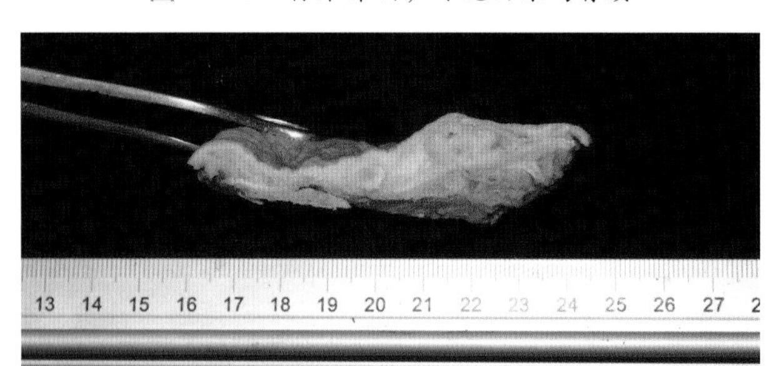

图 24-20 标本矢状面

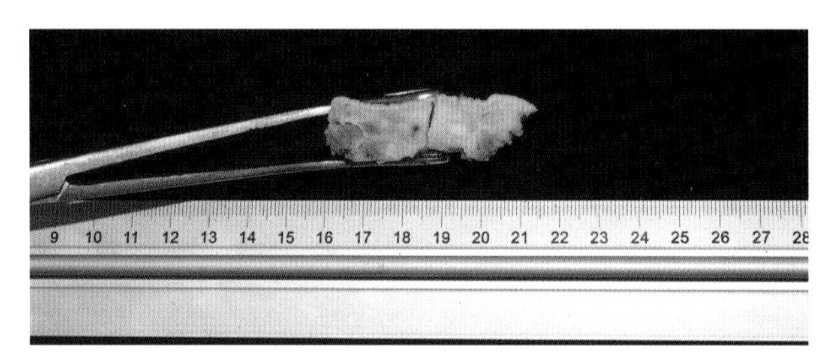

图 24-21 标本横断面

【术后处理】

术后放置负压引流管 1 根，并放置引流条，引流条在 24~48 小时内拔除。引流待全天（24 小时）引流量少于 10ml 时拔除。术后应在敷料上开窗，用于观察皮瓣的血运情况。术中及术后应用抗生素。术后卧床 4~6 周，待软组织愈合后开始关节屈伸功能锻炼和训练下地行走。

需要术后其他药物治疗的患者，如化验检查无异常，可从术后 2 周（伤口愈合拆线后）开始化疗。如伤口延迟愈合，一般应等到伤口愈合后再开始治疗。很多药物包括化疗药物对伤口的愈合有影响。

如认为肿瘤切除范围不够广泛边界，术后可给予放疗。

【专家点评】

软组织透明细胞肉瘤是一种罕见的软组织肉瘤，发病率仅占软组织肉瘤的 1%，年轻人常见，最常发生于肢体远端，且常与肌腱和腱膜相毗邻。尽管组织学特征与恶性黑色素瘤非常相似，但分子遗传学研究显示某些特异性的基因突变在这两种肿瘤中不尽相同。5 年生存率 60%~70%。研究表明：广泛切除是改善该类肿瘤预后的关键。

对于软组织透明细胞肉瘤，应建议患者进一步接受包括化疗在内的内科治疗。

与恶性黑色素瘤类似的是，软组织透明细胞肉瘤除肺转移外，区域淋巴结转移也较为常见，所以术后随诊的重点应放在这两个部位。

小腿后侧远端带筋膜皮瓣与位于小腿前外侧的外踝上皮瓣不同，本例皮瓣因带有腓肠神经营养血管，又被称为“带腓肠神经营养血管的筋膜皮瓣”。由于该皮瓣带有腓肠神经，如果需要，可与受区的神经进行吻合，可恢复皮瓣的感觉功能，而供区皮瓣由于仅切取腓肠神经，仅足外侧面感觉减退，运动功能不受影响。

（徐海荣　牛晓辉）

腘窝部软组织肉瘤切除+大隐静脉重建股血管术

【手术适应证】

1. 腘窝部原发（或复发）软组织肉瘤；良性侵袭性软组织肿瘤；转移性恶性软组织肿瘤。

2. 肿瘤包绕股血管，为手术边界的安全，在切除肿瘤的同时，股血管一并切除。

3. 股血管切除后，需用大隐静脉重建股血管。

4. 广泛切除肿瘤后，存留可接受的软组织覆盖；或通过软组织转移获得可接受的软组织覆盖。

【应用解剖】

1. 腘窝是大腿后侧的一个菱形的窝，由四个边组成。上内界为半腱肌和半膜肌，上外界为股二头肌，下内界为腓肠肌内侧头，下外界为腓肠肌外侧头。

2. 腘窝内有重要的神经和血管通过，其周围填充有大量的脂肪组织。从后侧由浅向深依次为坐骨神经，坐骨神经在腘窝的下部会分出胫神经和腓总神经，腓总神经在股二头肌的后侧下行走在腓肠肌外侧头的表面，走向腓骨颈。坐骨神经的深层为股静脉，再往深层为股动脉。股动脉和股静脉关系紧密，被包在一个血管鞘内，因此腘窝部是动 - 静脉瘘的一个好发部位（图 25-1）。

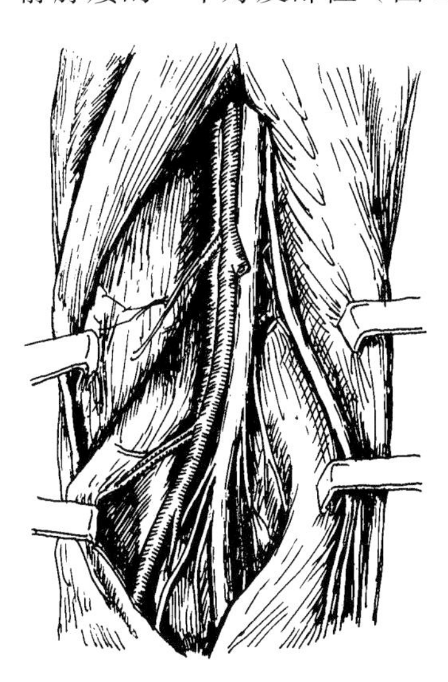

图 25-1　腘窝解剖示意图

【病例介绍】

男性，42 岁，主诉发现大腿后侧肿物 2 周，到当地医院就诊，行 B 超、CT、PET-CT 等检查，发现肿物位于大腿的后侧腘窝部，腘血管被包绕。在当地行穿刺检查，病理报告为：脂肪肉瘤。当地大夫建议患者行截肢手术，患者不同意截肢的手术方案。为更好的治疗方案，而到我院就诊。

辅助检查：术前 B 超：腘窝后侧软组织肿块，实性，血供丰富，大小为 10cm × 7cm × 5cm，腘血管被包绕。术前 X 线平片可见腘窝后方一软组织肿物影（图 25-2）。CT：腘窝后侧有一大的软组织肿物，肿物明显强化，腘血管被肿瘤所包绕（图 25-3）。MRI：腘窝部有一长 T1、长 T2 的软组织肿物，坐骨神经与肿物毗邻，腘血管被肿物所包绕（图 25-4）。术前行血管造影（DSA）：肿物可被血管染色，腘动脉被挤压变细，腘动脉走行迂曲变形（图 25-5）。会诊外院的病理切片：脂肪肉瘤。

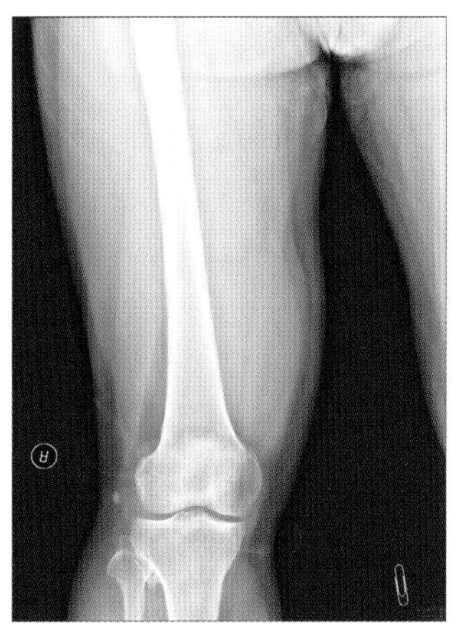

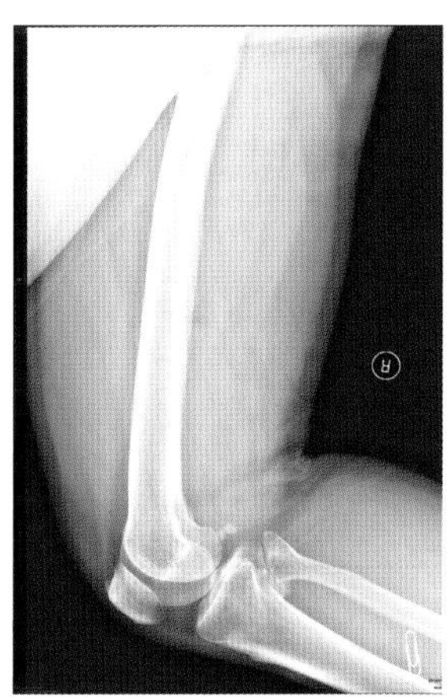

图 25-2　右股骨下段正侧位 X 线平片，可见软组织肿物影

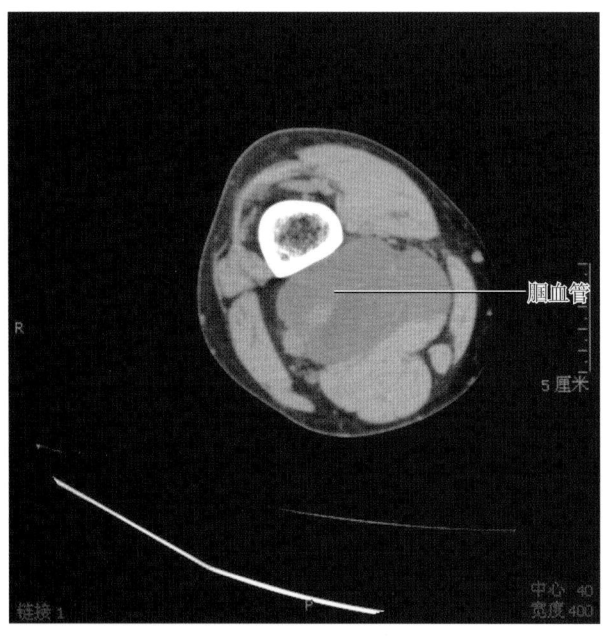

图 25-3　CT 显示肿瘤范围，肿物可被强化，腘血管位于肿物的中央

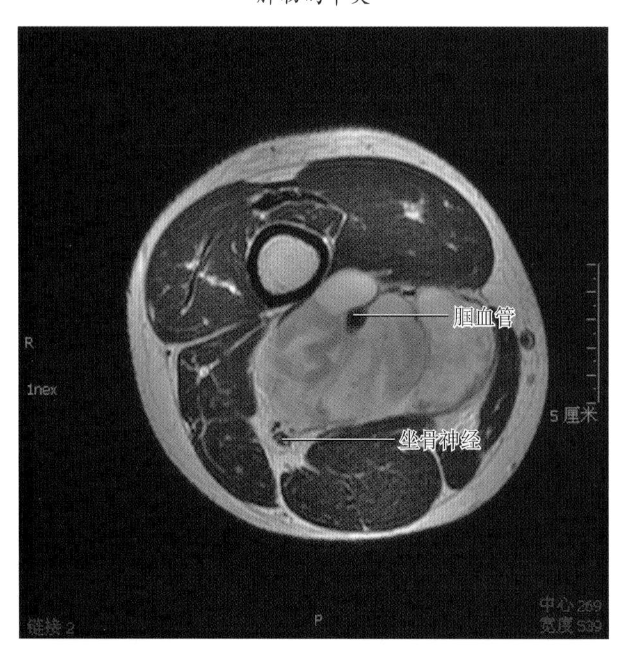

图 25-4　MRI 显示肿物包绕腘血管，坐骨神经与肿物邻近

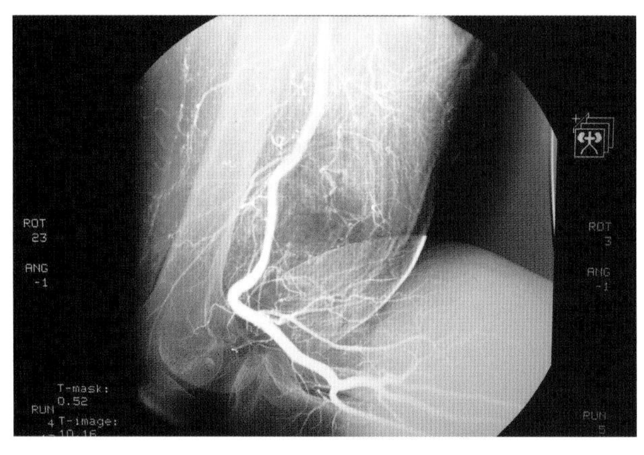

图 25-5　DSA 显示：动脉被挤压变细，走行迂曲变形

【术前设计】

此病例肿瘤处于大腿后方的腘窝部，肿瘤包绕股动脉、股静脉，与坐骨神经毗邻。我们的手术计划为：术中首先把坐骨神经游离出来，加以保护。切除部分股二头肌、部分半腱肌、部分半膜肌、部分缝匠肌，切除内侧肌间隔及部分股内侧肌，股血管一并切除，切除部分骨膜，从而达到边缘切除的手术边界。用对侧的大隐静脉来重建股动脉及股静脉。术中植入带锁的髓内针，以便术后放疗，降低肿瘤的局部复发率。植入髓内针以预防放疗后骨折的发生。如图 25-6 所示。

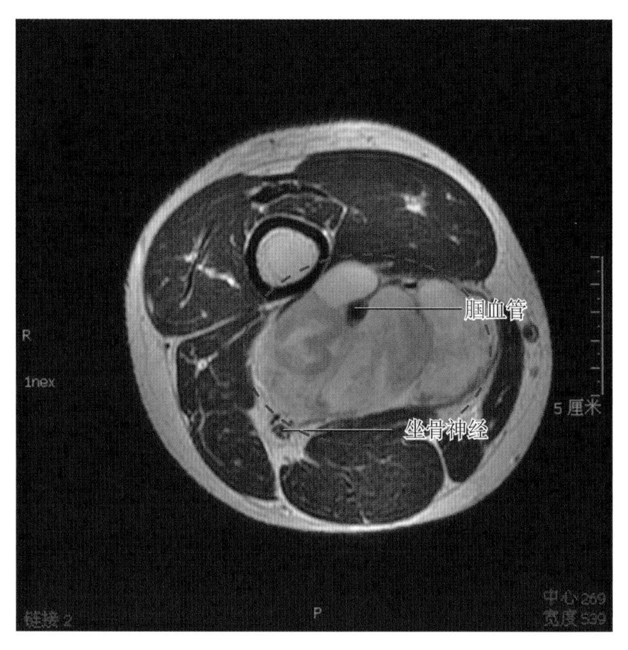

图 25-6　手术切除的范围

【手术过程】

1. 患者麻醉后取俯卧位，手术在止血带下进行，以减少出血。

2. 由于在外院行的穿刺道不能包括在手术切口中，因此另行切口全层切除穿刺道（图 25-7）。

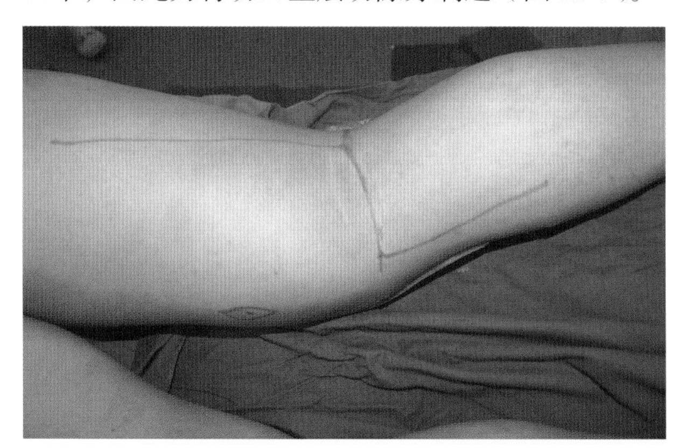

图 25-7　手术切口

3. 先行直切口，切开皮肤、皮下组织、深筋膜，显露出半腱肌与股二头肌（图 25-8）。

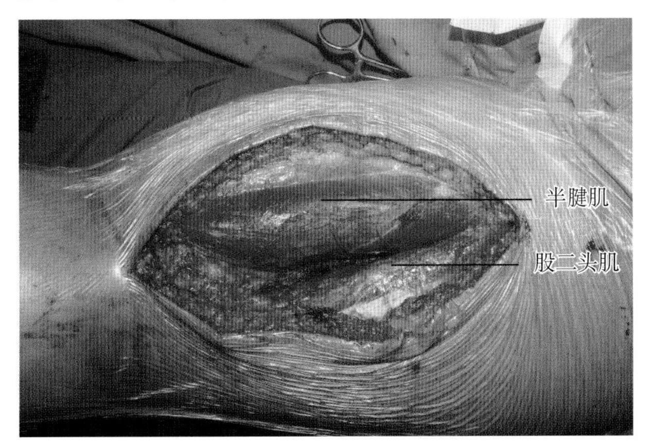

图 25-8 切开皮肤、皮下组织、深筋膜，显露出半腱肌与股二头肌

4. 牵开半腱肌与股二头肌，在肿瘤与股二头肌之间显露坐骨神经（图 25-9）。

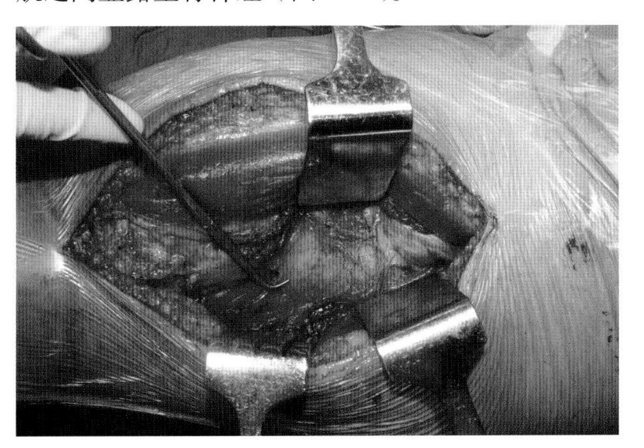

图 25-9 牵开半腱肌和股二头肌，在二者之间显露坐骨神经

5. 显露出坐骨神经后，加以保护（图 25-10）。牵开半腱肌，显露肿瘤的内界。

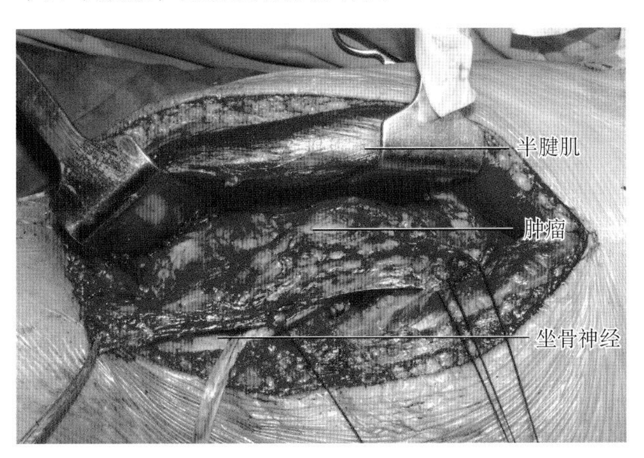

图 25-10 显露出坐骨神经，加以保护

6. 向内下方扩大切口，切开皮肤、皮下组织、深筋膜，显露出半腱肌肌腱及半膜肌肌腱（图 25-11）。

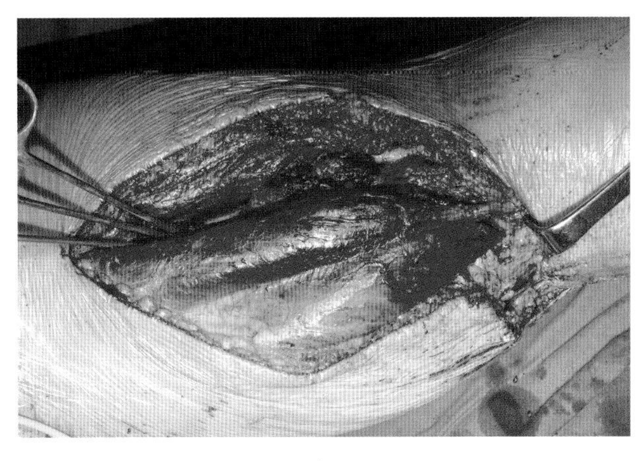

图 25-11 向内下方扩大切口

7. 切断半腱肌肌腱，并加以标记（图 25-12）。

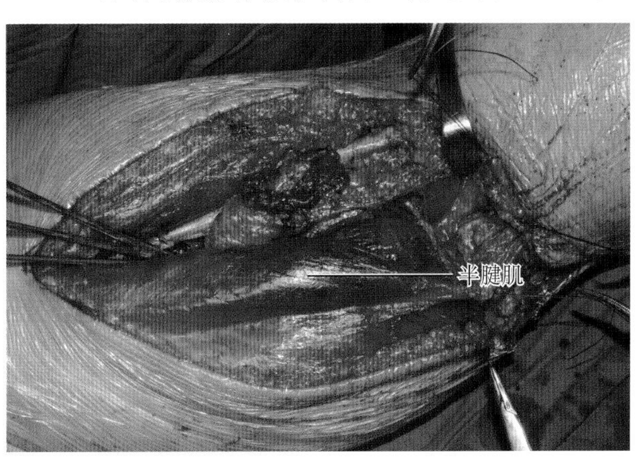

图 25-12 切断半腱肌肌腱

8. 显露出肿物与腘静脉、腘动脉的关系，见肿物包绕腘静脉及腘动脉（图 25-13）。

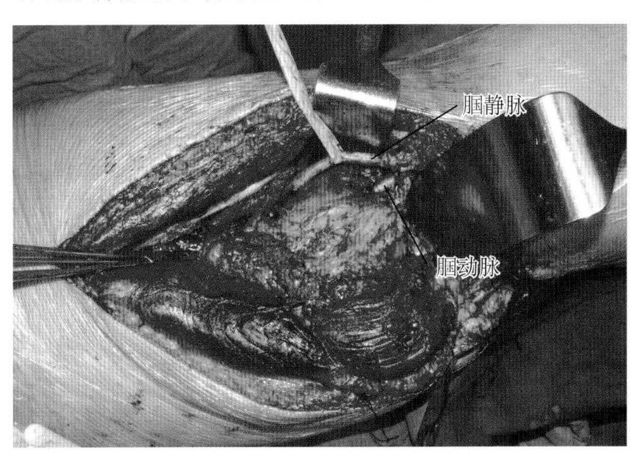

图 25-13 显露出肿物与腘血管的关系

9. 进一步显露腘静脉与肿物的关系，见腘静脉

穿过肿物，不能与肿物分开（图 25-14）。

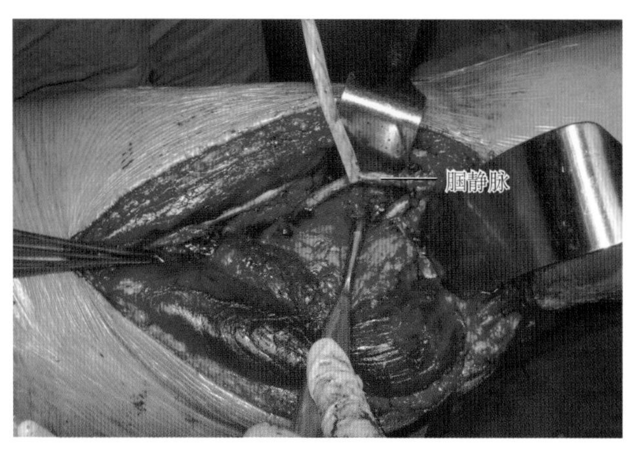

图 25-14 腘静脉穿过肿物，不能与肿物分开

10. 结扎切断腘静脉（图 25-15）。

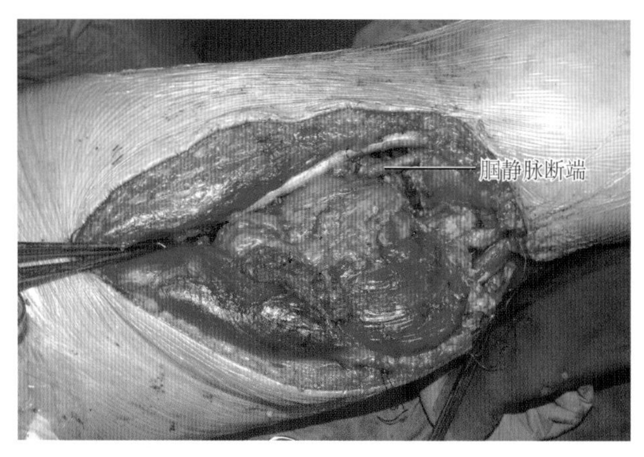

图 25-15 结扎切断腘静脉

11. 按术前设计切除肿瘤，切断腘动脉，加以标记（图 25-16）。

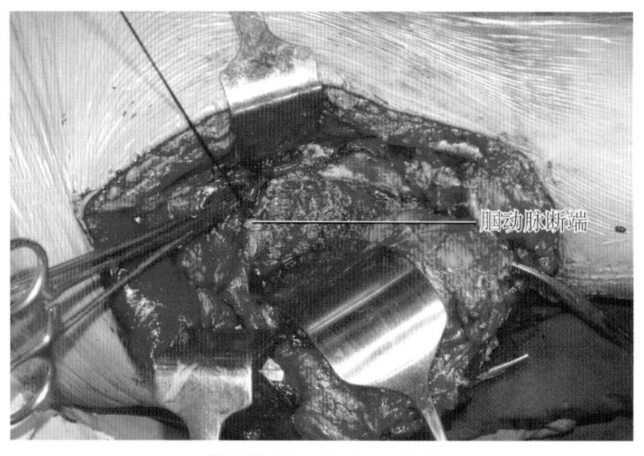

图 25-16 切断腘动脉

12. 完整地切除肿瘤后，用对侧大腿切取的大隐静脉重建腘血管（图 25-17）。

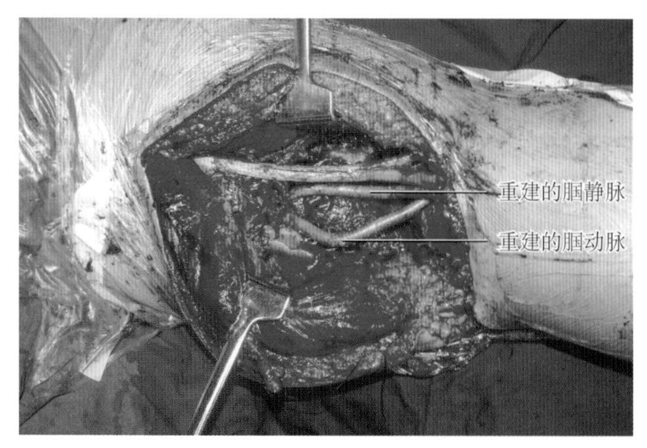

图 25-17 用大隐静脉重建腘血管

13. 缝合切断的半腱肌（图 25-18）。

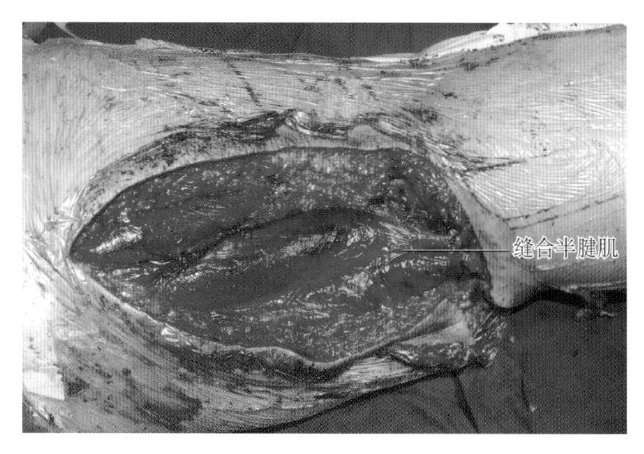

图 25-18 缝合半腱肌

14. 止血后冲洗伤口，放置负压引流管 1 根，逐层关闭伤口（图 25-19）。

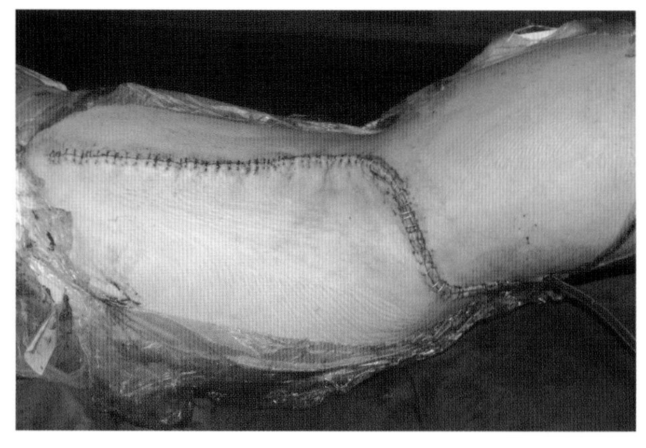

图 25-19 术后伤口

15. 临时包扎伤口，翻身，仰卧位，重新消毒铺单，植入一枚倒打的带锁髓内针。

【术后影像】

见图 25-20。

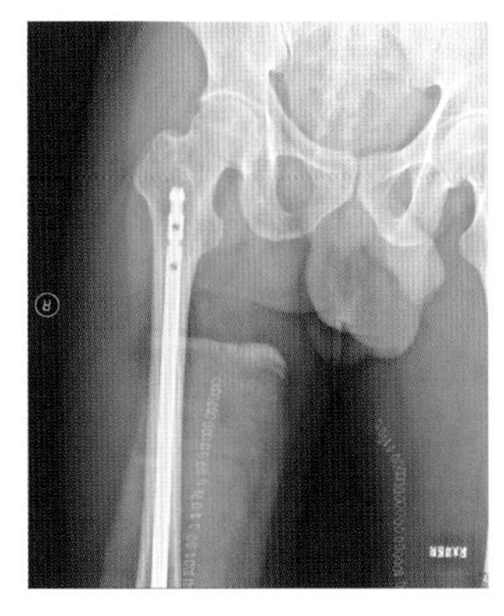
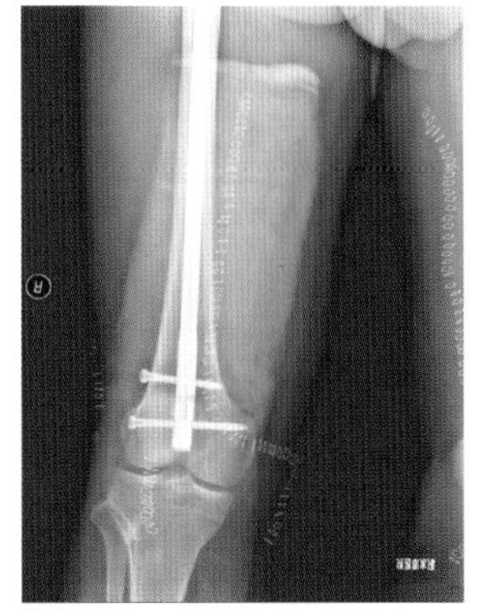

图 25-20　术后正位 X 线片

【术后标本评估】

术后切除标本经福尔马林固定后，从外观和各向剖面，确认是否达到术前计划的外科边界（图 25-21）。

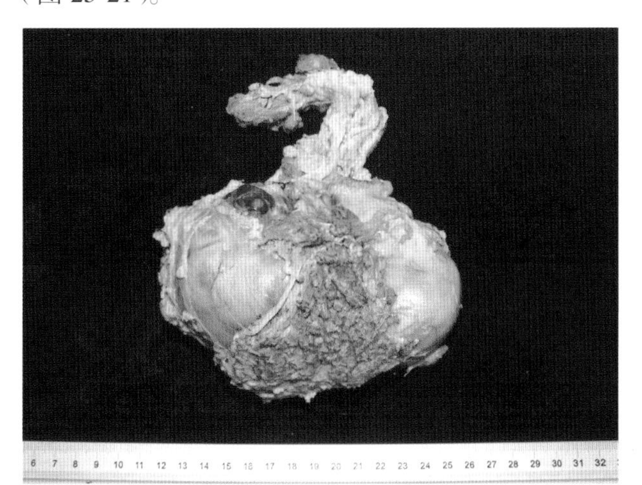

图 25-21A　标本前面

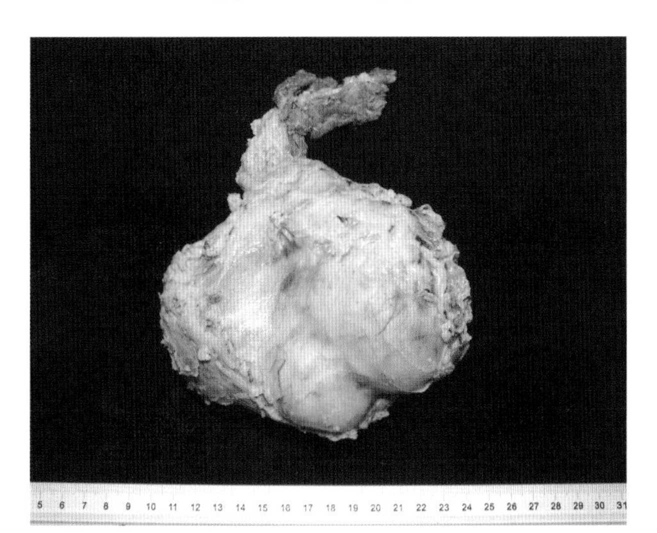

图 25-21B　标本后面

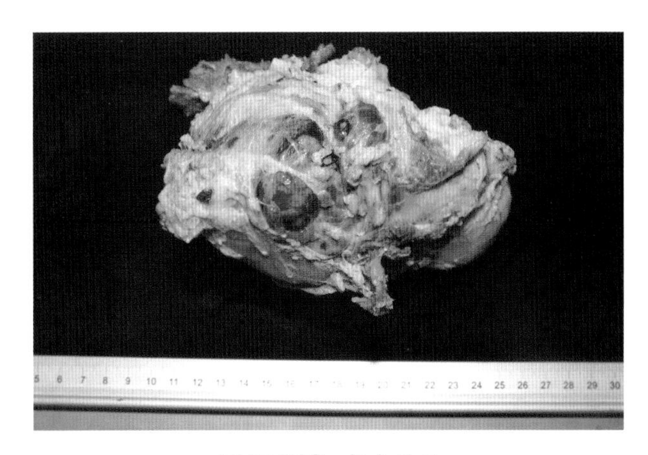

图 25-21C　标本侧面

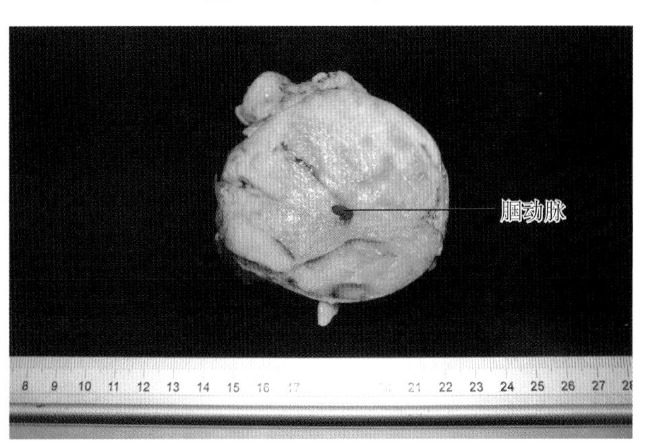

图 25-21D　标本横断面

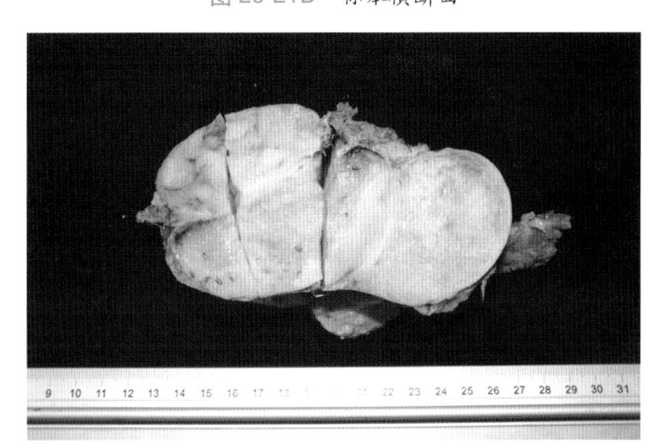

图 25-21E　标本纵剖面

【术后处理】

术后给予石膏后托固定 3~4 周，待软组织愈合牢固后，给予拆除石膏托。

术后给予低分子量的肝素抗凝，以预防下肢深静脉血栓的形成，同时预防血管吻合口处发生血栓。密切观察下肢的血液循环，观察肢端的血液供应情况。

密切观察伤口引流量的变化，当 24 小时引流量小于 20ml 时可以拔除伤口引流管。

由于本病例手术边界为边缘切除，为不安全边界，待术后2~3周伤口愈合后，嘱患者行局部放疗以降低肿瘤局部复发的风险。

【专家点评】

脂肪肉瘤是肢体最常见的软组织肉瘤之一。一般位于深筋膜深层，直径大于5cm。在MRI上可表现为与脂肪相似的信号，但在压脂像上肿瘤的信号不能被压下去。这是与脂肪瘤鉴别的重要方法。

脂肪肉瘤最常见的转移部位为肺。国外有文献报道：20%的脂肪肉瘤患者可有腹膜后转移。因此在临床上，要注意全身及远隔部位的检查，及早发现转移灶。

手术切除是脂肪肉瘤最主要的治疗方法。外科切缘应达到广泛的边缘。本例患者脂肪肉瘤位于腘窝处，肿物包绕腘血管。为切除肿瘤，需同时切除腘血管。本例患者用对侧大腿的大隐静脉重建腘血管。大隐静脉重建腘血管的优点为：无需终身口服抗凝药。本例患者的外科切缘为边缘切除，为降低患者肿瘤局部复发的风险，术后应行局部放疗。

（杨发军）

26 内收肌群及股动静脉切除+人工血管重建术

【手术适应证】

1. 大腿中段收肌管区域内原发（复发）软组织肉瘤，良性侵袭性软组织肿瘤（如：韧带样纤维瘤）；部分转移性软组织肿瘤。

2. 肿瘤水平股血管束受侵，为达到广泛的切除边界，需切除股动脉和股静脉。

3. 股血管切除后，为避免整个肢体坏死，需用人工血管重建股动脉及股静脉。

4. 广泛切除肿瘤后，存留可接受的软组织覆盖；或通过软组织转移获得可接受的软组织覆盖。

【应用解剖】

1. 收肌管位于大腿中部前内侧，为缝匠肌深面肌肉之间的三棱形间隙，前壁为紧张于股内侧肌与大收肌之间的股收肌腱板，由上述二肌分出的腱纤维组成；内侧壁为大收肌；外侧壁为股内侧肌。收肌管有上、下两口，上口位于股骨前内侧，由腱板、股内侧肌、长收肌组成，向上与股三角相通；下口为大收肌与股骨形成的收肌腱裂孔，股血管由此进入腘窝。收肌管内有股动脉、股静脉和隐神经（图 26-1）。

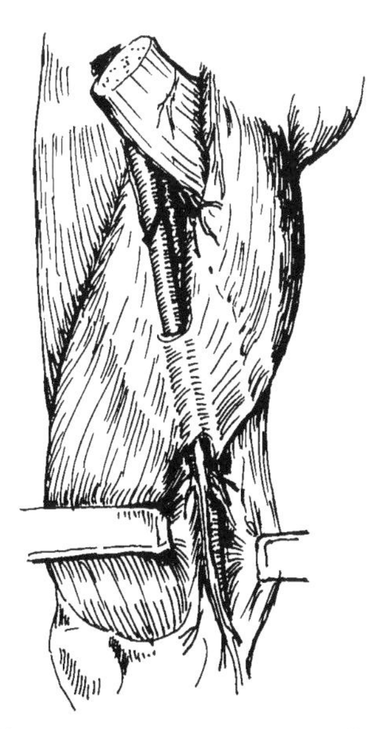

图 26-1 大腿收肌管解剖示意图

2. 收肌管部的软组织肉瘤常常侵及股血管，为达到广泛的切除边界，需切除股血管。在临床上经常见到为保留股血管而牺牲肿瘤切除的边界，而导致肿瘤复发。

3. 在收肌管水平，与股血管伴行的是隐神经，坐骨神经与股血管之间隔有大收肌，当股血管穿过收肌腱裂孔，到达腘窝时，才与坐骨神经相伴行。因此收肌管部的软组织肉瘤切除时，坐骨神经往往能完整地保留。

【病例介绍】

男性，55 岁，患者 5 年前无明显诱因出现右侧大腿内侧胀痛、麻木，后自觉大腿内侧出现硬性包块，大小约 1.5cm × 1.0cm，于当地医院就诊行 B 超及 CT 检查，提示：软组织肿物。行肿物切除术，术后病理回报为：神经鞘膜瘤。术后临床症状消失。1 年余前患者自觉右大腿内侧再次出现胀痛，伴小腿麻木、发凉，于当地医院就诊，考虑为肿瘤复发，再次行肿物切除术，术后病理回报同前。术后症状缓解。2 个月前上述症状再次出现，来我院就诊，病理会诊结果为：滑膜肉瘤。为进一步治疗而收入院。

入院查体：双下肢等长，右大腿较对侧萎缩，可见长约 12cm 的手术瘢痕（图 26-2），局部有压痛，未触及明显的包块，足背动脉可触及。

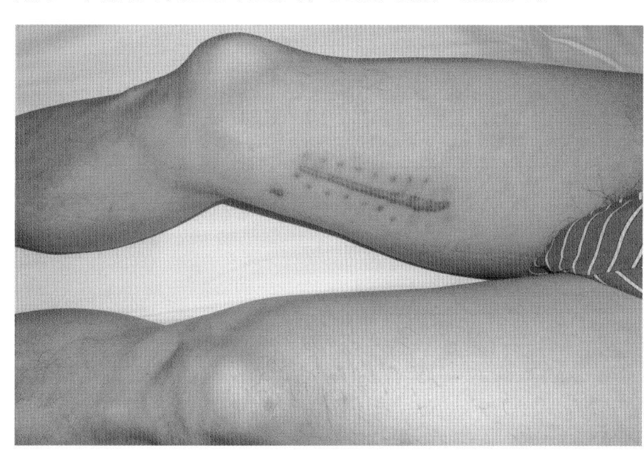

图 26-2 大腿中下段前内侧可见长的手术瘢痕

影像学检查：右大腿正侧位X线片股骨未见异常，未见明显的软组织肿块影。MRI显示：右股骨中下段软组织肿瘤术后改变，收肌管内可见不规则等T1、略高T2信号区；股骨中段水平股动静脉血管间隙内见团块状等T1、高T2信号灶，大小约1.2cm×0.9cm×1.4cm，邻近股动静脉受压，病灶轻度强化（图26-3~图26-5）。

入院诊断为软组织恶性肿瘤，经会诊原病理切片诊断为：滑膜肉瘤。

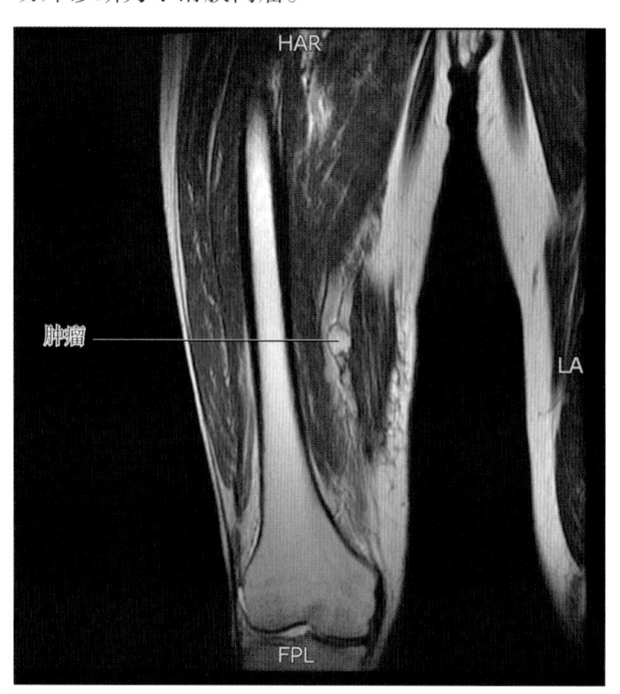

图26-3 右大腿冠状位MRI，可见软组织肿物影，与股血管关系密切

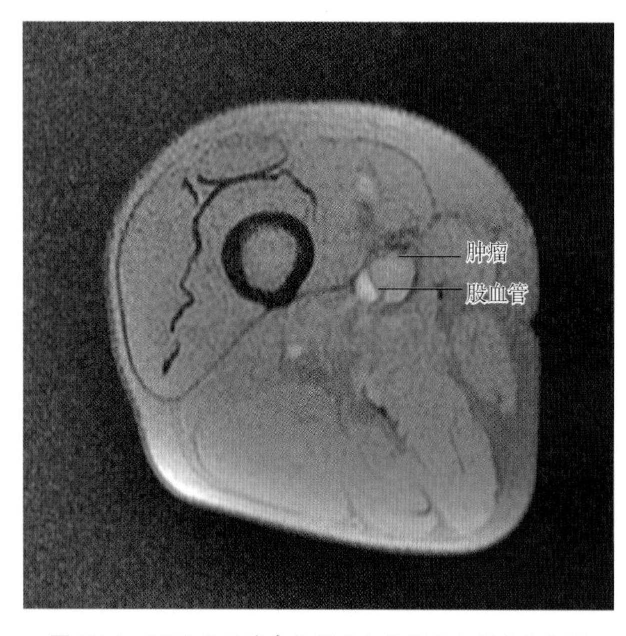

图26-4 MRI显示肿瘤范围及与周围股血管紧密邻近

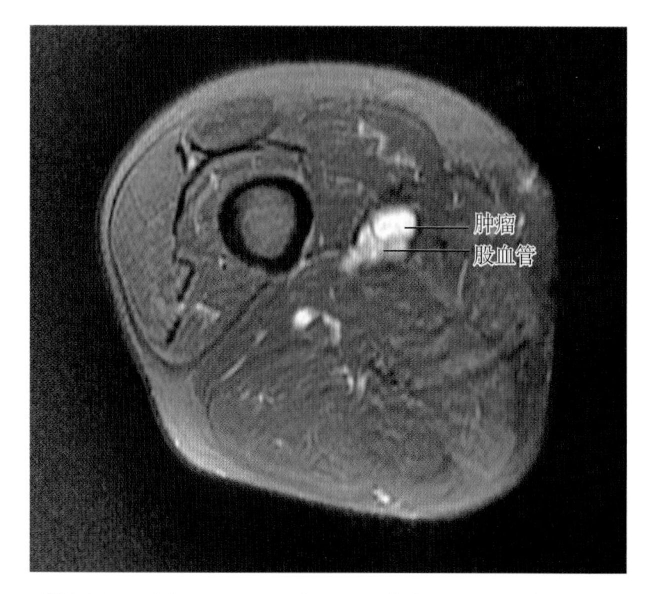

图26-5 增强MRI显示肿物血运丰富，收肌管内股血管受压

【术前设计】

此病例肿瘤处于大腿前内侧的收肌管内，股血管受压变形，为达到广泛切除的边界，在横断面上，应切除原手术瘢痕、缝匠肌、部分股内侧肌、部分股中间肌，直至骨膜，另一侧应切除部分长收肌、大收肌直至骨膜，同时切除收肌管中的股动脉、股静脉和隐神经。为保证整个下肢的血液供应，需用人工血管重建股动脉及股静脉。在纵轴上切缘需距反应区5cm以上。如图26-6所示。

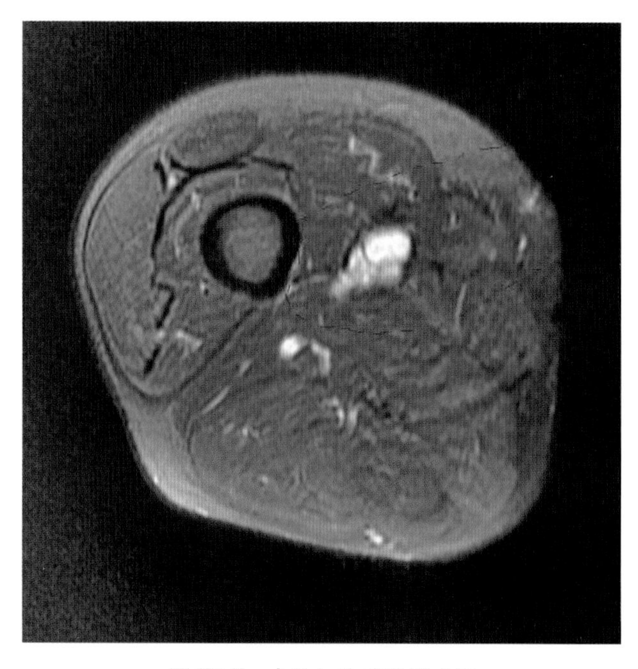

图26-6 广泛切除范围模式图

【手术过程】

1. 患者麻醉后取平卧位，手术在止血带下进行，以减少出血。

2. 根据术前B超定位和MRI规划手术切口，范围包括原手术瘢痕及引流管位置（图26-7）。

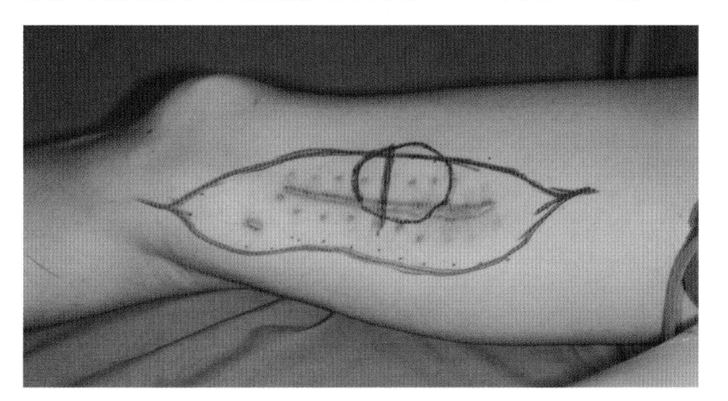

图26-7 手术切口

3. 沿切口线逐层切开皮肤皮下，将原手术瘢痕及周围与肿块较邻近的经过的皮肤及深层组织全层连同肿瘤一并切除。为防止脱落，将切除的皮肤皮下与深层组织全层边缘缝合（图26-8）。

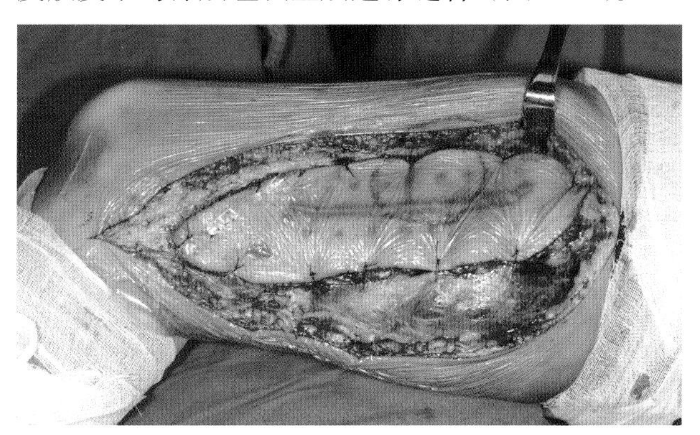

图26-8 切开皮肤皮下，缝合固定要切除的皮肤及深层组织

4. 按术前设计切开股内侧肌和股中间肌（图26-9）。

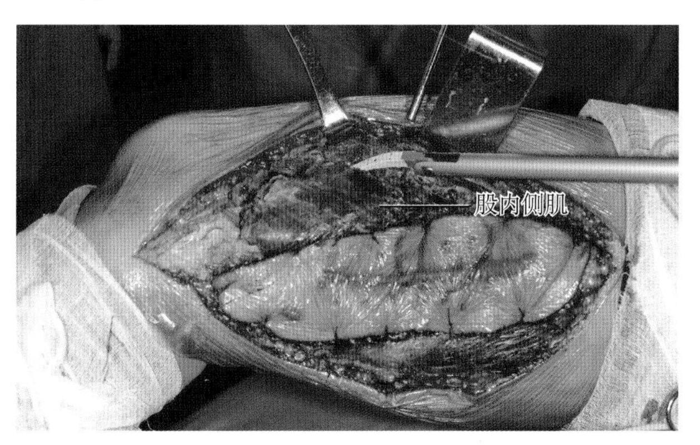

图26-9 切开股内侧肌、股中间肌

5. 切开股内侧肌、股中间肌和骨膜，显露出股骨（图26-10）。

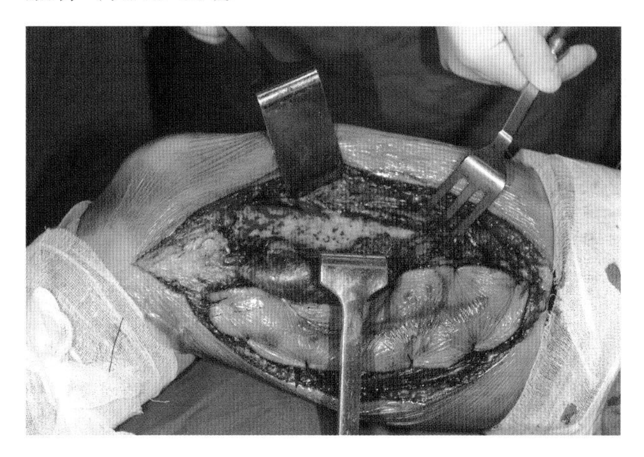

图26-10 切开股内侧肌、股中间肌和骨膜，显露出股骨

6. 按术前计划切除大收肌（图26-11）。

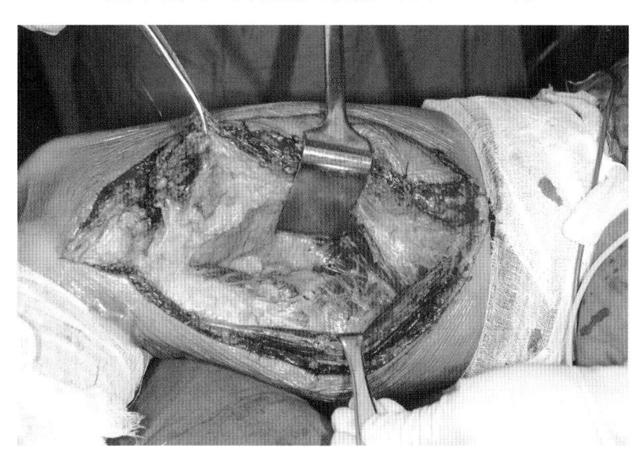

图26-11 向前掀起大收肌

7. 切断股内侧肌和大收肌在股骨远端的止点（图26-12）。

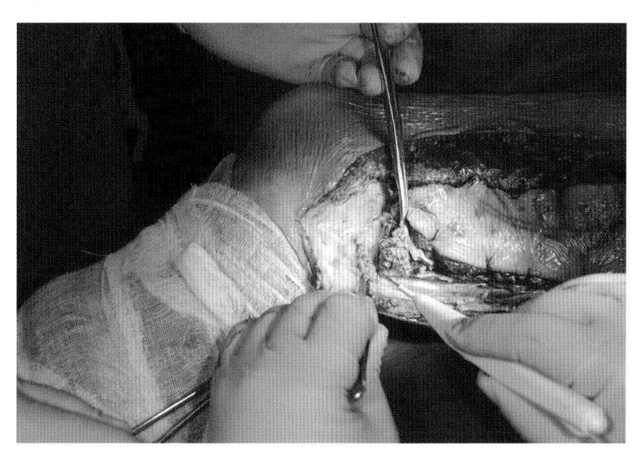

图26-12 切断股内侧肌、大收肌在股骨远端的止点

8. 按术前设计切断肿物近端的缝匠肌、股内侧肌、大收肌（图26-13）。

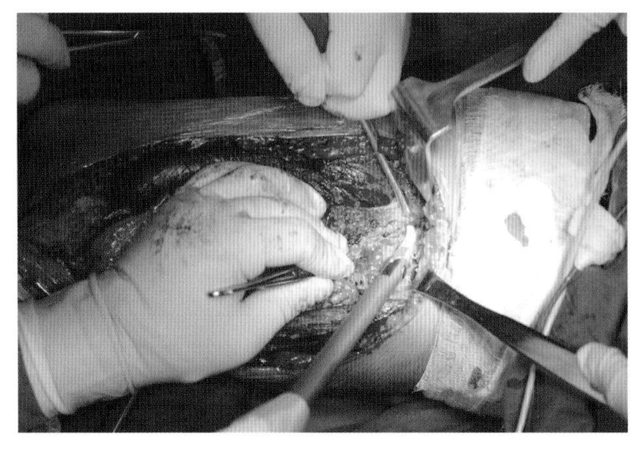

图 26-13 在近端切断缝匠肌、股内侧肌、大收肌

9. 肿物周围的肌肉切断后，仅由远、近端的股血管相连，股骨被显露（图 26-14）。

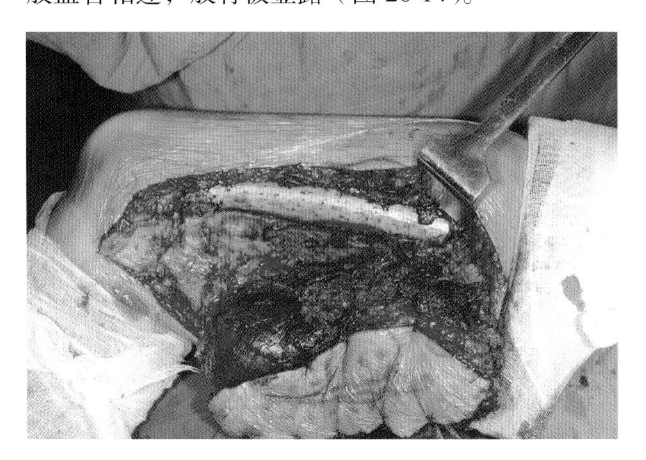

图 26-14 肿物的远、近端只有股血管相连

10. 肿物的远、近端只有股血管相连（图 26-15）。

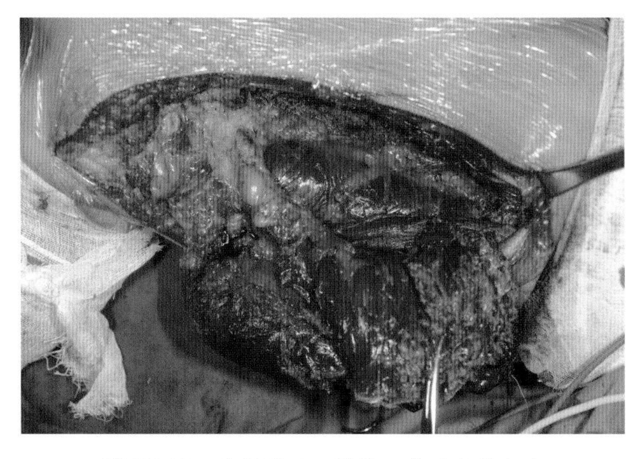

图 26-15 肿物的远、近端只有股血管相连

11. 分别显露出肿物近端的股动脉和股静脉（图 26-16），用血管夹夹住，切断。

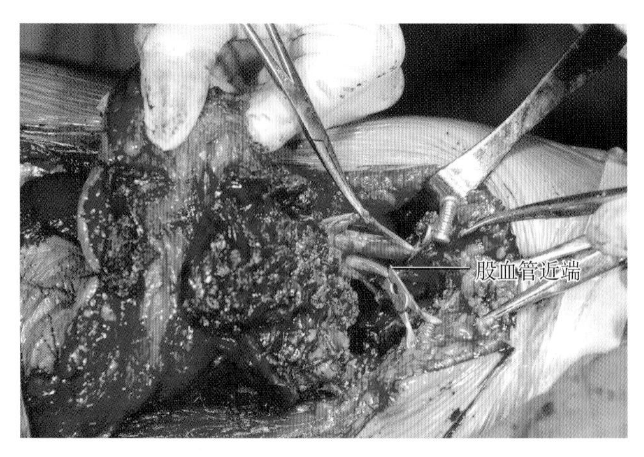

图 26-16 肿物近端的股动脉及股静脉

12. 显露出肿物远端的股动脉和股静脉，用血管夹钳夹（图 26-17）。

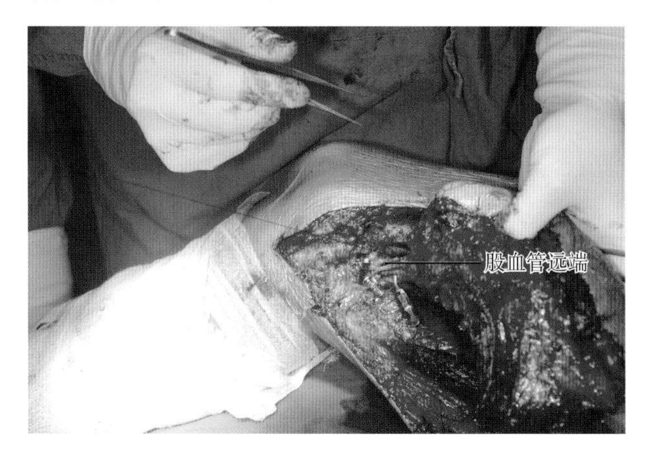

图 26-17 肿物远端的股动脉和股静脉

13. 分别切断肿物远、近端的股动脉和股静脉，断端用血管夹钳夹止血（图 26-18）。

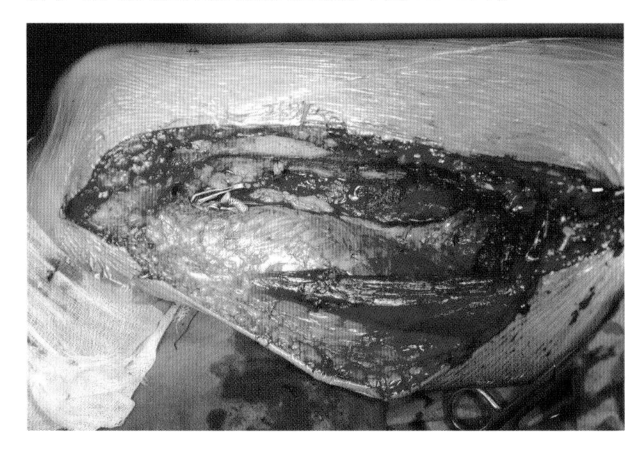

图 26-18 肿物被完整的切除，股血管的断端用血管夹钳夹止血

14. 用人工血管行远端的股动脉和股静脉分别端端吻合（图 26-19）。

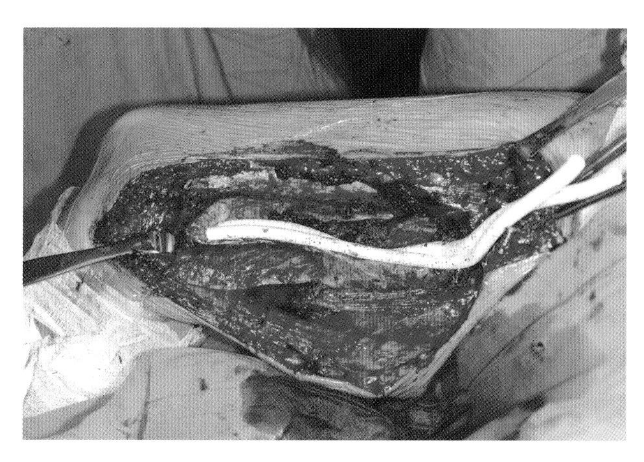

图 26-19　在远端用人工血管分别行股动脉和股静脉的端端吻合

15. 用同样的方法在近端用人工血管分别与股动脉和股静脉行端端吻合（图 26-20）。

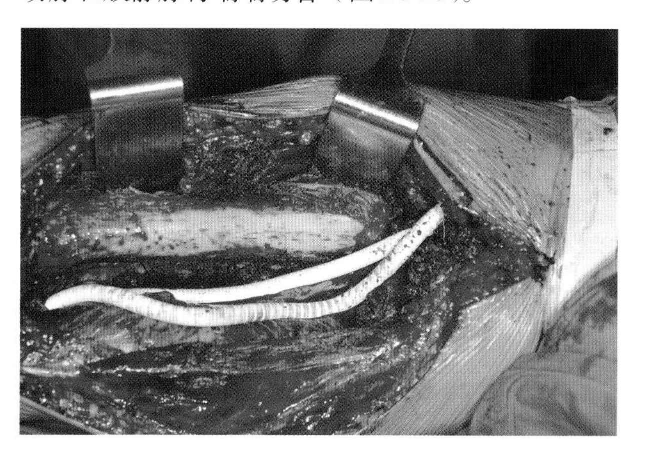

图 26-20　用人工血管分别与股动脉和股静脉的远、近端相吻合

16. 放置引流管 1 根，逐层关闭伤口（图 26-21）。

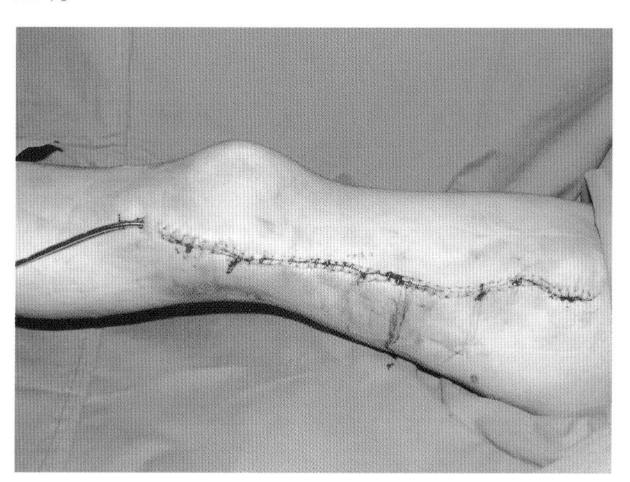

图 26-21　放置引流管，逐层关闭伤口

17. 术后行长腿石膏后托外固定（图 26-22）。

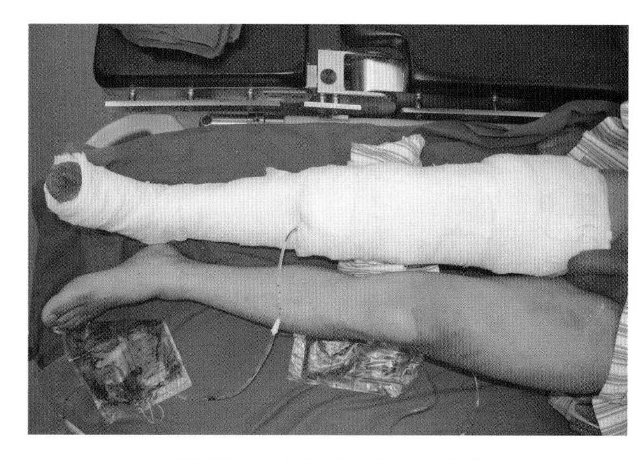

图 26-22　长腿石膏后托外固定

【术后标本评估】

术后切除标本经福尔马林固定后，从外观和各向剖面，确认是否达到术前计划的外科边界（图 26-23）。

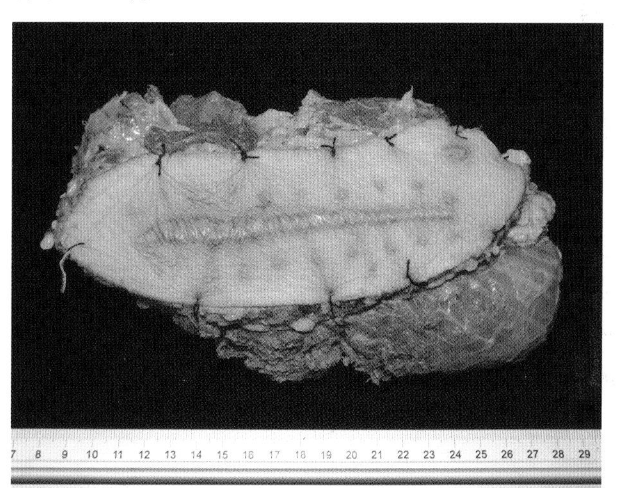

图 26-23A　标本前面

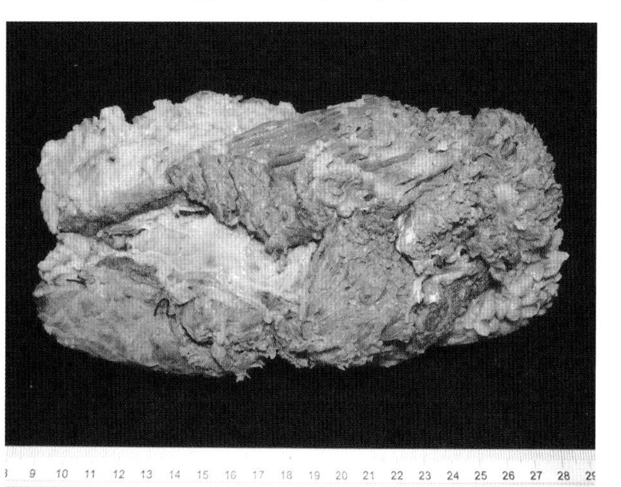

图 26-23B　标本后面，可见切除的骨膜

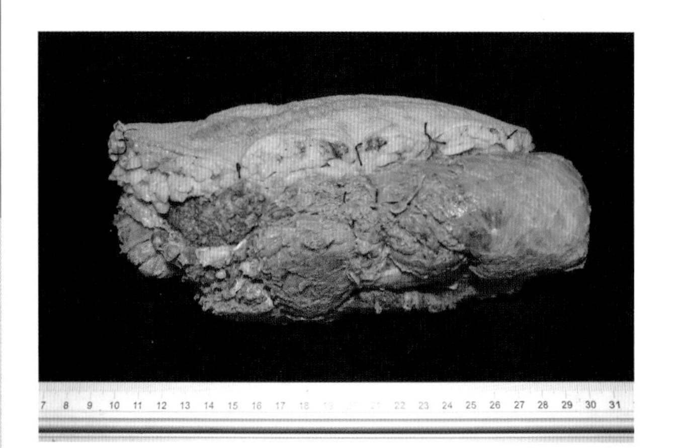

图 26-23C 标本侧面

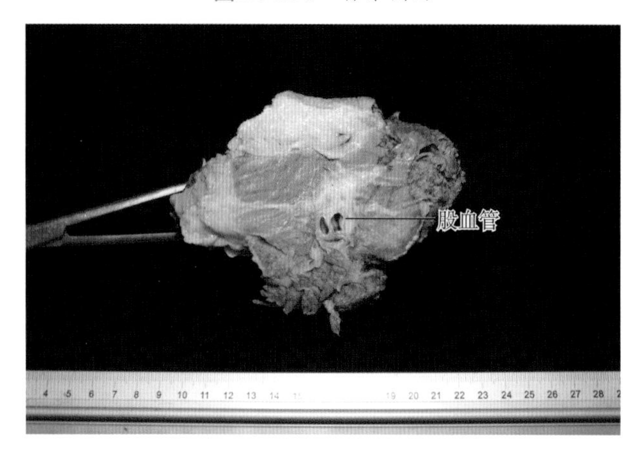

图 26-23D 标本横断面

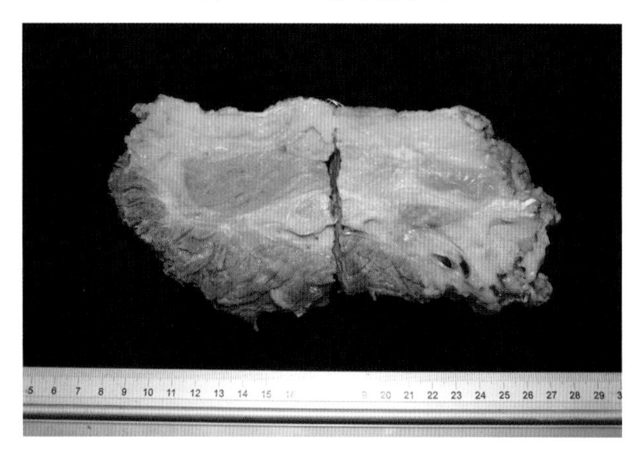

图 26-23E 标本纵剖面

【术后处理】

术后密切观察患肢的血液循环情况，观察足趾末端有否缺血，有否淤血，从而判断人工血管的血流通畅情况。

术后给予患肢制动，给予罂粟碱、凯时、右旋糖苷等扩血管药物，及低分子量肝素以预防下肢静脉血栓形成。

术后放置负压引流管 1 根，待全天（24 小时）引流量少于 20ml 时拔除。术中及术后应用抗生素。术后卧床 4~6 周，待软组织愈合后开始关节屈伸功能锻炼和训练下地行走。卧床期间即可开始肌肉等长收缩的训练。

【专家点评】

滑膜肉瘤是一种软组织恶性间叶性梭形细胞肉瘤，具有不同程度的上皮分化。好发于 20~40 岁。滑膜肉瘤有一半患者可有疼痛症状。MRI 检查：可明确肿瘤的部位及与周围组织的关系，为手术计划的制订提供基础。

手术是滑膜肉瘤最重要的治疗方式。因为滑膜肉瘤是高度恶性肿瘤，手术应达到广泛的手术切缘。

本例患者发病于收肌管内，与股血管关系紧密，为达到广泛的外科边界，应把股血管一同切除，从而达到广泛的外科边界。

在临床上，常用人工血管来重建大血管的缺损，术后应密切观察患肢的血液循环情况，以及早发现血栓的形成。

软组织肉瘤通常通过血液转移到肺，也有少部分软组织肉瘤可通过淋巴转移，滑膜肉瘤便是其中之一，应行区域淋巴结检查，以除外淋巴结转移。

（杨发军）

第六部分

腹股沟前哨淋巴结活检及淋巴结清扫术

27 足跟皮肤恶性黑色素瘤切除+腹股沟前哨淋巴结活检术

【手术适应证】

1. 病理已确诊黑色素瘤。

2. Breslow 厚度大于 1mm。

3. 临床、B 超、PET-CT 未发现区域淋巴结转移。

【应用解剖】

皮肤从外向里，由表皮、真皮、皮下组织等结构组成。

1. 表皮由角质层、透明层、颗粒层、生发层等组成。生发层位于表皮最深处，成栅栏状排列，基底层细胞可以分裂。每当表皮破损时，基底层细胞就会增长修复而皮肤不留瘢痕。每 10 个基底层细胞中有 1 个透明细胞，细胞核很小，是黑素细胞，它位于表皮与真皮交界处，镶嵌于表皮基底层细胞。它的主要作用是产生黑色素颗粒。黑色素颗粒数量的多少，可影响到基底层细胞黑色素含量的多少。黑素细胞产生的黑色素是皮肤的染色剂，在人体的皮肤内约有 400 万个黑色素细胞。

2. 真皮可分为乳头层与网状层。真皮主要由结缔组织组成，包括胶原纤维、弹力纤维及基质。但其中也有其他组织如神经、血管、淋巴管、肌肉、毛囊、皮脂腺及大小汗腺等。

3. 皮下组织又称为“皮下脂肪层”。由脂肪小叶及小叶间隔所组成，脂肪小叶中充满着脂肪细胞，细胞质中含有脂肪，核被挤至一边。皮下脂肪组织是一层比较疏松的组织，它是一个天然的缓冲垫，能缓冲外来压力，同时它还是热的绝缘体，能够储存能量。除脂肪外，皮下脂肪组织也含有丰富的血管、淋巴管、神经、汗腺和毛囊（图 27-1）。

【病例介绍】

女性，46 岁，10 年前左足底外侧有一黄豆大小皮肤逐渐变黑，平时无疼痛，未予特殊处理。近半年来发黑皮肤面积明显增大，反复破溃，在

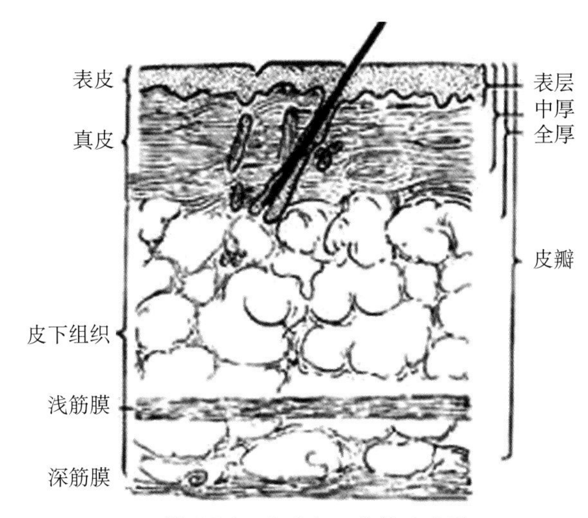

图 27-1　皮肤组织结构示意图

当地医院就诊，行病理活检，病理报告为：黑色素瘤。为求进一步诊治，来我院门诊，门诊以“恶性黑色素瘤”收入院。既往有糖尿病史 10 年，5 年前患脑血栓病史。

入院查体：足底可见不对称，边缘不规则，黑色，直径 2~3cm，局部明显隆起的色素斑，周围有数个小的黑色卫星灶。

影像学检查：局部病灶行 MRI 检查，病变局限于皮肤层。腹股沟 B 超及全身 PET-CT 均未见淋巴结转移。全身 PET-CT 及肺 CT 均未见远处转移。

【术前设计】

黑色素瘤的切缘根据 Breslow 厚度不同而有变化，2013 版“中国黑色素瘤诊治指南”推荐的手术切缘为：

肿瘤厚度	临床推荐切缘
原位	0.5cm
≤ 1.0mm	1.0cm
1.01~2.0mm	1.0~2.0cm
2.01~4.0mm	2.0cm
≥ 4.0mm	2.0cm

切除边缘须根据解剖部位及美容需求调整，特殊部位（如脸部、耳部）等位置保证切缘阴性即可。对于原位黑色素瘤，病理检查切缘阴性非常重要。切缘按照外科医师术中测量为准（图27-2）。

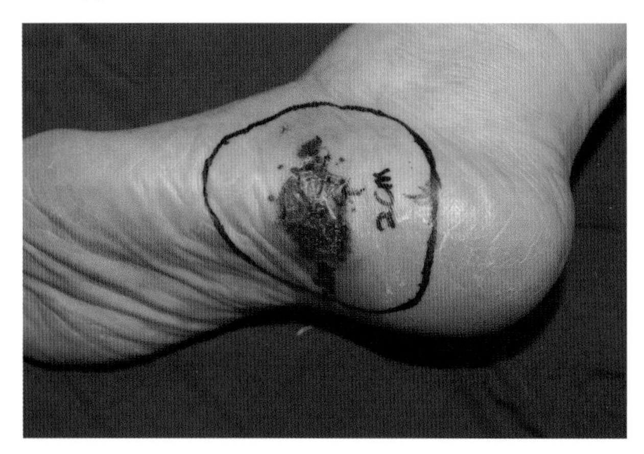

图 27-2　足底黑色素瘤的切除范围

前哨淋巴结是黑色素瘤转移的第一站淋巴结。术前需在肿瘤周围注射核素标记的亲淋巴的核素，然后行核素扫描，从而定位前哨淋巴结的位置（图 27-3、图 27-4）。

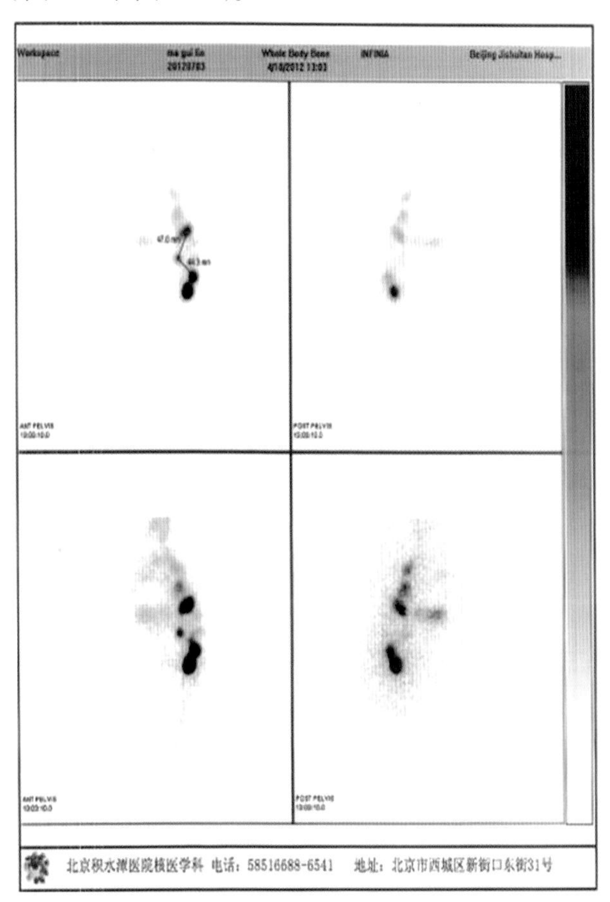

图 27-3　核素扫描图

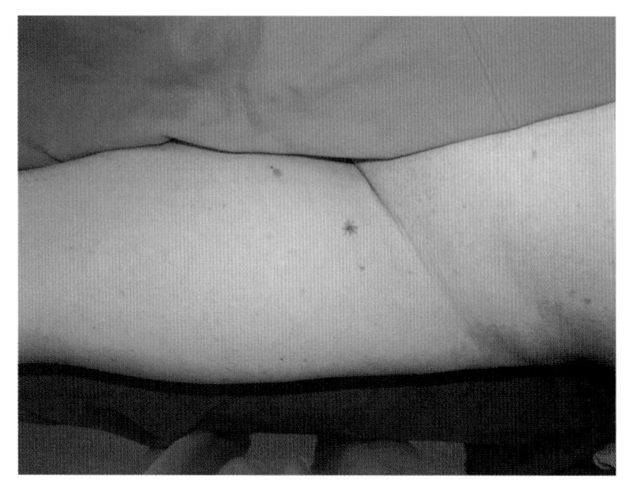

图 27-4　核素扫描行前哨淋巴结体表定位

【手术过程】

1. 患者麻醉后取俯卧位，手术在止血带下进行，以减少出血，更清楚地显示切除的厚度。

2. 手术切口如图 27-5。

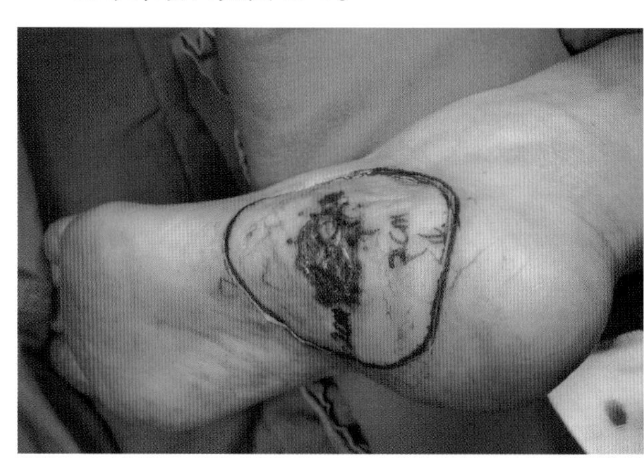

图 27-5　手术切口

3. 沿切口线逐层切开皮肤、皮下组织，达足底的脂肪组织（图 27-6）。

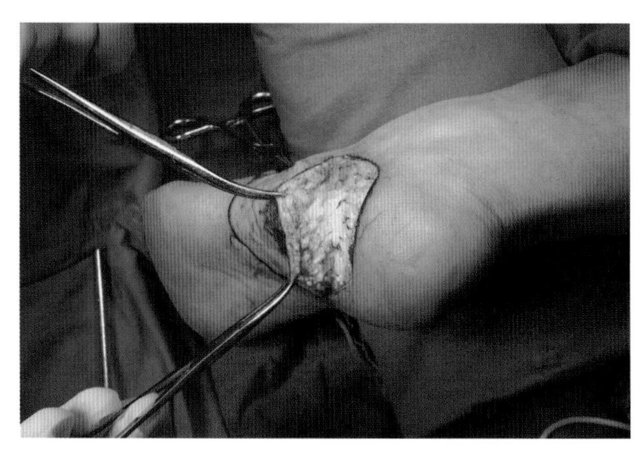

图 27-6　切开皮肤皮下，达足底的脂肪层

4. 根据术前 MRI 测得的肿瘤厚度，决定切除的厚度，沿脂肪层继续切除肿瘤（图 27-7）。

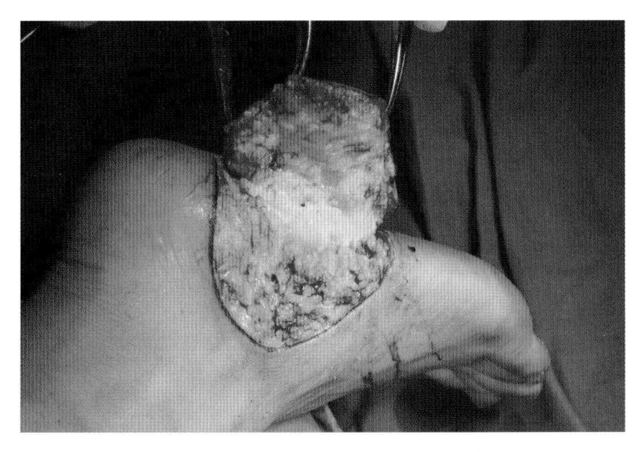

图 27-7 沿脂肪层切除肿瘤

5. 沿脂肪层完整地切除肿瘤（图 27-8）。

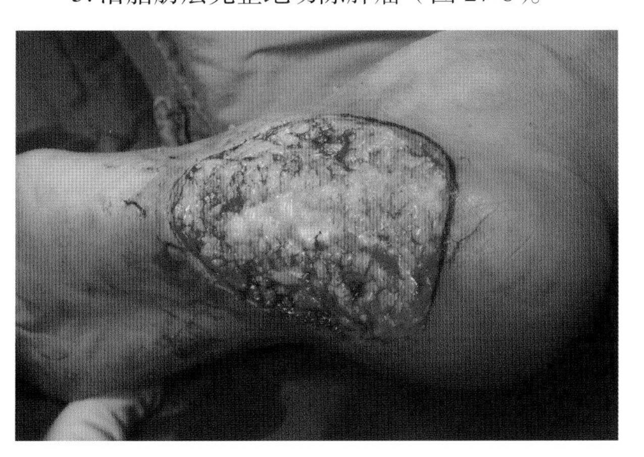

图 27-8 切除肿瘤后的创面

6. 在大腿外侧取皮行创面游离植皮（图 27-9）。

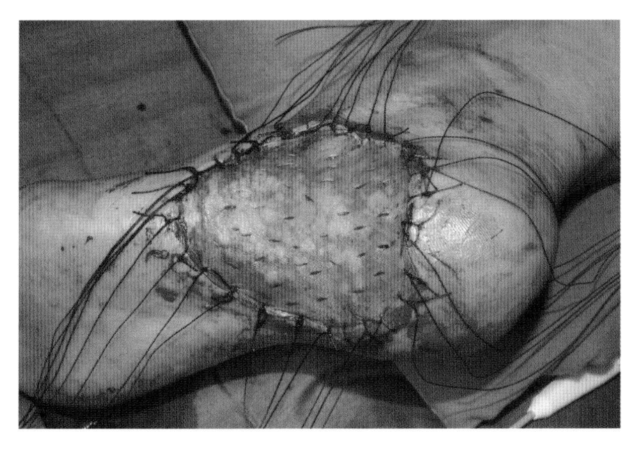

图 27-9 游离植皮

7. 患者改变体位，由俯卧位变为仰卧位。用伽马射线探测仪定位前哨淋巴结的位置，并划出手术切口（图 27-10）。

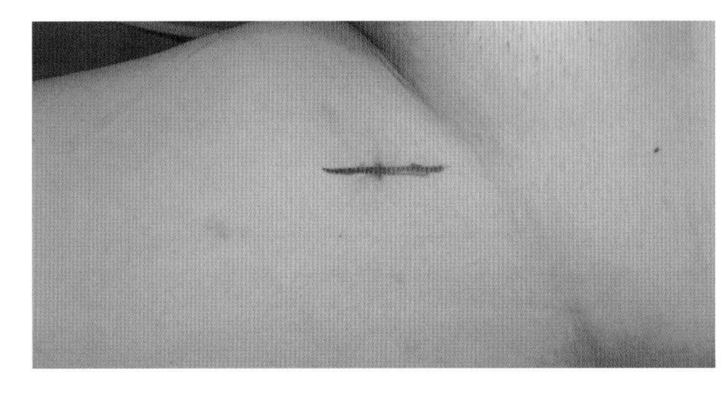

图 27-10 在γ射线探测仪指导下划出的手术切口

8. 常规消毒铺单，并用γ射线探测仪再次确认前哨淋巴结的位置（图 27-11）。

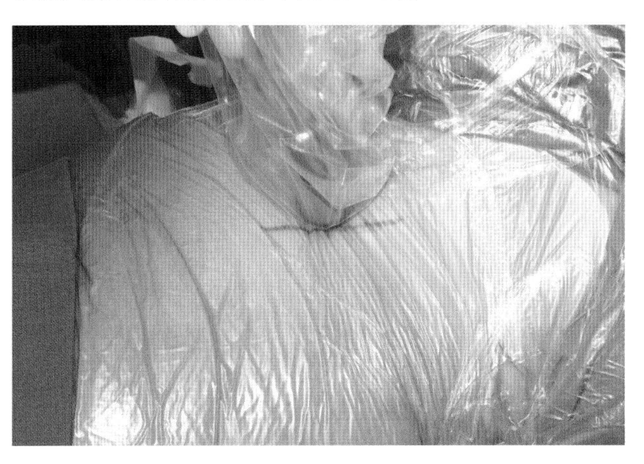

图 27-11 用γ射线探测仪定位前哨淋巴结的位置

9. 切开皮肤、皮下组织（图 27-12）。

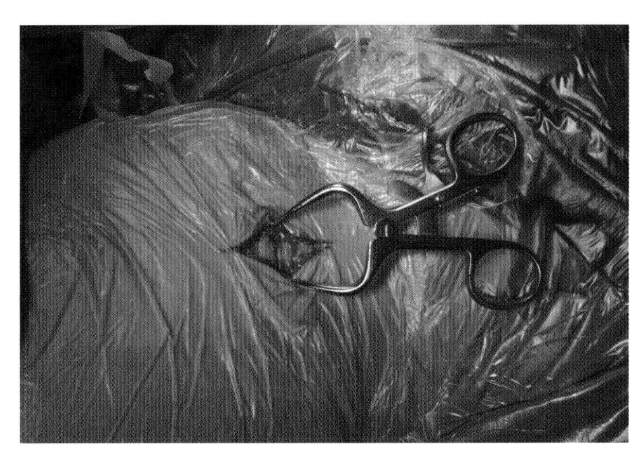

图 27-12 切开皮肤、皮下组织

10. 在γ射线探测仪的指导下，显露出位于大隐静脉旁的前哨淋巴结（图 27-13）。

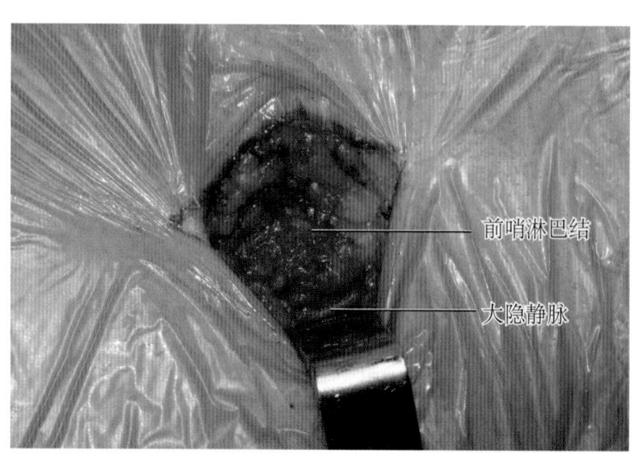

图 27-13 大隐静脉旁的前哨淋巴结

11. 进一步显露前哨淋巴结（图 27-14）。

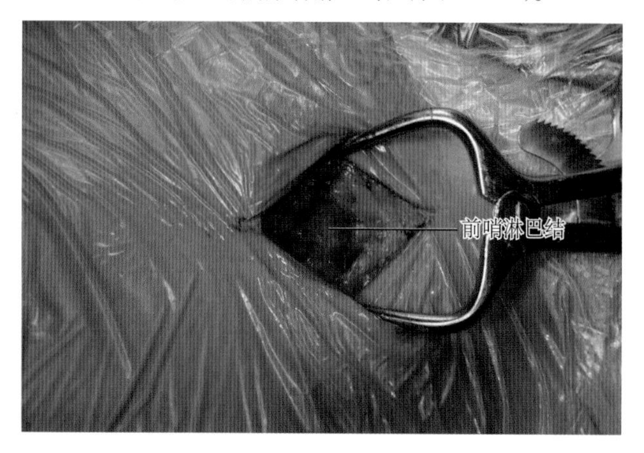

图 27-14 前哨淋巴结

12. 结扎淋巴结的输出及输入淋巴管，连同周围部分脂肪组织，完整地切除前哨淋巴结（图 27-15）。

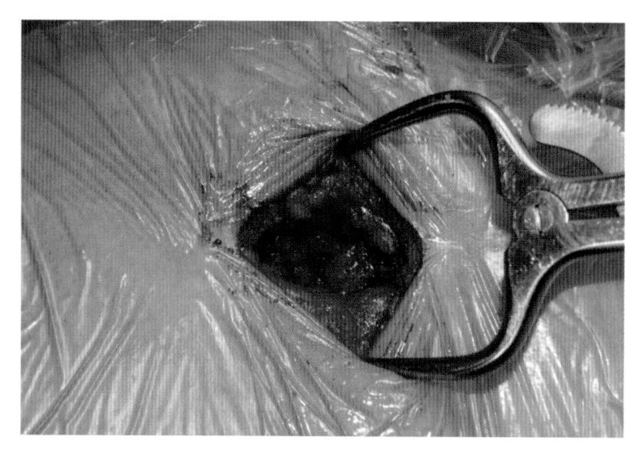

图 27-15 切除前哨淋巴结后的创面

13. 切下的淋巴结再次用 v 射线探测仪探查，证明切取的为淋巴结（图 27-16）。

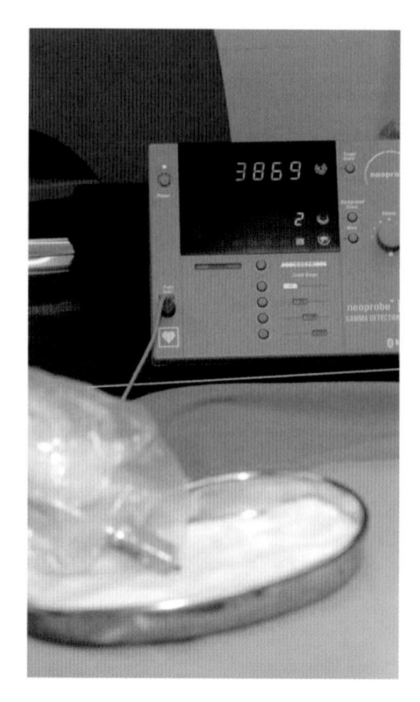

图 27-16 用γ射线探测仪验证切取的前哨淋巴结

14. 止血后冲洗伤口，逐层关闭伤口（图 27-17）。

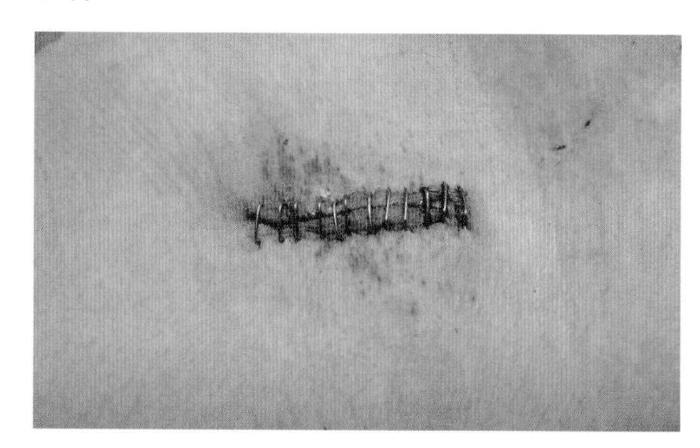

图 27-17 术后伤口

【术后标本评估】

术后切除标本从外观和各向剖面观察，确认是否达到术前计划的外科边界（图 27-18）。

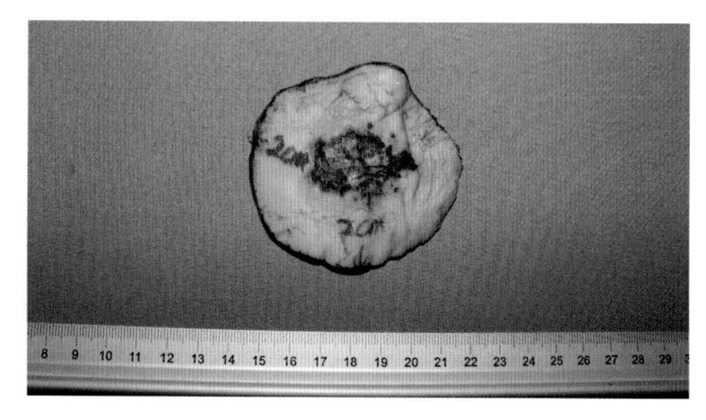

图 27-18A 标本前面

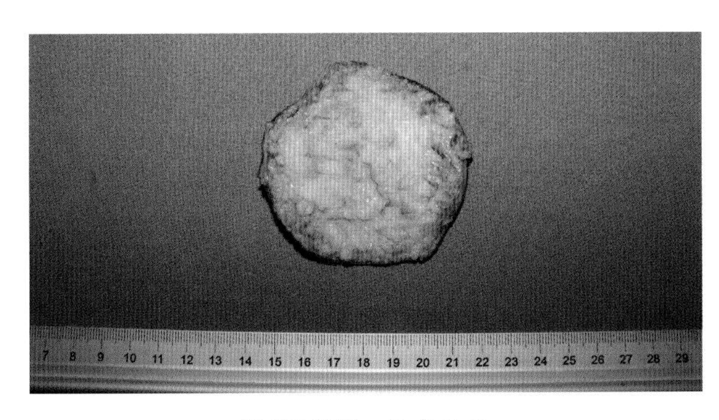

图 27-18B　标本后面

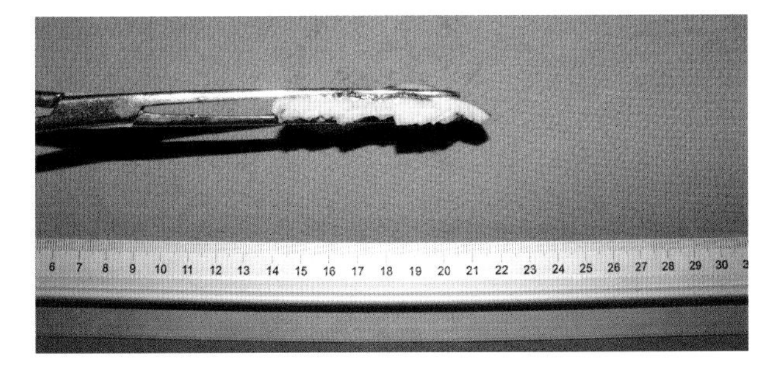

图 27-18C　标本剖面

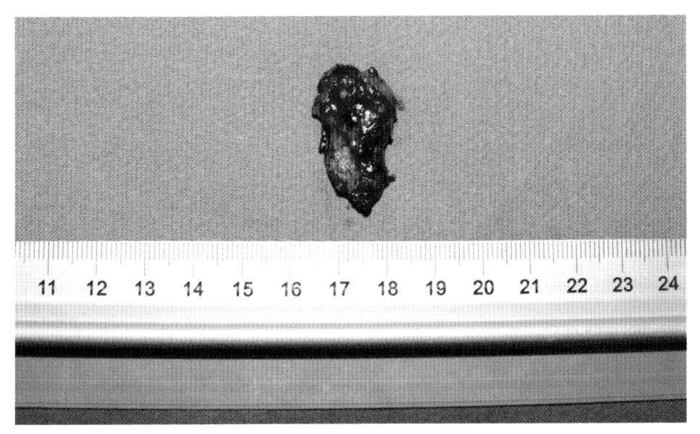

图 27-18D　前哨淋巴结标本

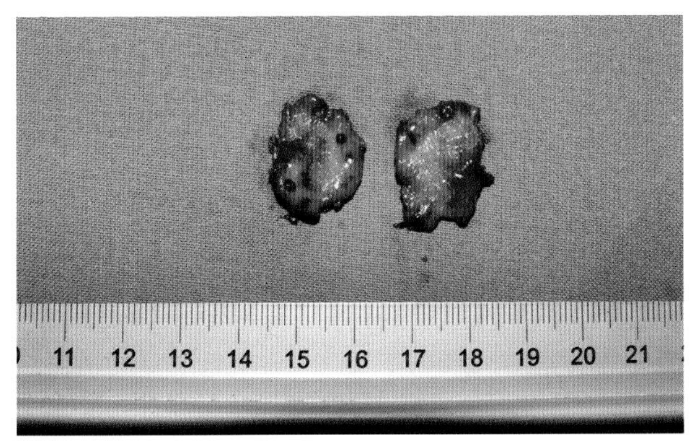

图 27-18E　前哨淋巴结标本剖面

【术后处理】

术后植皮处打包包扎，术后 1 周拆包观察植皮存活情况。取皮处无菌包扎，等待自行脱落，无需换药。

前哨淋巴结结果阴性，局部不需特殊处理。根据肿瘤分期嘱患者行内科治疗。如果前哨淋巴结阳性，应行局部淋巴结清扫术。

【专家点评】

黑色素瘤在中国发病率虽然不是很高，但发病率增长很快，年增长率为 3%~5%。2007 年中国黑色素瘤的总发病率为 0.47/10 万，死亡率为 0.26/10 万。肢端黑色素瘤在我国很常见，流行病学调查发现其占所有黑色素瘤病例的 41.8%。

黑色素瘤的分期诊断对治疗及预后有重要的临床意义。黑色素瘤通过淋巴结向远处转移，转移的第一站淋巴结叫前哨淋巴结。当黑色素瘤已明确诊断，但临床无淋巴结转移的证据时，需行前哨淋巴结活检。当前哨淋巴结活检病理结果阳性时，应行区域淋巴结清扫术，从而避免了不必要的淋巴结清扫术。同时也指导后续的内科治疗。前哨淋巴结阳性的患者预后较差。

前哨淋巴结的阳性率与黑色素瘤的厚度有密切的关系。国外文献报道，前哨淋巴结的阳性率为 16%。我科 35 例肢端黑色素瘤患者前哨淋巴结活检的阳性率为 14.3%。

（杨发军）

28 腹股沟淋巴结清扫术

【手术适应证】

1. 黑色素瘤患者临床发现腹股沟淋巴结有转移者。

2. 黑色素瘤腹股沟前哨淋巴结活检结果发现有淋巴结转移者。

3. 下肢鳞癌有腹股沟淋巴结转移者。

4. 下肢软组织肉瘤有腹股沟淋巴结转移者。

【应用解剖】

1. 股三角位于股前内侧上部。上界为腹股沟韧带；外侧界为缝匠肌；内侧界为长收肌内侧缘；尖向下与收肌管延续；前壁为阔筋膜；后壁为髂腰肌、耻骨肌和长收肌构成向下凹陷的肌槽。股三角内有股神经、股血管和淋巴结等（图 28-1）。

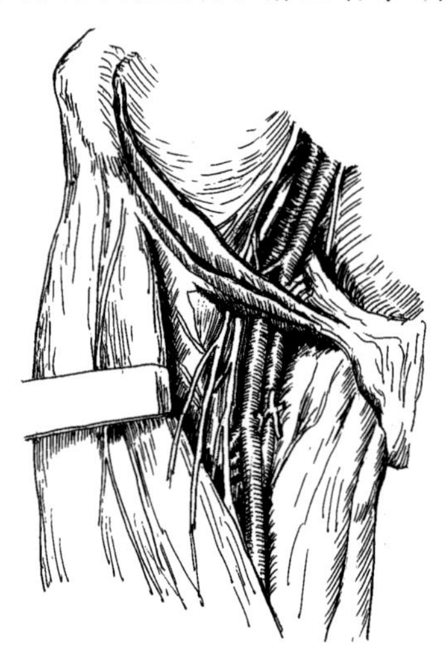

图 28-1　股三角解剖示意图

2. 腹股沟部淋巴结可分为浅、深二群。浅群淋巴结沿大隐静脉及其属支排列。腹股沟浅淋巴结分上、下二组：上组位于腹股沟韧带下方并与其平行，接受腹前壁下部、臀部、会阴部和外生殖器的浅淋巴管；下组沿大隐静脉上端排列，接受除足外侧缘和小腿后外侧以外的整个下肢的浅淋巴管。腹股沟深淋巴结位于股静脉根部周围，收纳腹股沟浅淋巴结的输出管及下肢深淋巴管，其输出管归入髂外淋巴结。

【病例介绍】

女性，46 岁，10 年前左足底外侧有一黄豆大小皮肤逐渐变黑，平时无疼痛，未予特殊处理。近半年来发黑皮肤面积明显增大，反复破溃，在当地医院就诊，行病理活检，病理报告为：恶性黑色素瘤。为求进一步诊治，来我院门诊，门诊以“恶性黑色素瘤”收入院。既往有糖尿病史 10 年，5 年前患脑血栓病史。

查体：足底可见不对称、边缘不规则、黑色、直径 2~3cm、局部明显隆起的色素斑，周围有数个小的黑色卫星灶。

影像学检查：局部病灶行 MRI 检查，病变局限于皮肤层。腹股沟 B 超及全身 PET-CT 均未见局部淋巴结转移。全身 PET-CT 及肺 CT 均未见远处转移。

入院后行前哨淋巴结活检，病理结果为：2 枚前哨淋巴结中均有转移。决定行腹股沟淋巴结清扫术。

【术前设计】

腹股沟淋巴结清扫术要求把股三角内的淋巴结连同周围的脂肪组织完整地切除，只留下股神经、股动脉和股静脉（图 28-2）。

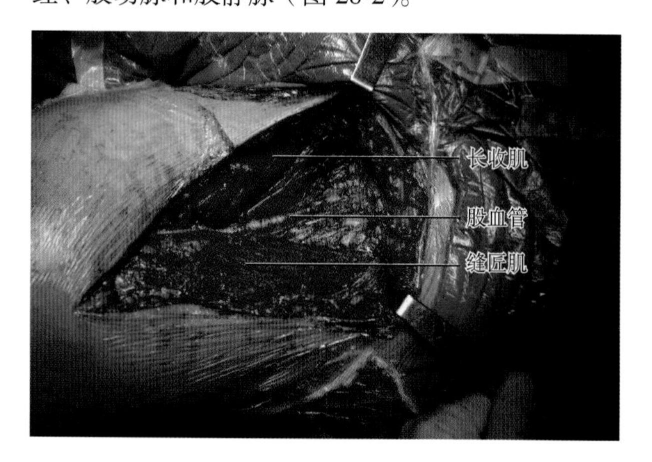

图 28-2　腹股沟淋巴结清扫范围

【手术过程】

1. 患者麻醉后取仰卧位，常规消毒铺单。

2. 手术切口如图 28-3。

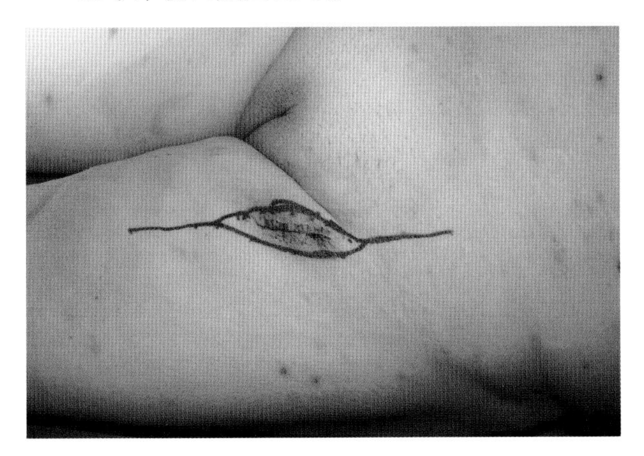

图 28-3　手术切口

3. 沿切口线逐层切开皮肤、浅层皮下组织，梭形切除原活检手术瘢痕（图 28-4）。

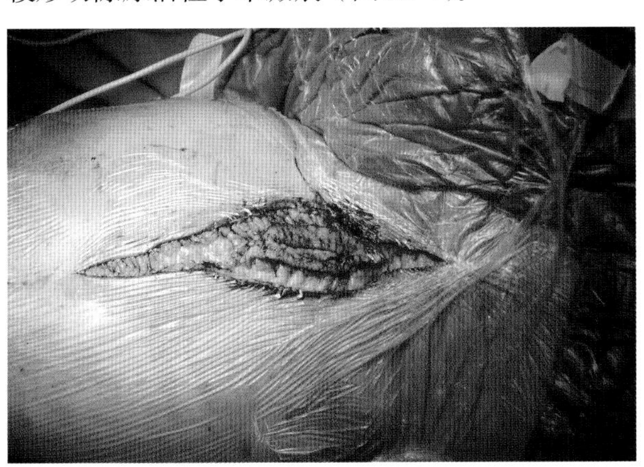

图 28-4　切开皮肤、浅层皮下组织，梭形切除活检道

4. 在皮下组织两层之间掀起皮瓣（图 28-5）。

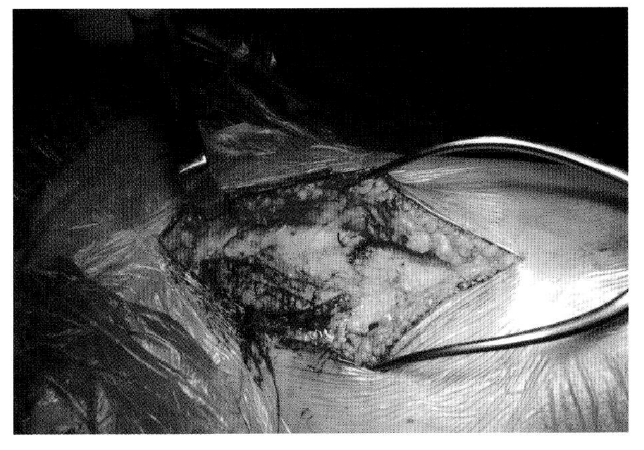

图 28-5　向两侧掀起皮瓣

5. 在远端结扎大隐静脉（图 28-6）。

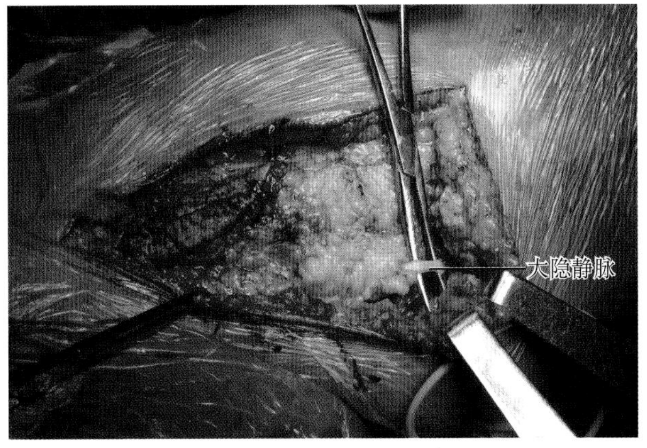

图 28-6　结扎大隐静脉

6. 向外侧显露皮瓣至缝匠肌，显露出缝匠肌（图 28-7）。

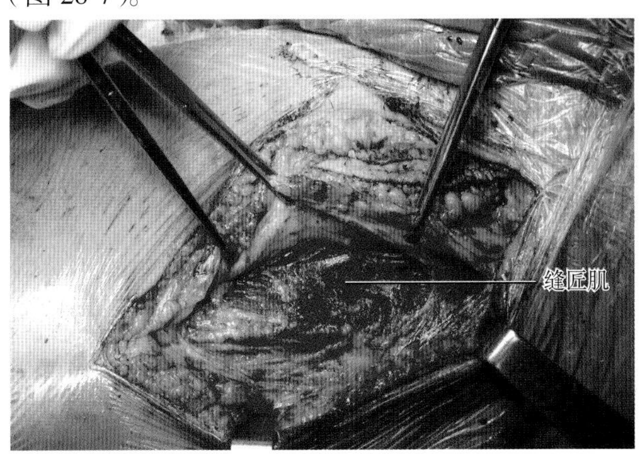

图 28-7　显露出股三角的外侧边界——缝匠肌

7. 向内侧掀起皮瓣至股三角的内侧边界，显露出长收肌（图 28-8）。

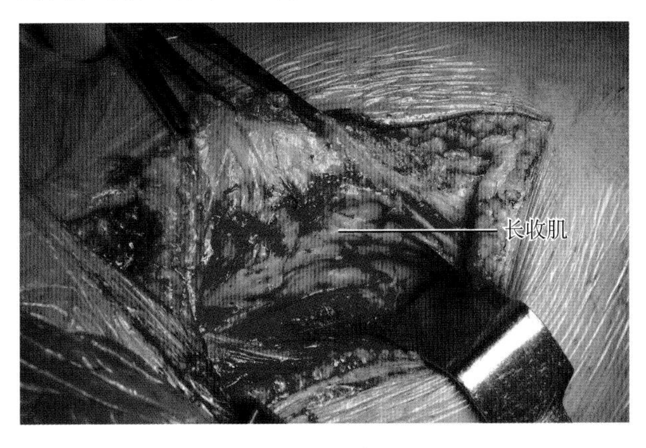

图 28-8　显露出股三角的内侧边界——长收肌

8. 显露出股三角的上界，即腹股沟韧带（图 28-9）。同时显露出股三角的尖，沿肌肉表面切断皮下组织。

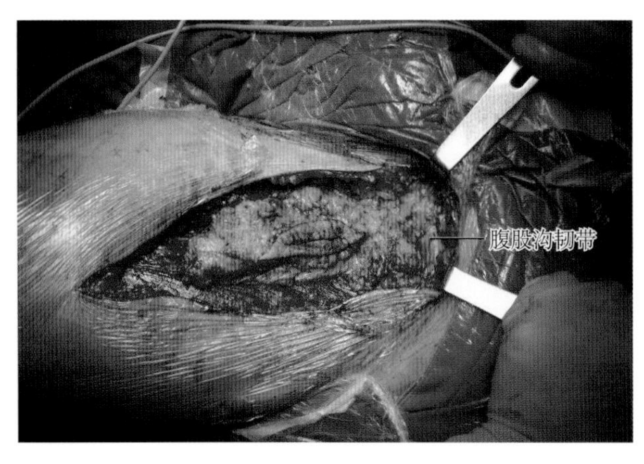

图 28-9　显露出腹股沟韧带

9. 沿股血管游离脂肪组织，显露出大隐静脉汇入股静脉处（图 28-10）。

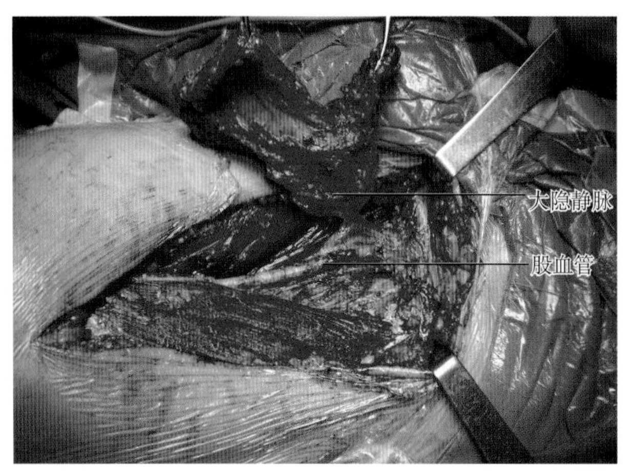

图 28-10　沿股血管游离脂肪组织，直至大隐静脉汇入股静脉处

10. 结扎切断大隐静脉，完整地切除股三角内所有的脂肪组织（图 28-11）。

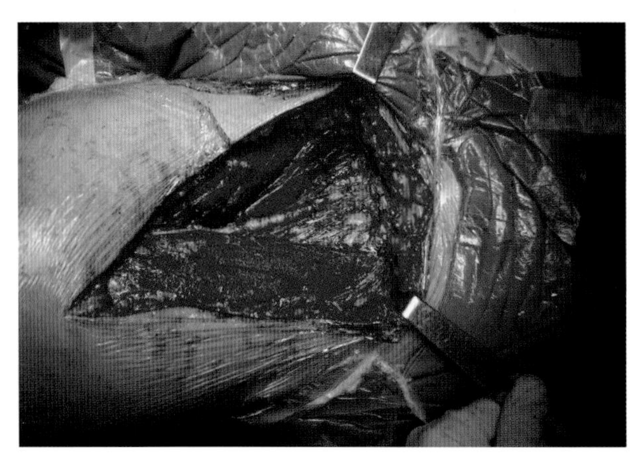

图 28-11　切除股三角内所有的脂肪组织

11. 在髂前上棘处切断缝匠肌的起点（图 28-12）。

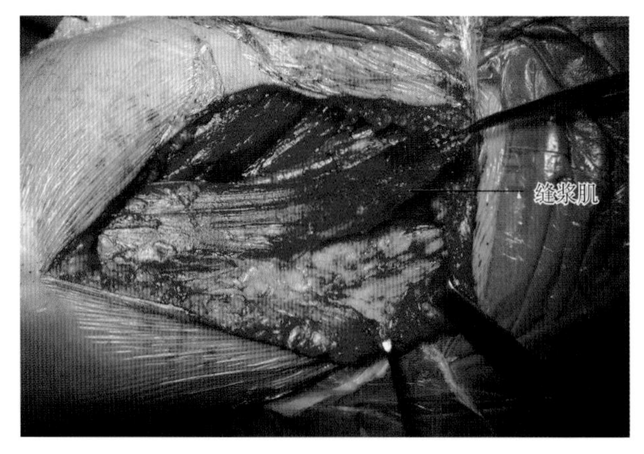

图 28-12　切断缝匠肌的起点

12. 用缝匠肌覆盖股血管，把缝匠肌起点内移与腹股沟韧带缝合（图 28-13）。

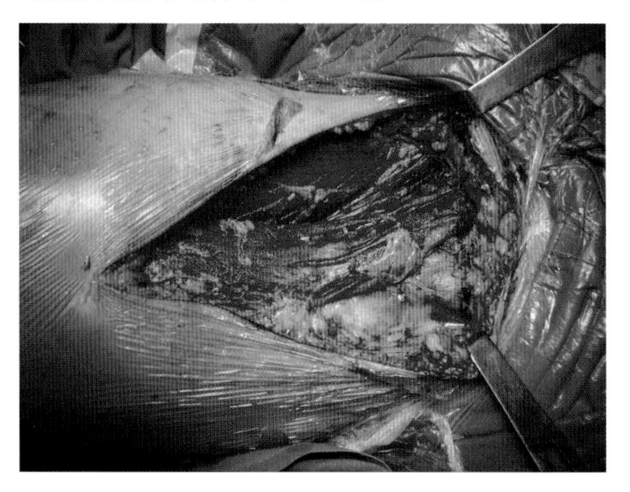

图 28-13　用缝匠肌覆盖股血管

13. 止血，冲洗伤口，放置引流管，逐层关闭伤口（图 28-14）。

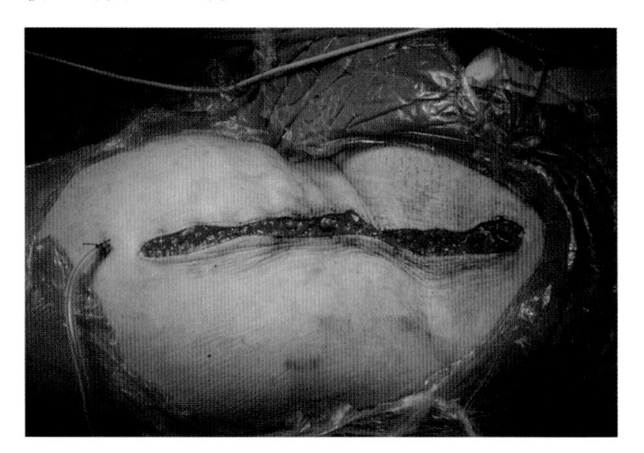

图 28-14　缝合皮下组织

14. 缝合皮肤（图 28-15）。

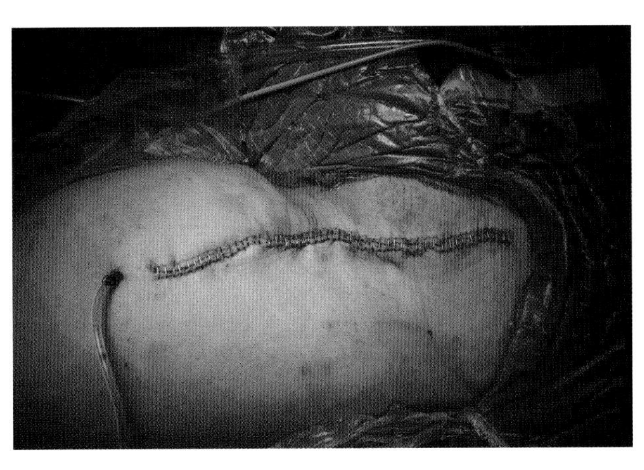

图 28-15　术后伤口

【术后标本评估】

术后要从大块的脂肪组织中摘出淋巴结（图 28-16）。

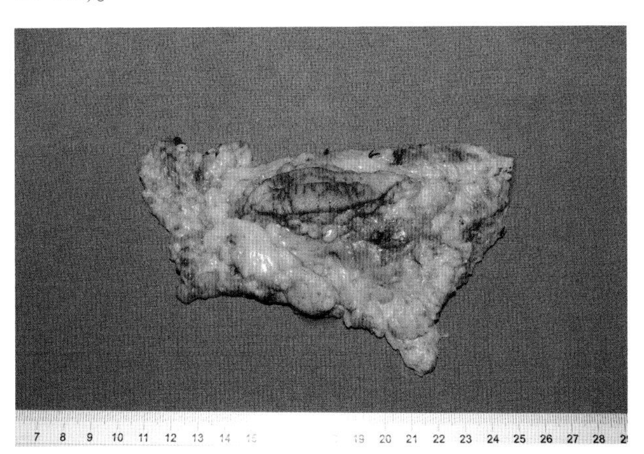

图 28-16A　标本前面

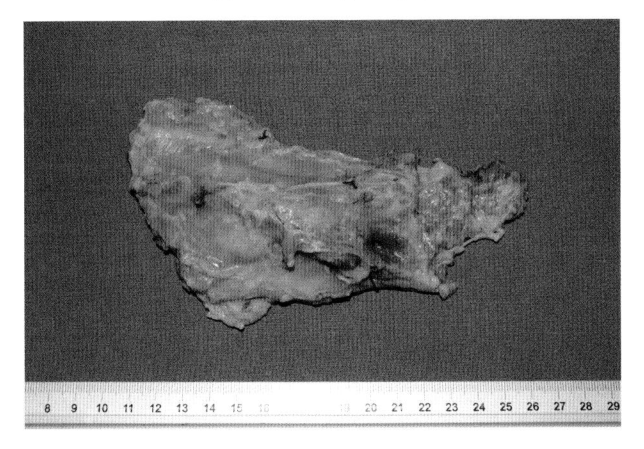

图 28-16B　标本后面

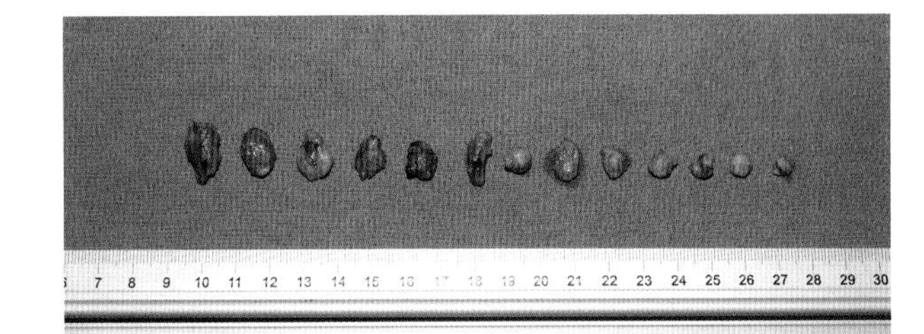

图 28-16C　从大体标本中摘出的淋巴结

【术后处理】

术后要稍微加压包扎伤口。密切观察引流量的变化，当每天的引流量 200ml 时，应考虑有淋巴瘘的可能。需在伤口部位压一盐袋，如引流量逐渐减少，淋巴管瘘会自愈，伤口逐渐愈合。但在临床上我们曾遇见一例患者，每天的淋巴液引流量在 500ml 左右，这时需请淋巴外科医师会诊。

腹股沟淋巴结清扫后，局部会有或轻或重的淋巴水肿，加上患者卧床，需给予低分子肝素抗凝以预防下肢静脉血栓的形成。

【专家点评】

前哨淋巴结活检结果阳性是腹股沟淋巴结清扫的指征之一。本例患者术后病理结果回报：20 个淋巴结中有 12 个淋巴结发现有转移。美国 1986—2012 年 329 例前哨淋巴结阳性的患者接受淋巴结清扫术，非前哨淋巴结阳性为 24%。非前哨淋巴结阳性患者预后更差。

皮缘坏死是淋巴结清扫常见的并发症之一，与掀起的皮瓣范围广、皮瓣薄等因素有关。在清扫手术时，要特别注意掀起皮瓣的厚度，以免引起皮瓣坏死。我们的临床经验是：在腹股沟部皮下组织可分为二层，在二层之间掀起皮瓣，可以减少皮瓣的坏死。

局部的淋巴水肿是清扫术常见并发症之一。在临床上可让患者穿弹力长袜，晚上抬高患肢，以减轻淋巴水肿。

淋巴管瘘也是清扫术常见的手术并发症。在手术时，要注意细小血管及淋巴管的结扎。术后局部伤口要适当加压包扎，必要时盐袋局部加压。

（杨发军）

WHO 2013版软组织肿瘤分类

脂肪细胞肿瘤（adipocytic tumours）

良性

脂肪瘤（lipoma）

脂肪瘤病（lipomatosis）

神经脂肪瘤病（lipomatosis of nerve）

脂肪母细胞瘤（lipoblastoma）/ 脂肪母细胞瘤病（lipoblastomatosis）

血管脂肪瘤（angiolipoma）

平滑肌脂肪瘤（myolipoma）

软骨样脂肪瘤（chondroid lipoma）

肾外血管平滑肌脂肪瘤（extrarenal angiomyolipoma）

肾上腺外髓性脂肪瘤（extra-adrenal myelolipoma）

梭形细胞 / 多形性脂肪瘤（spindle/pleomorphic lipoma）

冬眠瘤（hibernoma）

中间性（局部侵袭性）

非典型脂肪瘤性肿瘤（atypical lipomatous tumour）/ 分化好的脂肪肉瘤（well differentiated liposarcoma）

恶性

去分化脂肪肉瘤（dedifferentiated liposarcoma）

黏液样脂肪肉瘤（myxoid liposarcoma）

多形性脂肪肉瘤（pleomorphic liposarcoma）

混合型脂肪肉瘤（mixed-type liposarcoma）

脂肪肉瘤，无其他特异性（liposarcoma,not otherwise specified）

纤维母细胞 / 肌纤维母细胞肿瘤（fibroblastic/myofibroblastic tumours）

良性

结节性筋膜炎（nodular fasciitis）

增生性筋膜炎（proliferative fasciitis）

增生性肌炎（proliferative myositis）

骨化性肌炎（myositis ossificans）

指（趾）纤维骨性假瘤（fibro-osseous pseudotumour of digits）

缺血性筋膜炎（ischaemic fasciitis）

弹力纤维瘤（elastofibroma）

婴儿纤维性错构瘤（fibrous hamartoma of infancy）

颈纤维瘤病（fibromatosis colli）

幼年性透明性纤维瘤病（juvenile hyaline fibromatosis）

包涵体纤维瘤病（inclusion body fibromatosis）

腱鞘纤维瘤（fibroma of tendon sheath）

纤维组织增生性纤维母细胞瘤（desmoplastic fibroblastoma）

乳腺型肌纤维母细胞瘤（mammary-type myo fibroblastoma

钙化性腱膜纤维瘤（calcifying aponeurotic fibroma）

血管肌纤维母细胞瘤（angiomyo fibroblastoma）

细胞性血管纤维瘤（cellular angiofibroma）

项型纤维瘤（nuchal-type fibroma）

Gardner 纤维瘤（Gardner fibroma）

钙化性纤维性肿瘤（calcifying fibrous tumour）

中间性（局部侵袭性）

掌 / 跖纤维瘤病（palmar/plantar fibromatoses）

韧带样型纤维瘤病（desmoid-type fibromatoses）

脂肪纤维瘤病（lipofibromatosis）

巨细胞纤维母细胞瘤（giant cell fibroblastoma）

中间性（偶见转移型）

隆突性皮肤纤维肉瘤

纤维肉瘤样隆突性皮肤纤维肉瘤

色素性隆突性皮肤纤维肉瘤

孤立性纤维性肿瘤（solitary fibrous tumour）

恶性孤立性纤维性肿瘤（solitary fibrous tumour, malignant）

炎性肌纤维母细胞性肿瘤（inflammatory myofibroblastic tumour）

低级别肌纤维母细胞肉瘤（low grade myofibroblastic sarcoma）
黏液样炎性纤维母细胞肉瘤（myxoinflammatory fibroblastic sarcoma）/
非典型性黏液样炎性纤维母细胞肿瘤（atipical myxoinflammatory fibroblastic tumor）
婴儿纤维肉瘤（infantile fibrosarcoma）

恶性

成人纤维肉瘤（adult fibrosarcoma）
黏液纤维肉瘤（myxofibrosarcoma）
低级别纤维黏液样肉瘤（low grade fibromyxoid sarcoma）
透明性梭形细胞肿瘤（hyalinizing spindle cell tumour）
硬化性上皮样纤维肉瘤（sclerosing epithelioid fibrosarcoma）

所谓的纤维组织细胞性肿瘤（so-called fibrohistiocytic tumours）

良性

腱鞘巨细胞肿瘤（tenosynovial giant cell tumour）
局限型（localized type）
弥漫型（diffuse type）
恶性（malignant）
深部良性纤维组织细胞瘤（deep benign fibrous histiocytoma）

中间性（偶见转移型）

丛状纤维组织细胞肿瘤（plexiform fibrohistiocyticv tumour）
软组织巨细胞肿瘤（giant cell tumour of soft tissues）

平滑肌肿瘤（smooth muscle tumours）

良性

深部平滑肌瘤（deep leiomyoma）

恶性

平滑肌肉瘤（leiomyosarcoma）（不包括皮肤）

周细胞（血管周细胞）肿瘤（pericytic（perivascular）tumoues）

良性

血管球瘤（和变型）（glomus tumour and variants）
血管球血管瘤病（glomangiomatosis）
肌周细胞瘤（myopericytoma）
肌纤维瘤（myofibroma）
肌纤维瘤病（myofibromatosis）
血管平滑肌瘤（angioleiomyoma）

恶性

恶性血管球瘤（malignant glomus tumour）

骨骼肌肿瘤（skeletal muscle tumours）

良性

横纹肌瘤（rhabdomyoma）
成人型（adult type）
胎儿型（fetal type）
生殖道型（genital type）

恶性

胚胎性横纹肌肉瘤（embryonal rhabdomyosarcoma）（包括葡萄簇状、间变性）
腺泡状横纹肌肉瘤（alveolar rhabdomyosarcoma）（包括实性、间变性）
多形性横纹肌肉瘤（pleomorphic rhabdomyosarcoma）
梭形细胞 / 硬化性横纹肌肉瘤（spindle cell/sclerosing rhabdomyosarcoma）

脉管肿瘤（vascular tumours）

良性

血管瘤（haemangiomas）
滑膜（synovial）
静脉性（venous）
动静脉性（arteriovenous）
肌内（intramuscular）
上皮样血管瘤（epithelioid haemangioma）
血管瘤病（angiomatosis）
淋巴管瘤（lymphangioma）

中间性（局部侵袭性）

卡波西样血管内皮瘤（Kaposiform haemangioendothelioma）

中间性（偶见转移性）

网状血管内皮瘤（retiform haemangioendothelioma）
淋巴管内乳头状内皮瘤（papillary intralymphatic angioendothelioma）
组合性血管内皮瘤（composite haemangioendothelioma）
假肌源性（上皮样肉瘤样）血管内皮瘤〔Pseudomyogenic（Epithelioid sarcoma-like）haemangioe-

ndothelioma〕
卡波西肉瘤（kaposi sarcoma）
恶性
上皮样血管内皮瘤（epithelioid haemangioendothelioma）
软组织血管肉瘤（angiosarcoma of soft tissue）

软骨 - 骨肿瘤（chondro-osseous tumours）
良性
软组织软骨瘤（soft tissue chondroma）
恶性
骨外间叶性软骨肉瘤（extraskeletal mesenchymal chondrosarcoma）
骨外骨肉瘤（extraskeletal osteosarcoma）

胃肠道间质肿瘤（gastrointestinal stromal tumors）
良性
良性胃肠道间质瘤（gastrointestinal stromal tumor）
恶性
胃肠道间质瘤，不能确定恶性潜能（gastrointestinal stromal tumor，uncertain malignant potential）
恶性胃肠间质瘤（gastrointestinal stromal tumor，malignant）

神经鞘膜肿瘤（nerve sheath tumours）
良性
神经鞘瘤（及其变型）〔Schwannoma（including variants）〕
色素性神经鞘瘤（melanotic Schwannoma）
神经纤维瘤（及其变型）（neurofibroma（including variants））
丛状神经纤维瘤（plexiform neurofibroma）
神经束膜瘤（perineurioma）
恶性神经束膜瘤（malignant perineurioma）
颗粒细胞瘤（granular cell tumour）
皮肤神经鞘黏液瘤（dermal nerve sheath myxoma）
孤立性局限性神经瘤（solitary circumscribed neuroma）
异位脑膜瘤（ectopic meningioma）
鼻神经胶质异位（nasal glial heterotopia）
良性蝾螈瘤（benign Triton tumour）
混杂性神经鞘肿瘤（Hybrid nerve sheath tumours）
恶性
恶性外周神经鞘膜瘤（malignant peripheral nerve sheath tumour）
上皮样恶性外周神经鞘膜瘤（epithelioid malignant peripheral nerve sheath tumour）
恶性蝾螈瘤（malignant Triton tumour）
恶性颗粒细胞瘤（malignant granular cell tumour）
间叶瘤（ectomesenchymoma）

不能确定分化的肿瘤（tumours of uncertain differentiation）
良性
肢端纤维黏液瘤（acral fibromyxoma）
肌内黏液瘤（包括细胞性变型）（intramuscular myxoma,including cellular variant）
关节旁黏液瘤（juxta-articular myxoma）
深部（“侵袭性”）血管黏液瘤（deep（‘aggressive’）angiomyxoma）
多形性透明变性血管扩张性肿瘤（pleomorphic hyalinizing angiectatic tumour）
异位错构瘤性胸腺瘤（ectopic haemartomatous thymoma）
中间性（局部侵袭性）
含铁血黄素沉着性纤维组织细胞脂肪瘤性肿瘤（hemosiderotic fibrohistiocytic lipomatous tumor）
中间性（偶见转移性）
非典型性纤维黄色瘤（atypical fibroxanthoma）
血管瘤样纤维组织细胞瘤（angiomatoid fibrous histocytoma）
骨化性纤维黏液样肿瘤（ossifying fibromyxoid tumour）
恶性骨化性纤维黏液样肿瘤（ossifying fibromyxoid tumour，malignant）
混合瘤，非特殊性（mixed tumour，NOS）
恶性混合瘤，非特殊性，（mixed tumour NOS，malignant）
肌上皮瘤（myoepithelioma）
高磷酸盐尿性间叶组织肿瘤，良性（phosphaturic mesenchymal tumour，benign）
高磷酸盐尿性间叶组织肿瘤，恶性（phosphaturic mesenchymal tumour，malignant）
恶性
滑膜肉瘤，非特殊性（synovial sarcoma，NOS）
滑膜肉瘤，梭形细胞型（synovial sarcoma，spindle cell）
滑膜肉瘤，双相分化（synovial sarcoma，biphasic）